广东省名中医
老锦雄

培元养心法针灸经验集萃

主审　老锦雄

主编　李子勇　邓　聪

SPM
南方传媒

广东科技出版社
全国优秀出版社

· 广州 ·

图书在版编目（CIP）数据

广东省名中医老锦雄培元养心法针灸经验集萃 / 李子勇，邓聪主编. —广州：广东科技出版社，2024.4

ISBN 978-7-5359-8164-6

Ⅰ.①广⋯　Ⅱ.①李⋯　②邓⋯　Ⅲ.①针灸疗法—中医临床—经验—中国—现代　Ⅳ.①R246

中国国家版本馆CIP数据核字（2023）第173796号

广东省名中医老锦雄培元养心法针灸经验集萃
Guangdong Sheng Mingzhongyi Lao Jinxiong Peiyuanyangxinfa Zhenjiu Jingyan Jicui

出　版　人：严奉强
策　　　划：黎青青
责任编辑：黎青青　李二云
装帧设计：友间文化
责任校对：李云柯
责任印制：彭海波
出版发行：广东科技出版社
　　　　　（广州市环市东路水荫路11号　邮政编码：510075）
销售热线：020-37607413
https://www.gdstp.com.cn
E-mail：gdkjbw@nfcb.com.cn
经　　　销：广东新华发行集团股份有限公司
印　　　刷：广州市彩源印刷有限公司
　　　　　（广州市黄埔区百合三路8号　邮政编码：510700）
规　　　格：720 mm×1 000 mm　1/16　印张17.75　字数360千
版　　　次：2024年4月第1版
　　　　　2024年4月第1次印刷
定　　　价：128.00元

如发现因印装质量问题影响阅读，请与广东科技出版社印制室联系调换
（电话：020-37607272）。

广东省名中医
老锦雄教授简介

　　老锦雄，广东省名中医，佛山市中医院原党委委员、副院长，主任中医师，广州中医药大学教授，博士、硕士研究生导师；现任中国针灸学会第六届理事会理事，中国民族医药学会中医适宜技术分会副会长，广东省针灸学会副会长兼常务理事，佛山市中医院针灸学科学术带头人，广东省首届医疗美容主诊医师资格管理专家库委员，广东省首届名中医师承项目指导老师，佛山市医学会医疗事故技术鉴定第四批专家库成员；曾任佛山市针灸学会会长，佛山市三水区人民医院院长；2018年在佛山市三水区挂牌设立"老锦雄教授名医工作室"，2023年在佛山市中医院设立"老锦雄佛山市名中医传承工作室"；已培养博士、硕士研究生60余名，结业师带徒2名，在读博士4名、硕士58名。

　　其从事针灸临床、教学、科研工作30余年，总结出以"培元养心"理论为中心的针灸临床治疗模式，明确背俞穴温针灸的重要性，把握针灸学与其他学科的融合，对针灸治疗痛症、失眠、围绝经期综合征、顽固性面瘫、脑卒中（中风）、慢性疲劳综合征等相关病症的临床和理论研究有较深造诣；曾公派前往法国巴黎进修考察，赴原天津中医学院附属医院（现天津中医药大学第一附属医院）研修。

其在国内外学术刊物上发表论文数十篇；2016年被评为首届"岭南中医灸法名匠"，2017年被评为"首届南粤好医生"暨"第三届羊城好医生"，2019年被评为"广东医院优秀管理干部"，2023年被评为"广东省名中医"；主持及指导省级、市级科研项目近20项，省级、市级课题6项，其中"急性腹痛病变定位与耳穴诊断相关性研究"获2012年佛山市科技局科学技术奖励三等奖，2018年研发的"附子饼模具"获实用新型专利。

在老锦雄教授的带领下，佛山市中医院针灸科一直位列佛山市高水平重点专科，同时在2012年成为广东省中医重点专科建设单位，2018年正式挂牌成为广东省中医重点专科；被世界针灸学会联合会授予"传统灸法推广基地"称号，成为世界针灸学会联合会在全球范围内的第11个培训基地，标志着佛山市针灸学的临床、科研实力在全国针灸专业领域位于前列。

序

Preface

　　本书为广东省名中医老锦雄的培元养心法针灸经验集萃，汇集了老锦雄的宝贵经验和智慧。他经过多年的临床实践，积累了丰富的经验，形成了自己独特的治疗方法和理论体系。这些经验和智慧，对于我们传承和发展中医具有重要的指导意义。

　　广东省名中医老锦雄的培元养心法针灸经验，主要体现在以下几个方面：

　　一、重视整体观念，强调人体各脏腑之间的相互关系。人体是一个整体，各个脏腑之间相互联系、相互影响。因此，在治疗疾病时，必须全面考虑，才能取得良好的治疗效果。

　　二、注重培元养心，强调人体的阴阳平衡。人体的阴阳平衡是健康的基础，而培元养心是调整阴阳平衡的重要手段。通过培元养心，可以使人体的气血运行畅通，脏腑功能正常，从而达到预防疾病、延年益寿的目的。

　　三、强调个体差异，因人施治。每个人的体质、生活习惯、环境等都不尽相同，因此在治疗疾病时，必须充分考虑这些因素，制订个性化的治疗方案。

　　四、注重预防，防治结合。预防疾病比治疗疾病更为重要。因此，在治疗疾病的同时，还要注重调整生活习惯、饮食、运动等，以达到预防疾病的目的。

　　广东省名中医老锦雄的培元养心经验，不仅具有丰富的理论内涵，而且具有很强的实用性。希望本书的出版，能够为广大中医临床医生、医学生和研究者提供宝贵的参考和借鉴，推动中医事业的繁荣发展。

广州中医药研究院常务副院长

广州中医药大学华南针灸研究中心主任

前 言
Foreword

在这个繁忙且快节奏的社会中，人们时常感到压力过大、身心疲惫。如何保持身心健康，成为我们关注的焦点。正是在这样的背景下，广东省名中医、岭南灸法名匠老锦雄教授提出了独具匠心的"培元养心法"。

"培元养心法"是老锦雄教授在长达30余年的医学实践中总结出的独特诊治方法，他将"培元"和"养心"两个概念相结合，强调了元气与心神之间的密切关系。老锦雄教授认为，元气是人体的根本，通过后天的培养与护理可以巩固元气，从而防病治病；心神是人体的核心，五脏之神皆应于心，因此养心是培元的关键。

传统的医书古籍往往仅单独探讨"培元"或"养心"，却忽视了元气与心神的相互关系。"培元养心法"通过强调"元气统五脏，心神御五脏"的理念，深化了元气与心神之间的联系，并突出了精、气、神三者之间的转化。这一独特的诊治思路，极大地提升了临床疗效。

本书详细介绍了培元养心法的起源、内涵及应用，阐述了元气与心神之间的关系、培元的重要性及养心的方法与技巧，并通过将查元定位、分期养心、定法论治等理论与实践结合，帮助读者更好地理解和应用"培元养心法"，以期改善人们的身心健康状况。

在这个充满挑战和变化的时代中，我们更需要关注患者的内在健康。"培元养心法"既是传统中医理论的传承与融汇，又是基于现代生活方式和疾病模式变化的创新之法。衷心希望本书能为广大中医师尤其是针灸从业人员提供宝贵的知识和启示，以帮助患者保持身心健康，提高生活质量。

目录

【第一章】

培元养心法概述

培元养心法即"固本培元，养心安神"，首创性地将"培元"理论与"养心"理论相结合，是老锦雄教授根据自身30余年从医经验总结出的学术思想。老锦雄教授认为，元气乃人一身之根本，由先天而生，禀后天而养，元气亏损为患病之源，通过后天的培护以巩固元气，可从根本上防病、治病；精为元气之体，神为元气之用，"脏者，人之神气所舍藏也"（《难经》），五脏功能为元气在外的表现，故五脏和则元气得源，可生生不息，心为人身之大主，五脏之神皆应于心，故养心是培元的关键。精以载气，气化成神，精、气、神三者相互依赖、互为根本，而人是形神统一的机体，唯有形与神俱，以神为主才可益寿延年，因此"培元"与"养心"必须齐驱并进。

然纵观古籍及临床记载均单论"培元"或"养心"，并未系统阐述元气与心神的联系，老锦雄教授提出的"培元养心法"理论强调以元气统五脏，以心神御五脏，首创性地强调元气与心神的关系，突出精、气、神三者之间的转化，提出查元定位、分期养心、定法论治的诊治思路，大大提高了临床疗效。"培"即培补，指补益元气、充养先天，为治病之本；"养"是调养，指养心安神，为治病之要。培元养心法的提出，基于传统中医理论，既是对古代"培元"与"养心"思想的传承与融汇，又是基于现代生活方式及疾病模式改变而得出的创新之法。

第一节　培元、养心的源流

一、历代医家对培元的认识

（一）形成于先秦至汉唐时期

"培元"是培补元气、固护根本之意，其理论渊源需从"元气"之起始论述。"气"的概念，最初始于中国古代哲学，其认为"气"是世界物质的本源，气的运动是物质运动的内在原因，而气分阴阳，以区分有形之物质与无形之功能运动，为日后中医学中的"气""阴阳""气化"等概念形成奠定了基础。"元气"在古文中有众多代称，如"精微""真气""正气""元真之气"等，古代"元"与"原"通用，故又可称为"原气"。先秦道家著作《鹖冠子·泰录》云"精微者，天地之始也……故天地成于元气，万物乘于天地"，从哲学角度论述了元气是天地间最精微的物质，是化生天地万物的本源。

《黄帝内经》以"真气"代称"元气"，体现了"元气"是万物之根本的思想，《灵枢·刺节真邪》云"真气者，所受于天，与谷气并而充身也"，即元气根于先天精气，本于后天谷气，是推动人体生命活动的原动力。《素问·上古天真论》及《灵枢·天年》中详细论述了真气的盛衰与机体生、长、壮、老、已这些自然规律的密切联系，表明真气自先天而成便开始消耗，依赖后天水谷的养护发挥人体的生理功能，当消耗过盛或失于补养，则见人体功能失常，甚则衰败。由此老锦雄教授认为培补固护真气（元气）是养生大道，《素问·上古天真论》中言"恬淡虚无，真气从之，精神内守，病安从来"，表明调摄情志是培补元气、保持健康的重要方式。

基于《黄帝内经》，《难经》建立了中医元气论的雏形，正式提出"元气"一词，元气即原气，"脉有根本，人有元气，故知不死"，其认为元气是关系到人生死存亡的重要物质。《难经》更进一步论述了元气的产生及输布。《难经》言"命门者，诸精神之所舍，原气之所系也""脐下肾间动气者，人之生命也，十二经之根本也""三焦者，原气之别使也，主通行三气，经历于五脏六腑"，提出元气由禀受于父母的先天之精所化，发源于肾或命门，通过三焦运行于全身。汉唐时期道教的盛行使命门元气学说得到进一步发展，隋代杨上善的《黄帝内经太素》明确了《难经·三十六难》中"命门之气"即"元气"之说，逐步完善了后世普遍认为的"元气生于先天"的观点。

（二）发展于金元时期

金元时期，中医学发展迅速，各家流派百花齐放、百家争鸣，对后世中医学的发展影响较大。刘完素等四大金元代表医家对命门元气学说的阐释最具影响力，包括元气的来源、元气的生成、元气与五行的关系，以及元气的固护方法等。

刘完素认为元气根于肾脏，肾藏精，肾精化生元气，肾得所养，元气与肾精互资互助，且肾精功能得以正常闭藏时，元气才能充足盛旺。刘完素曾在《素问玄机原病式》中指出："夫太乙天真元气，非阴非阳，非寒非热也……夫养真气之法，饮食有节，起居有常，不妄作劳，无令损害，阴阳平和，自有益矣。"其认为元气由"精"化生，精气充足、元气旺盛是抗病御邪的根本，精气衰弱、元气亏虚，则百病丛生。他主张常人应秉持饮食有节、起居有常的保养理念，用以固本护元。刘完素在《素问病机气宜保命集》中进一步指出："木瘦金方火尖水肥土浓，盖论五行以元气为根，富贵寿夭系之，由有赢而寿考，亦有壮盛而暴亡，元气固藏则赢而无害，及其散漫，则壮盛而愈危，是以元气为根本，五行为枝叶。"刘完素从元气与五行的关系入手，讨论了不同地域、年龄、体形对人体元气的影响，以及对应的养护元气法则。

张元素在《脏腑标本寒热虚实用药式》中记载"命门为相火之原，天地之始，藏精生血……主三焦元气"，又曰"三焦为相火之用，分布命门元气，主升降出入，游行天地之间，总领五脏六腑、营卫经络、内外上下左右之气，号中清之腑"。说明命门为元气之起源，相火根于命门，内寄三焦，可推动元气到达五脏六腑及经络之处，保证脏腑功能的正常发挥。

李东垣在《脾胃论·脾胃虚实传变论》中记载："元气之充足，皆由脾胃之气无所伤，而后能滋养元气。"他主张"脾胃为元气之本"，且脾胃为人体气机升降的枢纽，认为脾胃健旺，元气才能得到充养。又曰："脾胃之气既伤，而元气亦不能充，而诸病之所由生也。"其指出脾胃受损，气血化生不足，因此无法资助先天之元气，以致身体本虚，邪气凑之而生病。关于病因，他认为饮食、外邪、情志等是脾胃受损、元气虚耗的原因所在，如其在《内外伤辨惑论·卷中·饮食劳倦论》中记载："苟饮食失节，寒温不适，则脾胃乃伤；喜怒忧恐，劳役过度，而损耗元气。"因此，在治疗上，李东垣强调了健脾固本、调摄情志以培元的重要性。

朱震亨提出了"阳常有余，阴常不足"的理论，创立了滋阴派。他认为相火潜伏有助于元气生生不息；相火妄动，即壮火，则反为元气之贼。此说明元气的调养要水火相济，各安其位。此外，朱震亨重视以养胃气来养元气，认为元气为生身之精气，而实祖于胃。胃气是清和之气，是人赖以生存的根本。胃气强盛，元气才能化生有源。

老锦雄教授认同以上医家关于元气来源的论述，认为元气发源于肾，是人体最为根本的一种气，主宰着人一生的生命活动，调节人的生、长、壮、老、已整个生命过程，协调五脏六腑、四肢百骸、皮毛孔窍等器官组织的一切生理活动。五脏藏精，精化元气，二者互助互资。

（三）完善于明清时期

明清时期，中医元气理论在宋明理学以及温补派的影响下进一步充实、完善。明代温补学派提出并阐释了更多新的概念，如"元精""真精""真气""真阴""真水""真火""真阳""元神""命门""元阴""元阳""君火""相火"等，反映出了这个时期医家多角度、多层次、多元化的思辨方式，是一个空前的学术争鸣时代。明代在对"元气学说"讨论中提出的许多命题在现今的临床上仍可见其踪迹：如张景岳提出"阳常不足，阴本无余"；李中梓提出"肾为先天之本，脾为后天之本"等。老锦雄教授认为，明清时期关于元气的学术思想对后世中医理念发展影响巨大，这些理论对后辈医家认识人体的生理、病理现象有重要指导意义。

明清时期著名温病学家吴有性在《温疫论·妄投寒凉药论》中指出"凡元气胜病为易治，病胜元气为难治"，元气盛衰变化决定了疾病的发生、发展及变化，人体元气与邪气两种力量的消长盛衰决定了疾病的转归及预后。人体元气旺盛，或逐步来复，则疾病向愈。反之，若邪气亢盛，或渐趋增长，则疾病加剧。清朝医家王清任在《医林改错·下卷》中指出"半身不遂，亏损元气，是其本源"，同时对元气在人体中的分布、运动规律等提出了独到见解："夫元气藏于气管之内，分布周身，左右各得其半。人行坐动转，全仗元气。若元气足，则有力；元气衰，则无力；元气绝，则死矣。"老锦雄教授认为吴有性与王清任的观点恰好与《黄帝内经》中"正气存内，邪不可干"的理论相得益彰，表明元气之于人体有防御抗邪之功。王清任治疗中风（即脑卒中）从益气活血着手，其指出"元气既虚，必不能达于血管，血管无气，必停留而瘀"，其创立的补阳还五汤中重用黄芪同时配以活血化瘀之品，该方现仍为临床治疗脑卒中的宗方。老锦雄教授治疗脑卒中、痿证患者亦常重用黄芪，有医家曾向老锦雄教授提出"为何重用黄芪而不忧其性燥伤血"的疑问。老锦雄教授言："疾重药轻无疑隔靴搔痒，当重用黄芪，同时配以黄精、参类药等，取其黄芪性走而周于全身，配以补益精气药物则气通血活、气血升降出入可得恢复。"

在明代元气学说兴起之前，由于受刘完素"火热为病""六气皆能化火"的"火热论"影响，临床用药偏于寒凉，遇病多以苦寒泻热为治，诸多医家争相模仿，此法多损害脾胃。至明代，温补学派主导的元气学说盛行，不仅为临床认识滥用苦寒危害、纠正时弊提供了理论基础，而且元气学说的许多观点逐渐发展成为辨证施治的指导原则，出现了以孙一奎为代表的"命门元气说"等。温补学派的突出特点就是以培补元气为中心，以肾阳、脾阳为着力点，以温热药物、艾灸疗法等为主要治疗手段，多层次、多角度地对元气的概念、功能等作阐述。在此背景下，大批的温补方剂涌现，其中著名的有桂附八味丸、十全大补汤、右归饮、补中益气汤等，这些方剂至今仍被临床广泛运用。老锦雄教授认为，刘完素所述内容以"火热论"为主，乃因刘完素所处时期乃宋金朝代更迭之时，天气燥热，疫病盛行，民众惶然无所定，皆易生火之象，其开郁散结"怫郁"法、开通玄府理论对后来的金元医家产生很大影响。刘完素的学术思想具有浓重的时代背景，因此，后世运用前人经验应结合当下辨证使用，而不是不加以思考地一味照搬。

元气理论起源于先秦时代，当时道家提出"元气乃宇宙万物之本原"的学说，于汉朝初见元气论雏形，而后得以发展与完善。老锦雄教授认为，元气是人一身之气的根本，由先天之精所化，受后天水谷之气充养。元气的动态变化形成了人生、长、壮、老、已的自然进程。

人所受先天之精已定，只消不长，然现代社会的生活、工作方式与古代迥然不同，疾病谱逐步增多，来自生活、工作、环境、饮食等方面的致病因素正在加快损伤元气，同时引起了更多变证，痼疾纷繁，临床上老锦雄教授多见元气受损的患者表现出虚损性疾病，而目前多发病、慢性病、疑难病［如高血压、肿瘤、糖尿病、冠状动脉粥样硬化性心脏病（简称"冠心病"）、代谢综合征等］的病因研究表明，人体自身功能的紊乱和免疫力的下降是重要因素。这与元气亏虚致病的理论不谋而合，且现代人病后易失于调护，进一步加重元气的亏损，因此老锦雄教授提出"培元"

一说。《说文解字》中"培"字指培筑土墩，在田里加土筑埂，或在河心堆填起小山，有"益也""堤也""助也""治也""随也""重也"之意，因此"培元"即补益元气、固护元气，主张未病时固护元气，已病时补益元气，体现了未病培元、既病保元、病后复元的思想基础。《黄帝内经》提出了顺应自然、调摄情志以固元，若起居有常、饮食有节、不妄作劳、恬淡虚无、精神内守，则病无所从来；也提出了补水谷之气以养元，为后代补火派以及补土派的诞生奠定了基础。老锦雄教授在临床中尤其重视对患者脾胃的调护，其认为脾胃为后天之本，是补助先天元气的重要方向，在选穴上着重选取阳明经、脾经的腧穴，手法上多施以补法，在用药上对岭南地区患者多用五指毛桃、茯苓、白术、陈皮等健脾祛湿化痰之药，且多使用药食同源之物，嘱患者加强日常饮食调护，达到调后天以助先天之功。

元气根于命门，其通过三焦之无形通道及经脉运行至五脏六腑，推动脏腑功能的正常运行，而通过经脉调节系统刺激五脏六腑元气所输注之背俞穴，可直接调整三焦、培固元气，是实现"培元"的重要方法。

二、历代医家对养心的认识

"养心"系养心安神之意。"养"之一字，在《说文解字》中是指"供养也，从食，羊声""下奉上，曰养也"，本义是抚育、供给生活品，衍生为身心得到滋补和休息，即调养、保护、修补。因此"养心"即护心、养心及调心。中医认为"藏象"包括有形的实质——"藏"，以及无形的功能——"象"，因而以中医角度看来"心"是"有形之心"与"无形之心"的结合，有形之心主血脉，无形之心主神志。

（一）形成于秦汉时期

先秦时期，养心多以养神为重，认为养心、养神是长寿的必要条件。

《黄帝内经》详述了养护心神的内容，譬如：①恬淡虚无，真气从之；精神内守，病安从来。老子曰"见素抱朴，少私寡欲，绝学无忧"；孟子云"养心莫善于寡欲"。古人认为减少贪嗔痴，不汲汲于富贵，不戚戚于贫贱，宠辱不惊，如此在内心中便可做到知"道"，再加上顺应四时阴阳，就是上古之人养生长寿之法。正如《素问·上古天真论》言"上古之人，其知道者，法于阴阳，和于术数，食饮有节，起居有常，不妄作劳，故能形与神俱，而尽终其天年，度百岁乃去"，而今时之人五志过极，"以酒为浆，以妄为常，醉以入房，以欲竭其精，以耗散其真，不知持满，不时御神，务快其心，逆于生乐，起居无节，故半百而衰也"。这是不可长寿的原因。②顺四时而适寒暑。《素问·四气调神大论》对于四时养生的起居方式有详细叙述，其中心气应夏，"夏三月，此谓蕃秀，天地气交，万物华实，夜卧早起，无厌于日，使志无怒，使华英成秀，使气得泄，若所爱在外，此夏气之应，养长之道也。逆之则伤心，秋为痎疟，奉收者少，冬至重病"。夜卧而早起，保持愉悦的情志，不可发怒，使气机条达宣畅，是夏季养心养神之道；反之，则会损害心脏及心神，易引发疾病。此外古籍中还提及了通过饮食、音乐、打坐、呼吸等方式达到养心养神的作用。《灵枢·五味篇》对五脏各病的饮食宜忌进行了阐述，其中"心病者，宜食麦羊肉杏薤""宜食酸，犬肉、麻、李、韭皆酸""心病禁咸"意为若味过于咸，则心气被抑。

老锦雄教授继承了古代的养神理论，认为无论是心藏神还是主血脉，都是心的正常功能，也是心气充足的外在表现，因此调神、养心二者密不可分，主张饮食调护、针刺保健、情绪调控、起居有节等养心方法。

（二）发展于金元时期

金元时期医家中论李东垣关于养心的思想论述最多，他在《脾胃论》中指出"凡怒、忿、悲、思、恐、惧，皆损元气。夫阴火之炽盛，由心生凝滞，七情不安故也"，喜、怒、思、悲、恐五志应于五脏，先发于心，而后应于本脏，心神不安，七情失调，心神得安，五脏俱安；又有"心之神，真气之别名也，得血则生，血生则脉旺，脉者神之舍"指出心主血脉，心血是人体血液的重要组成部分。全身各个部分的生理功能均需要血液之濡养，血脉充盈则心神有余，神安而心定。《脾胃论》提出"善治斯疾者，惟在调和脾胃，使心无凝滞"，心血由脾胃所生的营气和津液在心化赤后形成。脾为土，在中央，以傍四周。脾胃运化水谷，将精微上输于肺，经肺吸清排浊，水谷精微贯注心脉变化为赤。脾胃虚则心血化生无源，脾胃之气伤则元气失充，心阳温煦之力下降，无力推动血液运行，气虚血瘀。因此，调养心血不仅需要补益心气，还需要调护脾胃及维持气机调畅。此外，李东垣还基于《黄帝内经》思想，推崇道德养心，主张"安于淡薄，少私寡欲，省语以养气，不妄作劳以养形，虚心以维神，寿夭得失，安之于数"。宋代杨士瀛《仁斋直指方·惊悸》曰："人之所主者心，心之所养者血。心血一虚，神气不守。"因此，保证心血的充盈是心脏发挥正常的生理功能，在人体生命活动中起统率作用的重要条件之一。元代朱震亨在《丹溪心法》中所创养心汤，用于治疗心虚血少之惊悸怔忡，有补益心血、养心安神的作用。

老锦雄教授在与门诊患者沟通时，时常强调外治、内调两个方面，他主张患者内调养形摄神，以平和为贵，不争势，不自贱，神志清净，则病无所生。他强调心神对机体的重要性，外治以针灸补益脾胃，掌控好化生气血的源头，则心血足、心神安。

（三）完善于明清时期

明代高濂将寡欲和养心结合，在《遵生八笺·清修妙论笺》中有云："嗜欲连绵于外，心气壅塞于内，蔓衍于荒淫之波，留连于是非之境，鲜有不败德伤生者矣。"明代著名儿科医家万全亦有言"故心常清静则神安，神安则七情皆安，以此养生则寿，没世不殆。心劳则神不安，神不安则精神皆危，使道闭塞而不通，形乃大伤，以此养生则殃"，嗜好、欲望杂乱则心气在内闭塞不通，是非之事连绵而至，血肉形体大伤，所以当清心静心、寡欲神安。明代医家龚居中在治疗痨瘵专著《红炉点雪·卷四·静坐功夫》中记载"若能清心寡欲，久久行之，百病不生"，强调将清心放在养生首位，将心中的思、欲放下则心神可安而身体康健。心静则心神可以安定，七情如常不得病，用此法养生则可以长寿，心劳是神不安、精神懈怠、气机闭塞、身体损伤的源头，强调了静心作为养心、养生条件的重要性。

传统思想中养心与养神密不可分，相关思想记载主要集中在道家修性秘籍当中，直至清代中医领域才引进相关内容，并明确提出养心即是养神的观点，并将养心作为养生的主要手段来促进健康长寿。清代孙德润在《医学汇海·卷十五·补益养生篇》中曰"养生以养心为主，故心不病则神不病，神不病则人不病，理故然也""养心又在凝神，神聚则气聚，气聚则形全。若日逐劳攘忧烦，神不守舍，则易衰老"。结合历代医家对调神养心的认识，老锦雄教授提出"养心"一说，其中包括对"血脉之心"及"神明之心"的调护、补养，主张：日常养心以防病，已病养心以防变。老锦雄教授认为，临床上治疗疾病，当心-神-体一脉贯通，医者、患者均应在此过程中养心，医者当引领患者完成养心-凝神-气聚-形全的过程，针下似海，波涛汹涌均在指间，若医者心神不安，如何调动经络气血，又如何使得求医者获得健康。

（李子勇，邓聪）

第二节 传统培元养心理论的传承与发展

一、传承与开创

（一）培元与养心的结合

《灵枢·本神》有语"两精相搏谓之神"，男女双方生殖之精相结合之始神便伴随产生，而元气主要为先天之精所化，受后天水谷精微的滋养，元气是神得以产生的物质基础，神不能脱离元气而独立存在，正如《素问·六节藏象论》所说："气和而生，津液相成，神乃自生。"《说文解字》云："神，天神引出万物者也。"自然界物质运动变化的功能和规律称为自然之神，如《素问·天元纪大论》中云："神，在天为风，在地为木；在天为热，在地为火；在天为湿，在地为土；在天为燥，在地为金；在天为寒，在地为水。"而人体中的神有广义和狭义两种解释，广义的神是整个人体生命活动的主宰和总体现，如形体、面色、眼神、言语、反应、肢体活动等人体生命活动的外在表现，均是"神"的体现；狭义的神是指人的精神、意识、思维、情感活动及性格倾向等，《灵枢·本神》言"故生之来谓之精，两精相搏谓之神，随神往来者谓之魂，并精而出入者谓之魄，所以任物者谓之心，心有所忆谓之意，意之所存谓之志，因志而存变谓之思，因思而远慕谓之虑，因虑而处物谓之智"，此处的"魂""魄""忆""意""志""思""虑""智"均为"神"的表现。简言之，狭义的神，是看不见摸不着的，却无处不在，当凝神思考时、记忆背诵时、产生情绪波动时，都是神的体现。

李时珍在《本草纲目》中提出"脑为元神之府"（老锦雄教授则认为此书中提出的"元神"并不等同于"神"）。《类证治裁·卷三》记载：

"脑为元神之府，精髓之海，实记忆所凭也。"《医林改错》又言："灵机记性不在心而在脑。"这些都说明元神源于先天，乃识神之体，为人生命活动的主宰，可调控人的思维意识活动，并通过后天种种生活经验获得的思维及识见活动从而形成识神。识神具有思辨及控制人活动的功能。人的精神意识活动既出于脑也出于心，但并非脑心的功能相重合，心藏于体内，属里，而其履职之府是头脑，脑属表，因此张锡纯提出"心脑共主神明"之说，认为脑中所藏为元神，无思无虑，心中所藏为识神，有思有虑，因此"神"包括元神及识神。

"心为君主之官，神之舍也"（《类经》），神藏五脏，"心藏神，肺藏魄，肝藏魂，脾藏意，肾藏志"（《素问·宣明五气》），故人的精神活动与五脏相关，受心的统领。元气化神，神藏五脏，故元气与五脏相关，其中与心最为密切。元气不仅推动和调节着人体的生长发育和生殖功能，还推动和调控着五脏的各种生理功能活动，故元气旺则五脏得安，人自安且无病，反之若元气不足或亏虚，则五脏功能失调，邪乘虚位而致病。而元气根源于肾、萌芽于肝、充养于肺、得益于脾、体现于心，故五脏功能正常，元气得养，方可发挥正常功能。元气与心神调护得当均为人体正常生命活动得以实现的基本条件，又因元气与心神在生理病理上环环相扣，故老锦雄教授强调无论是日常生活中的"未病先防"抑或是疾病发生中的"既病防变"，培本固元与养心安神均须齐头并进、缺一不可，故将"培元"与"养心"两者相结合，提出"培本固元，养心安神——培元养心法"这一思想理论。"培元养心法"是老锦雄教授结合30余年的临床实践所创立的一套针灸治疗体系，从元气及心神的角度进行辨治及日常调护，以培补元气、养心安神作为总治则，采取针刺结合艾灸的疗法，强调背俞穴、任督腧穴的应用，达到未病先防、既病防变、瘥后防复的效果。

五脏功能的正常维持是元气充足的外在表现，元气的培护也当由调养五脏着手，而人体的生理活动在心神的支配下进行，故养心安神是首法。养神的具体概念是指通过调节人的情志状态、五脏所藏之神的平衡来促进人的精神、心理健康，以达到形神协调、健康长寿的效果。《黄帝内经》特别强调神的养护，保持淡泊宁静的精神思想和乐观开朗的心态是《黄帝内经》中养神的两大手段。具体来看，《黄帝内经》中养神的意义可以总结为以下几个方面：①减少非必要的精神内耗，条畅身体气机，使得气血运行条顺。②协调人体脏腑功能，以神守于内来加强防御功能，保护脏腑不受外邪侵袭，即凝聚成一个观点"正气存内，邪不可干"。③情志、思维活动平稳不乱，能应对突发事件，不以物喜，不以己悲。④当自身的神出现异常状态时，应及时进行调整养护，防止病变朝着恶化的方向发展。养神和养生一样，都是强调对生命的维护与保养。养神的概念是养生最为重要的组成部分，纵观《黄帝内经》中养神的原则，其强调所有养护的手段要放在疾病未发之时，即"未病先防"，其养神的总纲领为阴平阳秘、顺应自然、恬淡虚无，故而精神乃治。其中具体养神方法从四时起居、睡眠、节欲、饮食、环境、心态、行为、情志至导引、针灸、按跷无不涵盖，如《上古天真论》所论及的真人、圣人、至人、贤人四个最具有代表性的层次，均在精神修养上下足了功夫，其积精全神、志闲少欲的养神方法为后世奠定了理论指导基础。

《四气调神大论》描述了从大自然春夏秋冬变换规律引申到人体养神的方法，为人们如何在一年四季中把握作息起居指明了道路，如春天为"春气之应，养生之道也"，夏天、秋天、冬天对应的分别为养长、养收、养藏之道。虽篇名为调神，但实则为养身、安神。如果不遵从这些保养原则会如何呢？如违反春天的养生之法，则出现"逆之伤肝，夏为寒变，奉长者少"的后果。这些逆行产生的疾病后果发生在不遵守养之道之后，《四气调神大论》强调在疾病发生之前就采取保护措施，这种防重于治、防患于未然的养生思想所保护的对象即为人体之神。换言之，养与调的区别体现在养为先发于未雨绸缪之时，调为渴而凿井之举，两者的含义高下立判。所以老锦雄教授强调的是养心安神，而非调神。再如《素问》的"阴阳应象大论篇"从反面情志过极伤脏的角度，"灵兰秘典论"从正面主明则安来切入分别昭示了情志、精神养护的重要性。"宝命全形论"将对神的治理放在首位："一曰治神，二曰知养身……凡刺之真，必先治神。"其提倡的是临床治疗要以"治神"为先，病患当治神，医者亦当以神治神。"汤液醪醴论"亦载"形弊血尽而功不立者何？""神不使也。""精神不进，志意不治，故病不可愈"，强调治病的要诀在于对神的调养。《灵枢》诸篇中大多以精神受损呈现出来的负面结果来表达养神的缘由何在，可见《黄帝内经》强调"神"为人体生命之主宰，传达"神健则疾病不侵，不足则易于致病，则神伤致死"的观点。人体是形神统一的机体，唯有形与神俱，以神为主宰，才可形成蓬勃的生命，展现充满生机的机体活动。

（二）培元养心法与岭南医学的结合

所谓岭南是指五岭之南，五岭由越城岭、都庞岭（亦称揭阳岭）、萌渚岭、骑田岭、大庾岭五条山脉组成，现今所划分的岭南地区包括我国的广东、广西、海南、香港、澳门等地区。古代岭南号称"瘴疠"之乡，在其医学的漫长发展过程中形成了独具特色的地域流派——岭南医学。"岭南医学"这一名词近代以前似未见诸文字，但唐代有李暄《岭南脚气论》，元代有《岭南卫生方》，则医学与"岭南"挂钩已有千余年了。广州名医吴粤昌先生认为岭南医学历史起于晋代，但不能据此认为晋代以后岭南始有医家，只由于地域以及文化发展方面的关系，形成岭南医学史料阙如，以致无文献可资征引。在岭南医学的发展过程中，岭南针灸学的发展尤为突出，出现了众多垂名青史的杰出针灸医家，如著名女灸家鲍姑、晋代著名医家葛洪、清朝灸法名医叶广祚等，并有不少针灸著述，可惜很多已散佚，现存有关针灸的文献仅有《肘后备急方》《采艾编》《采艾编翼》《幼幼集成》等寥寥数部针灸学专著。

岭南地处祖国的南端，其南濒临南海，北以五岭为屏障，属亚热带海洋性气候。该地区的气候具有日照充足、炎热湿润、多雨等特点。人类和其他生物一样，其形态结构、气化功能在适应客观环境的过程中会逐渐发生变化。《黄帝内经》就提出了"人与天地相应""治病者，必明天道地理"的观点，还指出五方地域特点与易患疾病的关系，如《素问·异法方宜论》曰"南方者，天地所长养，阳之所盛处也。其地下，水土弱，雾露之所聚也。其民嗜酸而食胕，故其民皆致理而赤色，其病挛痹"。《医碥·中湿》曰："岭南地卑土薄，土薄则阳气易泄，人居其地，腠理汗出，气多上壅。地卑则潮湿特盛，晨夕昏雾，春夏淫雨，人多中湿，肢体重倦，病多上脘郁闷，胸中虚烦，腰膝疼痛，腿足寒厥。"独特的地理环境致使岭南人易酿成阳热体质，加之岭南地区人们喜食鱼、虾、螺、蚝等多湿阴柔之品，日久湿困脾胃而酿成湿热体质；湿热病邪困扰，缠绵难愈，所发病种多样。湿邪是岭南六淫之首，治湿是岭南医学的重要学术特点之一。湿邪因其来源途径不同可分外感湿邪、内生湿邪。湿为阴邪，易损伤脾肾阳气，多表现为水液代谢失衡；湿性重浊黏滞、阻滞气机，多表现为气滞及有形实邪的产生，如息肉、囊肿、结石等。岭南医学中针对岭南常见疾病多以清凉法为治法，基于岭南的气候特点及岭南人常饮凉茶、多食寒凉的生活习惯，岭南人体质多阳虚而阳气浮越于表，常常造成"上火"（实热证）的错觉，清凉药物过于苦寒，容易"冰伏邪气"致使邪无路可出，变证丛生。《黄帝内经》将热病的病机分为虚、实两种，指出正虚受邪是热病发病的基本条件。正气不足则无力推动人体气机的畅行，气机不通，久滞人体则发热。风寒暑湿燥火的不正常运动皆可导致郁而发热。基于岭南地区的气候特点及岭南人的生活习惯，"培元养心法"的治疗手段着重运用温针灸，老锦雄教授认为艾叶味苦辛，辛味药物以"动"和"散"为特点，加上其"生温熟热，可升可降，阳也"，决定了艾灸在治疗岭南常见疾病方面的独特作用。

（三）培元养心法的主要内容

"培"即培补，指补益元气、充养先天，为治病之本；"养"是调养，指养心安神，为治病之要。"培元养心法"是从整体观念上应用膀胱经第一侧线的背俞穴，温针直刺，以补为主，扶正祛邪。从"元气统五脏，以心神御五脏"的学术思想出发，突出精、气、神三者之间的转化。元气是生命活动的原动力，以三焦为通道布达全身，脏腑经络的功能活动依赖元气推动，元气的充养、输布离不开脏腑经络功能的正常发挥。徐大椿曰"五脏有五脏之真精，此元气之分体者也"，元气分布五脏之中激发和维持所属脏腑的功能，又通过经络系统与六腑相连。元气是人体的先天之本原，与人体的五脏六腑皆有密切联系，具有抵御外邪入侵、主宰人体生长发育、调控脏腑功能活动的作用。元气与脏腑在生理上相互促进，病理上相互影响。这主要表现在元气对各脏腑生理功能的推动、促进作用，以及各脏对元气的生成、运行的影响。《素问病机气宜保命集》曰"盖论五行以元气为根，富贵寿夭系之"，说明元气是五脏之根本，只有养护好元气，五脏功能正常，气血运行通畅，才能保证机体健康。

中医重视整体观，虽然五脏有各自的生理功能和特定的病理变化，但各脏之间的生理联系和病理影响不能被忽视。心作为五脏六腑之大主，主导着其余四脏的功能；而其余四脏各司其职，才能使心的功能正常运转。心与元气的关系主要在于神的统摄，心藏神，神为精气所化生，元气充盈，则神安定，五脏调和；神能统精驭气，心神安定，五脏平和则元气得养。因此，心与元气关系密切，二者相辅相成、密不可分。

1. 培元养心与心——元气体现在心

中医学认为，"神"当分属于五脏，分别为心藏神、肝藏魂、脾藏意、肺藏魄、肾藏志。同时，中医学主张心主神明，将人体的一切精神思维活动都归结于以心为主的五脏生理功能的反应。"五志"虽分藏于五脏，但都归于心所统摄，在心神的支配下发挥各自的作用。正如《类经》所云"情志之伤，虽五脏各有所属，然求其所由，则无不从心而发"，可见五志七情六欲皆从心而发，五神所伤无不因心而感。五脏所化生的各种精微物质是人体正常生命活动的物质基础，神为五脏精气所化生，元气充盈，则神安定，只有元气充足且运行顺畅，心的功能才得以正常发挥，神志思维才会正常，生命活动才能有所保障。《素问·调经论》言"人之所有者，血与气耳"，表明血与气是组成人体及维持生命活动最基础的物质，各种情志因素皆会影响相应五脏功能，影响气血生化与运行，五脏功能失调产生的痰浊、水饮、瘀血等病理产物扰乱心神，使心不藏神，心神动摇，不能自主，易发为各类疾病，故老锦雄教授认为神为精气血所化、精气血所养，心对人一身之生命活动具有主宰作用。元气充盈，神安于心则能使人的精神意识、思维活动受心主宰，两者配合，则人体神明可主。

2. 培元养心与肺——元气充养于肺

（1）元气与肺　肺主气，司呼吸；主行水；朝百脉，主治节。《素问·五脏生成论》言："诸气者，皆属于肺。"肺为气之主，肾为气之根，共同维系着呼吸，保证呼吸的深度。人通过肺的宣发和肃降功能及肾的纳气功能，将自然界的清气吸纳降至命门，保持呼吸的深度；通过肺的宣发功能，将元气散布全身，充养机体。元气以三焦为通路，经络为渠道，沟通五脏六腑，其运行依赖于肾气的推动以及肺气的宣发和肃降功能，以此鼓动元气循行周身而发挥作用，故肺有推动元气运行的作用。《医宗金鉴·删补名医方论》云："后天之气得先天之气，则生生而不息；先天之气得后天之气，始化化而不穷也。"先天之气（即元气）虽由后天之水谷之气所充养，但离不开自然界清气滋养全身。张锡纯在《医学衷中参西录》中指出："乃有其气本于先天，而实成于后天，其于全身至切之关系，有与元气同其紧要者，胸中大气是也。"张锡纯认为元气由肺中吸入之清气与脾运化来的水谷精微相结合而成。故病理上，肺病日久，也致元气亏虚，常出现喘息、呼吸急促、困难等症状，如《古今医统大全·肺痿证》所言："大抵咳久伤肺，元气渐虚，其人有寒热往来，自汗者，即成肺痿证。"

（2）养心与肺　心肺同居上焦而同为阳脏，通过经脉相连，共主胸中宗气。心者，君主之官，"诸血者，皆属于心"；肺者，相傅之官，

"诸气者,皆属于肺"。养心要调畅心气,心气推动血的运行,容于肺脏,使肺的宣发肃降得当。《灵枢·邪客》记载:"宗气积于胸中……以贯心脉,而行呼吸焉。"心肺功能依赖于宗气的运动调节,宗气积聚于胸中,贯心脉,行呼吸,是心肺基本功能实现的基础。《素问·经脉别论》曰"食气入胃,浊气归心,淫精于脉。脉气流经,经气归于肺,肺朝百脉,输精于毛皮。毛脉合精,行气于府(腑),府(腑)精神明,留于四藏",说明心肺在血脉上是相通的,肺朝百脉而能调节血液运行,肺吸入之清气通过毛脉合精而弥散入脉中,与血液合和,被输送到五脏六腑、四肢百骸,起到濡养作用。老锦雄教授指出,中医学上描述的这一生理过程与西医肺循环和体循环的机制是基本一致的,现有言论说中医不科学,但其实只是中西医看待事物的角度不同,中医看整体,西医看微观罢了。《灵枢·五癃津液别》亦曰"心悲气并则心系急,心系急则肺举,肺举则液上溢",心肺之间通过宗气、神与气、气与血、营与卫之间的密切联系而相互关联,所以在病理上必然会因为神与气、气与血、营与卫之间的失衡而相互影响。

3. 培元养心与肝——元气萌芽于肝

(1)元气与肝 张锡纯在《医学衷中参西录·霍乱暴脱证》中说:"是以元气之上行,原由肝而敷布,而元气之上脱,亦即由肝而疏泄也。"肝为罢极之本,主疏泄,调畅全身气机,与元气关系密切。张锡纯在《医学衷中参西录·霍乱暴脱证》中记载"脐下气海之形状若倒提鸡冠花形,纯系脂膜结成而中空,肝脏下垂之脂膜与之相连,是以元气之上行,原由肝而敷布,升发肝气即能助肾施布元气",其认为肝为输布元气之脏,指出元气之脱,皆脱在肝,说明肝的生理功能与元气息息相关。只有肝气疏泄正常,元气才能通过三焦输送到全身。若肝气亏虚,元气不能随肝之条达作用上达,可致元气上脱;若肝虚至极,或疏泄太过,则可耗散肾气,元气由下而脱。

(2)养心与肝 中医认为心主血,肝主血海,"人动则血运于诸经，人静则血归于肝脏"，肝脏主调节全身血量及一身之气机。肝内贮存血液，不仅可以维持肝的气血阴阳平衡，还可以濡养自身，在调节血量、预防出血方面具有积极的作用。心主血、肝藏血，肝属木，为刚脏，肝气条达通畅，不致郁遏，则心神畅达。肝主疏泄，性喜条达而恶抑郁，调理气血运行。其疏泄功能影响血液的归藏和运行，疏泄不及可致气机郁滞，瘀血停滞心脉，则会出现胸胁肋刺痛、心胸绞痛等表现。若长期恼怒，导致人体气机紊乱，脏腑气血阴阳失调，肝之气机郁滞，郁而化火，母病及子，肝火扰心，则会心神不宁，发为心悸。又有肝之阴血不足，阴虚引发肝风内动，风阳上扰，摇动心神，心神被扰，则心难自主。

4. 培元养心与脾——元气得益于脾

（1）元气与脾　脾胃滋养全身，元气培养于脾。《素问玄机原病式·六气为病》中言"五脏六腑，四肢百骸，受气皆在于脾胃"，认为脾胃乃水谷之海，主运化水谷精微而化生气血从而滋养全身。《医说·卷九·养生修养调摄》中亦言"元气在保养，谷神在守护"，说明饮食中的营养物质，即水谷精气，是元气重要的滋养来源，只有脾胃功能正常，元气有所滋养，方能充足。人体必须依赖脾脏运化水谷以维持生命活动，脾健则元气生化有源，故有元气"培养于脾"之说。《脾胃论·脾胃虚实传变论》曰"元气之充足，皆由脾胃之气无所伤，而后能滋养元气……脾胃之气既伤，而元气亦不能充，而诸病之所由生也"，指出脾胃亏虚会导致脾胃升降、运化功能失常，元气失于充养，则各类疾病接踵而来。命门元气属阳，元气温化于脾胃。《景岳全书·传忠录·命门余义》中言："命门为元气之根，为水火之宅……脾胃以中州之土，非火不能生……岂非命门之阳气在下，正为脾胃之母乎。"这段话指出了命门元气为脾胃之母，母强则子壮，即脾胃需得命门元气的温化才能发挥其运化作用；母弱则子衰，即若元气温化不足，脾胃升降、运化功能失常，元气失于充养，导致各类疾病产生。

（2）养心与脾　心主血而行血，脾主生血又统血，心与脾的关系主要表现在血液生成方面的相互为用、血液运行方面的相互协同，以及心血养神与脾主运化方面的关系。一方面，心为脾之母，心火生脾土，表现为心血滋养脾，心阳温化脾，心神统摄脾。《医碥·五脏生克说》曰"脾之所以能运行水谷者，气也。气虚则凝滞而不行，得心火以温之，乃健运而不息，是为心火生脾土"，脾的运化功能有赖于心血的不断滋养和心阳的推动，并在心神的统率下维持其正常的生理活动。另一方面，脾为心之子，脾之协助使心的功能得以正常运行，表现为脾气统摄、运载心血。诸血皆运于脾，心血能正常运行而不致脱陷妄行，主要靠脾气的统摄。脾气健旺，化源充足，气血冲和，气充血盈，充养心神，阴平阳秘，则心有所主。《济阴纲目》曰"脾气入心而变为血，心之所主亦借脾气化生"，脾作为气血生化之源，将水谷精微上输于心肺，在心火的作用下化赤为血。脾主统血，脾气能统摄血液，使得心血在脉中运行而不逸出脉外。老锦雄教授认为健脾可以培元。脾胃功能正常，元气有所滋养，元气方能充足；反之亦然，充养元气可以保证脾胃健运，元气与脾二者互资互补、相互促进。

5. 培元养心与肾——元气根源于肾

（1）元气与肾　肾藏精，主骨生髓，为先天之本、元气之根。《素问·六节藏象论》曰："肾者，主蛰，封藏之本，精之处也。"精是维持人体生命活动的主要物质之一。若肾精充盛，化气充足，则能保持机体正常的生命活动；若肾精亏虚，则化气不足，机体虚弱，疾病乃生。《景岳全书》曰"然人以肾为根蒂，元气之所由生也"，又有《证治准绳·杂病》曰"肾乃元气之本，生成之根，以始终化之养之道也"。二书均指出元气根植于肾，依赖肾中精气所化生，肾中精气充盛与否直接影响元气的盛衰。五脏之虚皆可致元气亏虚，肾虚往往和元气亏虚有直接关系，肾之命门为元气化生的场所，肾为先天之本，又为元气之本，是促进生长发育的动力。而肾所藏的元气在人体生命活动中具有重要作用，在人的生长、发育、衰老过程中起着主导作用，为人体阴阳之根本，故凡养生、治病，必当处处固护肾中元气，不可攻伐。因此，可以通过补肾来直接达到培元的目的，元气充足又可助肾气盈满。

（2）养心与肾　心在五行中属火，肾在五行中属水。心肾是相互依存、相互制约、协调统一的关系，表现在以下几个方面：①心肾水火相济，克中有生。"水火者，阴阳之征兆也"，傅山以阴阳二气上下交通的观念来解释自然界事物的构成与变化，提出心肾两脏"克中有生"的观点。②心肾之气上下交通。明代周慎斋在《周慎斋遗书》中写道："心肾相交，全凭升降。而心气之降，由于肾气之升；肾气之升，又因心气之降。"③君相相生，心肾阳气互助。心与肾分属上焦与下焦，心火下降于肾，使肾水不寒；肾水上济于心，使心火不亢，即心肾相交。心与肾升降互济，相互制约，相互协调，保持阴与阳的动态平衡。若心火独亢，可见失眠、健忘、五心烦热、小便不利等；若肾水寒，则可见腰膝酸软冷痛，甚则阴水上冲，发为奔豚、水气凌心之症。④心肾两脏精神相依。神乃人体生命活动的主宰，得神者昌，失神者亡。人体精与神之间具有互根互用、相互转化的关系。《灵枢·本神》曰"生之来谓之精，两精相搏谓之神"，父母媾精成胎，神舍于心形成生命；出生之后，仍有赖于精气的不断充养。老锦雄教授认为心与肾联系紧密，治疗时应心肾同治，以平为期，贵在交通。

6. 培元养心与经络

（1）元气与经络　元气是生命活动的原动力，是人体最根本、最重要、最原始的气。脏腑、经络的功能活动依赖元气推动，元气的充养、输布离不开脏腑、经络功能的正常发挥。经络遍布全身，纵横交贯，通达内外，联络脏腑形体官窍，使人体成为一个有机的整体，从而发挥重要的作用。构成经络系统和维持经络功能活动的最基本物质，称为经气，经气运行于脉内，推动脉内血液正常运行，故也称经络为运行气血的通道。那么元气与经络有怎样的联系呢？如《难经·六十六难》云："脐下肾间动气者，人之生命也，十二经之根本也……三焦者，原气之别使也，主通行三气，经历于五脏六腑。"此段说明十二经的经气流动循环都与脐下肾间动而不息的元气有关。另外在奇经八脉中，与元气联系最密切的属任督冲三条经脉，以任督二脉为主。李时珍在《奇经八脉考》中指出："任督二脉，人身之子午也，此元气之所由生，真息之所由起。"任脉为"阴脉之海"，统一身之阴气；督脉为"阳脉之海"，统一身之阳气。冲脉循经上至头，下至足，后行于背，前布于胸腹，可谓贯穿全身，分布广泛，为一身气血之要冲，故能"通受十二经气血"；且上行于脊内渗灌诸阳，行于下肢渗诸阴，能容纳和调节十二经脉及五脏六腑之气血，故有"十二经脉之海"和"五脏六腑之海"之称。综上，可以认为元气借助周身的经络系统实现内经脏腑外达四肢。

老锦雄教授认为，培元与通经络二者缺一不可。元气为生命之源泉，元气的盛衰决定着疾病的发生和发展，故元气存亡直接关系到患者生死。如徐大椿在《医学源流论》中记载："至于疾病之人，若元气不伤，虽病甚不死；元气或伤，虽病轻亦死。"经络功能正常，其运行气血、濡润脏腑、沟通内外、联络脏腑肢体的作用就能正常发挥。如果经络不通，元气运行不畅，脏腑间的联络受到影响，则脏腑不能发挥正常的生理功能，气血阴阳失调，导致疾病的发生。因此，疾病治疗尤其应注重培补元气、疏通经脉。培补元气是治疗疾病和防止疾病传变、复发的关键，疏通经络是培补元气、维系脏腑功能如常的重要手段。元气充沛、经络畅通是维持人体健康的根本保证。

（2）心与经络　《灵枢·海论》云"夫十二经脉者，内属于府（腑）藏，外络于肢节"，十二经脉之气按序相接，与奇经八脉相交，由络脉沟通表里两经，"心者，五脏六腑之大主也"，心与诸脏腑经络均有直接或间接的联系。

（3）心与心经、心包经　《灵枢·经脉》载"心手少阴之脉，起于心中，出属心系，下膈，络小肠。其支者，从心系，上挟咽，系目系。其直者，复从心系，却上肺，下出腋下，下循臑内后廉，行太阴心主之后……是动则病嗌干，心痛……是主心所生病者"，心经起于胸中，下过膈肌，属于心系，络小肠，沿手臂内侧后缘循行。心系病症与心经有直接联系，选取心经上的腧穴可治疗心系病症。"心主手厥阴心包络之脉，起于胸中，出属心包络……是动则病手心热……心中憺憺大动，面赤，目黄，喜笑不休。是主脉所生病者，烦心，心痛"，心包经起于胸中，归属心系，循行于手太阴肺经与手少阴心经之间。《医学正传》言"心包络，实乃裹心之包膜也，包于心外，故曰心包络也"；《灵枢·邪客》指出"诸邪之在于心者，皆在于心之包络"，故有心包代心受邪的说法。《灵枢·九针十二原》曰"五脏有疾也，应出十二原……心也，其原出于大陵"；《针灸甲乙经》曰"心澹澹而善惊恐，心悲，内关主之"，可见心与心包经在生理病理及治疗上存在直接的联系。

（4）心与其他经脉　小肠经"入缺盆络心"，与心经互为表里。《灵枢·经脉》指出脾经循行的其中一条分支与心衔接："脾足太阴之脉……其支者，复从胃，别上膈，注心中……是动则病……烦心，心下急痛。"脾经腧穴可治疗心胸烦闷、疼痛等症状，如"厥心痛……心尤痛甚，胃心痛也，取之大都、太白""三焦手少阳之脉……散落心包""肾足少阴之脉……其支者，从肺出络心，注胸中""足太阳之正，别入于腘中……散之肾，循膂，当心入散""足少阳之正……散之上肝，贯心以上挟咽""足阳明之正，上至脾……上通于心""手太阳之正……入腋走心"，等等。上述原文表明，心与众多经脉相连，突出其"五脏六腑之大主"的重要地位。依据"经脉所过，主治所及"，在相关经脉循行路线上选取腧穴可调节脏腑功能，平衡心之气血阴阳，安养心神，从而治疗心系病症。如《灵枢·杂病》提出心痛如针刺，治疗时可取然谷、太溪。

（5）心与督任二脉　《素问·骨空论》记载："督脉者，起于少腹以下骨中央……至少阴与巨阳中络者合……贯脊属肾……入络脑……其少腹直上者，贯脐中央，上贯心。"由此可见，督脉与心、脑、肾存在直接联系，是转输精气的重要途径。任脉"起于中极之下"，循行于腹部正中直上，与足三阴经交汇于中极、关元，手三阴经通过足三阴经沟通任脉，阴维脉则与任脉交于天突、廉泉。任脉下与督脉同起于胞中，出于会阴，上与督脉交于龈交。清代医家唐宗海提出"以水火论督脉属气属水，任脉属血属火，是任脉当又属之于心"。任脉与督脉相通，心之募穴巨阙亦属任脉，可见任脉与心、脑关系密切。因此，调节督脉与任脉之经气，可通调全身脏腑气血的蓄灌，振奋脏腑阳气，益精填髓，培元补虚，进而通利血脉，养心调神。

二、培元养心的发展与融合

（一）融合西医对培元的认识

西医中不存在"气"的概念，但是其中的"免疫力"与"元气"的作用有相似之处。"免疫力"是指由于具有抵抗力而不患某种传染病的能力，人体识别和排除"异己"的生理反应，可以识别和消灭外来侵入的病毒、细菌，处理衰老、损伤、死亡、变性的自身细胞，以及识别和处理体内突变细胞和病毒感染细胞。免疫力可分为非特异性免疫和特异性免疫，前者又称先天性免疫，是与生俱来的，后者又称获得性免疫，是后天获取的，免疫力低下者容易患病。以上内容与中医中元气来源于先天之精、元气有抵御外邪的功能、元气随着年老而逐渐衰竭等观点不谋而合。西医认为免疫力是通过"神经-内分泌-免疫"系统调节的，神经与内分泌调控着免疫器官、免疫细胞和免疫物质的功能，同时免疫应答的信息和免疫效应物（抗体、细胞因子等）又对神经-内分泌系统有反向调控作用，与中医中神与元气相互为用的理念相近。

不同之处在于，西医通过检测白细胞、中性粒细胞、淋巴细胞亚群、免疫球蛋白、免疫补体、细胞因子等来定量评估人体免疫力的强弱。此外，西医认为免疫力过于强大反而会对身体造成伤害，如多发性硬化、类风湿关节炎、系统性红斑狼疮等均属于自身免疫性疾病，是免疫亢进的表现，当免疫功能过于兴奋时，免疫细胞会误认自身抗原为异体抗原，从而产生猛烈的抗自身免疫反应，错误地攻击健康的身体细胞，临床表现多样，且治疗难度大。

老锦雄教授认为西医提倡的"提高免疫力"与"固本培元"有相通之处，西医建议的劳逸适度、均衡营养、心情舒畅、戒烟限酒、增加运动等，从日常养成好的生活习惯中来提高免疫力，这也是老锦雄教授在临床中反复叮嘱患者的内容，符合中医"未病先防"的观念。然"培元"一说所适用范围更广，对元气的培护，亦是对脏腑的养护，元气充沛，则可抵御外邪，亦可维持脏腑功能的正常，阴阳调和，则病无从生，机体便不会出现免疫力低下或免疫亢进的情况。

（二）融合西医对养心的认识

西医研究发现心脏是胚胎发育过程中第一个形成并发挥功能的脏器，伴随着生命的开始与终结。尽管西医已经明确把人的思想划分为"脑"的功能体现，然而在解剖学发展尚不完善的古代，西方亦曾把"心"与"脑"的功能混淆，古埃及人将人的情感归因于心脏，这与中医学对"心藏"的理解有相似之处。"医学之父"希波克拉底及古罗马时期杰出医学家盖伦认为心脏是为人体产生热量的器官，是"原热"的来源；发现血液循环的著名医学家哈维认为"心脏是人体的太阳"。心脏在西医中的地位之高不言而喻。心脏约为其本人的拳头大小，是全身血液循环的动力泵，通过有节律的收缩与舒张，把血液输送到全身各处，使氧气和葡萄糖、氨基酸等营养成分传输到每一个细胞，并交换出代谢废物，将废物运送到负责排泄的器官与组织，从而维持各组织器官的正常生理活动。

西医统称心脏相关疾病为心血管疾病，包括高血压、血脂异常、冠心病、脑卒中等。通过众多大型临床研究及疾病危险评估模型，西医提出了危险因素的概念，认为心血管疾病的传统危险因素包括年龄、性别、种族、家族史、高胆固醇血症、吸烟、糖尿病、高血压、腹型肥胖、缺乏运动、饮食缺少蔬菜和水果、精神紧张等。具有以上因素的人更容易患有心血管疾病，因此避免以上可人为调控的危险因素影响是保养心脏的第一步，也是心脏病变前的防护壁垒，为心血管事件的一级预防。《中国健康生活方式预防心血管代谢疾病指南》（2020）为中国人的生活方式提供了指导，建议要做到：①采取合理平衡的膳食结构；②增加身体活动；③戒烟；④控制酒精摄入。近年来，心血管疾病的发生率不断增高，人们注意到部分患者具有胸闷、心慌、心前区不适等典型心绞痛表现的症状，但是检查结果却只有轻微的冠状动脉病变，并且用药治疗后症状改善不明显，逐渐认识到此类患者的自觉症状可能是由精神或心理疾病导致，因此常规抗心绞痛药物治疗无效。研究发现，心血管疾病合并焦虑、抑郁等心理疾病的患者数量占比较高，故将合并心血管疾病与心理疾病的情况称为"双心疾病"，衍生出了"双心医学"，认识到心理或精神疾病与心血管疾病是相互影响的关系，因此在心血管事件预防中，开始重视并促进心理健康，这与中医"情志致病"的传统医学观点不谋而合。

老锦雄教授认为，心脏与心的功能在临床中都需要关注，在日常保健防病与临床治病中，都应关注对心的调护，嘱患者保持充足的睡眠和良好的情绪，治病时常取印堂、太阳、四神聪、百会、神门、心俞等穴以凝神定志、养心安神，疗效颇佳。

（三）温针灸背俞穴的作用机制

背俞穴首载于《灵枢·背俞》与《素问·气府论》，后由《脉经》《针灸甲乙经》《备急千金要方》补充完善，指脏腑之气血输注至腰背部的特定穴位，其位于足太阳膀胱经腰背部第一侧线上，具有调节脏腑气血之功。背俞穴以脏腑命名，穴位位置与相应脏腑相邻，且与该脏腑在体表投影相接近。西医认为背俞穴之所以能调节脏腑功能，是因为背俞穴的分布规律与脊神经在腰背部的节段性分布相对应。研究表明，背俞穴与脏腑联系通路相当大部分是相同或相近节段的传入神经，这些传入神经通路在脊神经节进行整合，故脊神经节汇聚神经元是背俞穴对相应内脏具有特异性调节意义的重要形态学基础之一。内脏器官主要受内脏神经系统支配，内脏神经系统可分为内脏运动神经以及内脏感觉神经，用于传递信息、调控各内脏器官的生理活动。其中内脏运动神经，被称为自主神经系统，也称为植物神经系统，包括交感神经及副交感神经。针刺背俞穴产生的良性刺激作用于躯体感觉神经末梢及交感神经末梢，通过神经轴突反射、节段反射途径作用于脊髓相应节段的自主神经中枢，调整脏腑功能，并通过神经体液调节，调动了自身的抗病能力，实现恢复生理平衡的目的。

温针灸是一种将针刺与艾灸相结合的方法，艾炷的热量经针体传导直达病所，借助艾灸的温热效应，达到增强对交感神经的刺激，改善血液循环，消除炎性水肿，促进神经功能恢复，缓解肌肉痉挛，从而调节脏腑功能，达到治疗疾病的目的。

（四）灸法

1. 艾灸的作用机制

艾灸是中医灸法的重要组成部分，是一种利用艾绒在人体皮肤表面进行燃烧或温熨，通过药物和光热作用刺激穴位，从而预防或治疗疾病的外治方法。用于艾灸的原料艾蒿遍地有之，然古人并非先知其功用而燃之。艾蒿当为古人的柴火燃烧物，因其燃后气味芬芳，闻之可清心安神，于是被延伸用于治疗疾病。现代科学认为，艾灸作用机制复杂，目前已确认的有药物作用、温热作用和光辐射作用三大机制。

药物作用又分为体外作用和体内作用。体外作用：在艾灸药物效应中起体外作用的主要是艾的燃烧物，可起到抗菌、抗病毒、抗氧化、抗自由基等药物作用，从而达到治疗皮肤病变和预防疾病的目的。现代研究表明，艾灸过程中的燃烟具有较强的杀菌作用。艾烟主要成分有一氧化碳（CO）、二氧化碳（CO_2）、燃烧固体颗粒、萜类、苯甲酸及苯丙酸类等挥发性芳香族物质、苯酚、二甲苯，以及3-甲基丁酸等200余种，具有抗菌杀毒、抗炎、提高免疫功能、抗衰老等作用。大量药理研究表明，艾叶燃烟中含有抗病毒的物质，可以抑制细菌和病毒在空气中传播。艾燃烧生成物具有一定的抗氧化活性、清除自由基的作用，并且艾的燃烧生成物中甲醇提取物的作用更强。艾的燃烧生成物产生的艾烟重组分对1,1-二苯基-2-苦基肼具有较高的清除自由基能力。从艾叶重组分中分离得到5-叔丁基连苯三酚，其清除1,1-二苯基-2-苦基肼自由基能力比天然抗氧化剂维生素C和人工抗氧化剂5-叔丁基对甲酚均强，5-叔丁基连苯三酚是艾烟抗自由基的核心物质，是艾灸的重要活性成分。体内作用：包括渗透进皮肤内药物的活血化瘀、通透血管、溶解尿酸、溶石等作用，也包括药物刺激嗅觉传导到中枢神经与大脑引起的醒脑、提神、通窍作用等。艾叶挥发油实际为有效的活血物质，解释了活血化瘀、通经活络的作用机制。其中，艾叶中含有的鞣酸具有较强凝血作用，可一定程度上解释艾叶温经止血的作用机制。

有温度的物体以电磁波的形式向外传送热量的方式称为热辐射。艾灸的热刺激信号被机体识别并引起一系列的生理效应称为艾灸热效应。现代研究表明，艾灸热效应主要体现在两个方面：一是艾灸局部的温热刺激激活了细胞的能量，增强了组织细胞生理活性；二是艾灸的温热刺激导致的炎性反应引起的全身调节作用，即温度触动机体的热感受器和痛觉感受器，刺激中枢神经对机体进行全身性调节。

艾灸热效应的产生包括局部启动、局部效应诱发和后续效应传导三个阶段。在局部启动阶段，艾灸温热刺激主要激活对温度变化较为敏感穴位的局部温度感受器和伤害性感受器——瞬时受体电位香草酸亚家族、热敏感免疫细胞——朗格汉斯细胞和热激蛋白，以及嘌呤受体。由感受器介导多种局部效应可释放细胞因子，参与血管调节、非神经源介导的炎性反应，释放促炎或抑炎及镇痛物质，产生致炎、抗炎及镇痛作用。朗格汉斯细胞表面Toll样受体的增强，以及抗原递呈相关分子Toll样受体-3、Toll样受体-4、白细胞分化抗原40的表达，使它们与相应的配体结合，释放炎性因子和干扰素，产生局部抗炎和免疫反应。另外，热激蛋白还通过介导细胞免疫和固有免疫，调整局部免疫状态。能量过程是生命系统的基本过程，而热是能量过程的表现形式。在后续效应传导阶段，艾灸温热刺激通过脊髓、脑区和内源性痛觉调制系统，调控异常的脑功能活动，选择性激活高阈值下行抑制系统，抑制疼痛信号传递，产生镇痛效应，并由体液及神经-体液的交互传导将温热刺激信号和后续效应经局部传导至效应靶器官及全身发挥疗效。同时，艾灸可通过温热刺激激活某种感受器，引起感受器电位变化，促使腺苷三磷酸（adenosine triphosphate，ATP）转化为腺苷二磷酸（adenosine diphosphate，ADP）释放能量，提高ATP酶活性及ADP浓度，ADP浓度的提高同时也促进了ATP合成酶的活性，从而引起ATP合成量增加，将体外温度转换成体内能量而改善局部细胞的低能状态。线粒体是细胞内氧化磷酸化和形成ATP的主要场所，随着年龄的增长，线粒体的氧化磷酸化功能减弱，由此造成ATP生成减少，引起维持细胞生理、生化活动所需能量的供应不足，最终导致组织、器官功能的衰退，造成机体老化。艾灸可通过影响线粒体自噬相关基因的表达从而减轻机体衰老相关疾病的症状，同时具有抑制大鼠海马神经元线粒体膜电位的改变，减少神经元凋亡，延缓大脑老化的作用。

艾灸除了有温热作用外，还有光辐射作用。艾灸辐射能量被机体吸收并转化为内能，调节机体生理过程和代谢状态的生物效应称为艾灸的光辐射效应。艾灸时产生的辐射光谱波长范围是0.8～5.6 mm，波峰集中在1.5 μm波长处。而近红外波的波长范围是760 nm～2.5 mm，远红外波的波长范围是2.5～400 μm。远红外波的波长较长，穿透能力较弱，只能引起局部组织的热效应，多用来治疗局部浅表性疾病；而近红外波波长短，能量强，能穿透人体组织，直接进入组织深层，其光子穿透皮肤被组织吸收后，可以通过深层次的经络通道系统产生生物学效应并治疗疾病。艾叶燃烧时产生的热辐射是以近红外光的形式透过皮肤腧穴在经络中传输的。艾灸热量传播的媒介为艾叶燃烧过程中产生的近红外光。近红外光可以透过腧穴，在肌肉外包膜结构的空隙中传导，并且波长愈短，透穴与传导能力愈强。按维恩定律，物体热辐射波长与温度成反比，温度愈高，波长愈短。故要获得能产生更好光辐射效应的短波，那么艾灸温度必须高。艾叶燃烧发热主要源于长链烷烃在燃烧过程中的热效应，而在相近纬度中蕲艾的长链烷烃含量是最高的。所以当用蕲艾作为艾灸材料时，蕲艾燃烧时的高温产生的热力对皮肤腧穴的渗透能力最强，渗透部位最深，因此治疗效果最好。这也正好解释了李时珍所言"相传他处艾灸酒坛不能透，蕲艾一灸则直透彻，为异也"。

2. 灸法对热证的溯源及范围

早在秦汉时期，《灵枢·背俞》记载："以火补者，毋吹其火，须自灭也；以火泻者，疾吹其火，传其艾，须其火灭也。"这也间接表明艾灸不光有补阳的作用，更有泻热的作用。《素问·骨空论》记载："灸寒热之法，先灸项大椎，以年为壮数。"这说明灸法不仅用于寒证，也可以用于热证。金元时期，刘完素主张热证用灸，其认为表里郁结者，得暖则稍开通而愈，灸法治疗热证，既可引火热之邪外出，又可引阳热下行。如刘完素在《素问病机气宜保命集》中记载灸治湿热泄泻："泄者……假令渴引饮者，是热在膈上，水入多，则下膈入胃中……此证当灸大椎五七壮立已。"闻人耆年主张有热证表现的病症，如痈疽、皮肤毒风和肠痈等可用灸法治疗，并发明了骑竹马灸法。《普济方·卷二百八十二·痈疽门》中论述疖与痈初生可灸，而疽不宜灸："疖与痈初生，并宜灸之。为其气本浮，达以火导其热，令速畅也。疽则宜烙不宜灸，为其气深沉，须达其源也。及已盛是脓，慎勿可灸，则须针烙，方能瘥也。"明清时期，李梴认为凡灸法寒热虚实均可用，其在《医学入门》中关于灸法记载道："虚者灸之，使火气以助元阳也；实者灸之，使实邪随火气而发散也；寒者灸之，使其气之温复也；热者灸之，引郁热之气外发，火就燥之义也。"吴亦鼎在《神灸经纶》中记载治疗遍身发热，灸颈百劳，此处的遍身发热是一种虚劳发热，灸颈百劳行的是补法，温阳补虚以扶正，泻热除烦以护阴。不仅如此，其还列举了很多热证用灸的例子，如伤寒发热灸曲泽，发狂灸百会，妇人热入血室灸期门等。

热证可灸适用于内外妇儿各科。葛洪在《肘后备急方》中提到"诸痈疽发背及乳方，比灸其上百壮"，阐述了在外科方面因热邪积聚所致的痈疽可用灸法治疗。妇科方面，《扁鹊心书》言："妇人产后热不退，恐渐成劳瘵，急灸脐下三百壮。"儿科方面，《外台秘要》载："又直视瞳子动，腹满转鸣，下血身热，口噤不得乳……如此非复汤所能救，便当时灸之妙。"现代医家周楣声先生是我国著名的针灸学家，被誉为"灸法泰斗"，其代表作《灸绳》，在灸法理论和临床等方面提出了许多创新性的见解，如"热证贵灸""振兴灸法""灸感三相"。其认为"虚热用灸，元气周流；实热用灸，郁结能疗；表热可灸，发汗宜谋；里热可灸，引导称优"，进一步解释了热证用灸的机理，并且对用艾灸法治疗流行性出血热15例的验案进行了佐证。

培元养心是针灸结合，在针刺的基础之上加上艾灸，如《灵枢·官能》所云"针之不为，灸之所宜"，针刺不能治疗的疾病，可以用灸法进行治疗。老锦雄教授将灸法融入"培元养心"学术思想里面，在临床上多使用温针灸。他认为热证可灸，但要在灸法、灸量、患者体质和感受等方面作好评估。根据不同体质确定灸量，如《灵枢·经水》言"其少长，大小，肥瘦，以心撩之，命曰法天之常。灸之亦然。灸而过此者恶火，则骨枯脉涩"；根据不同年龄确定灸量；不同疾病表现的热证所用灸量也不应相同。用灸如用药，在一些特殊热证疾病方面，可以取灸温通之效，去灸温热之性。在针灸方面，针偏于泻，而血气喜温而恶寒，寒则泣，温则去。人体疾病多由经络不通、气血不行所致，灸的特性偏于温补，可以温经通络，行气活血。因此，临床热证适当用灸能够提高临床疗效。

三、培元养心的丰富与完善

《灵枢·本神》有云"凡刺之法，必先本于神"，《类经》亦云"心为五脏六腑之大主，乃精神之所居"，故可通过脏腑气血关系濡养于心，激发正气，有利于心更好地发挥君主之官的潜能。老锦雄教授将独特的养心理论通过实践归结为九种不同的养心方法，分别为：益肾养心、健脾养心、疏肝养心、补肺养心、调神养心、益气养心、补血养心、通督养心、调任养心。以下为养心九法之论述。

1. 益肾养心

古人认为肾无实证而以虚为主，宋代钱乙《小儿药证直诀》云"肾主虚，无实也"；刘纯在《医经小学》中以肝肾相比，认为肝有实而无虚，肾则当补而不当泻；金元大家张元素在《医学启源》中有言"肾本无实，本不可泻……"。今人因受到西医理论的影响，易把西医之肾病等同于中医中"肾"的病来治疗，而又因中医理论认为"肾无实证"，故现在许多中医师，一见西医之肾病就以补肾为法，结果往往与初衷背道而驰。之所以如此，是因为古人所谓"肾主虚"是限定于肾主藏精而言，而西医的肾脏则是人体的泌尿器官，二者不可混为一谈。

《证治准绳·杂病》有云"肾乃元气之本，生成之根，以始终化之养之之道也"。中医认为，肾为先天之本，主藏精，与人体的生殖发育密切相关。《素问·上古天真论》有云："中古之时，有至人者，淳德全道，和于阴阳，调于四时，去世离俗，积精全神，游行天地之间，视听八达之外，此盖益其寿命而强者也，亦归于真人。"陶弘景在《养性延命录》中说："神者精也，保精则神明，神明则长生。"精的盈亏关系到神的盛衰。《素问·本神》云："心藏脉，脉舍神。"心主藏神，为人体生命活动的中心。其生理作用有二：其一，主思维、意识、精神。在正常情况下，神明之心接受和反映客观外界事物，进行精神、意识、思维活动。这种作用被称为"任物"。该词出自《灵枢·本神》中"所以任物者谓之心"。任，是接受、担任、负载之意，即心具有接受和处理外来信息的作用。有了这种"任物"的作用，才会产生精神和思维活动，对外界事物作出判断。其二，主宰生命活动。"心为身之主宰，万事之根本"（《饮膳正要·序》）。神明之心为人体生命活动的主宰。五脏六腑必须在心的统一指挥下，才能进行统一协调的正常生命活动。心为君主而脏腑百骸皆听命于心。心藏神而为神明之用。故神全可以益精，积精可以全神。精能化气生神，为神气之本；神能驭精役气，为精气之主。精神内守，病安从来。

从阴阳、水火的升降理论来说，在上者宜降，在下者宜升，升已而降，降已而升。心位居于上而属阳，主火，其性主动；肾位居于下而属阴，主水，其性主静。心火必须下降于肾，与肾阳共同温煦肾阴，使肾水不寒。肾水必须上济于心，与心阴共同涵养心阳，使心火不亢。肾无心之火则水寒，心无肾之水则火炽。心必得肾水以滋润，肾必得心火以温暖。在正常生理状态下，这种水火既济的关系，是以心肾阴阳升降的动态平衡为其重要条件的，故"人之有生，心为之火，居上，肾为之水，居下；水能升而火能降，一升一降，无有穷已，故生意存焉"（《格致余论·相火论》）。水火宜平而不宜偏，水火既济而心肾相交。水就下而火炎上，水火上下，名之曰交，交为既济，不交为未济。总之，心与肾，上下、水火、动静、阴阳相济，使心与肾的阴阳协调平衡，构成了水火既济，心肾相交的关系。故"心肾相交，全凭升降。而心气之降，由于肾气之升，肾气之升，又因心气之降"（《周慎斋遗书》）。肾为水脏，滋润濡养；心为火脏，烛照万物。若肾水不能制约心阳，则心火上亢，心神难安，神不安则失眠多梦、健忘等情志疾病丛生。

很多中医初学者可能会对阴虚所致失眠、五心烦热及情志疾病可用灸法治疗产生疑虑，其认为虚热应该滋阴，何故温补？这里就不得不提及"君相安位"这一概念。心为君火居上，为一身之主宰；肾为相火居下，系阳气之根，神明之基。相火是相对君火所说的。《格致余论·相火论》有言："太极，动而生阳，静而生阴。阳动而变，阴静而合，而生水、火、木、金、土，各一其性。惟火有二：曰君火，人火也；曰相火，天火也。火内阴而外阳，主乎动者也，故凡动皆属火。以名而言，形气相生，配于五行，故谓之君；以位而言，生于虚无，守位禀命，因其动而可见，故谓之相。天主生物，故恒于动，人有此生，亦恒于动，其所以恒于动，皆相火之为也。见于天者，出于龙雷，则木之气；出于海，则水之气也。具于人者，寄于肝肾二部，肝属木而肾属水也。"狭义的相火是指肝肾火，统称"龙雷之火"，若再细分，则肝火为雷火，因肝于后天八卦配震卦，震为雷；肾火为龙火，因肾为水脏，龙为水中之物，所谓龙潜渊中。至于是否属病态，关键还得看此火有否妄动而离位。震为雷，亦为动；龙性暴烈，易动难驯。因此，相火妄动常指这两者。"相火以位"或"阳欲守位"，多指龙火（命火）宜潜，但龙腾九天常伴雷动九霄，两者往往同时发难，因此一般不会刻意分开而论。

对龙火妄动之理，火神派的开山祖师郑钦安在《医理真传》中有言："若虚火上冲等症，明系水盛（水即阴也），水盛一分，龙亦盛一分（龙即火也），水高一尺，龙亦高一尺，是龙之因水盛而游，非龙之不潜而反其常。故经云：阴盛者，阳必衰"，其识可概括为，见热证未必是真热，见虚火（龙火）未必是阴虚，以理相推，因"水高一尺，龙亦高一尺"，则其意即是龙高一尺则热显一尺，此热由水高（阴盛）而致，故"即此可悟用药之必扶阳抑阴也"。

大部分教科书论热时的观点是热分虚实，实热则清热，虚热则滋阴，几成定式。无异于默认虚热与阴虚几乎同义，有时虽也提及阴盛格阳的真寒假热证，但证候描述多是戴阳等接近假神的表现，将"水高一尺，龙亦高一尺"的较常见现象作了虚夸，使学习者误以为，这是较罕见的阳气欲脱之重证。因此，一见虚热，即习惯与阴虚挂钩。以致郑钦安慨叹："乃市医一见虚火上冲等症，并不察其所以然之要，开口滋阴降火，自谓得其把握，独不思本原阴盛（指肾水旺）阳虚（指君火弱），今不扶其阳，而更滋其阴，实不啻雪地加霜，非医中之庸手乎？"故才用灸法温阳亦可治相火妄动之证。

相火是在君火的指挥下促进和完成自然界多种生物成长变化或人体生

长发育的火。它是在君火主持指挥下发挥作用的，其处于臣使地位。有了它，君火的作用才能具体落实。所谓"君火以明，相火以位"，即君火的主持作用正常，相火的作用才能正常。君火相火的作用正常，自然界物化现象及人体的生理活动才能够正常进行。相火妄动，不守其位，君火则难施其用。

常用穴位：肾俞、心俞、内关、神门、巨阙、神阙、命门、太溪等。

适应证：失眠多梦、健忘、五心烦热、水肿、小便不利、遗精、带下、早泄、耳聋耳鸣、情志疾病等，西医疾病如更年期综合征、卵巢早衰、心律失常、膝骨关节炎、腰椎间盘突出症等。

2. 健脾养心

健脾何以养心？中医理论认为，肾是人体精气的先天之本，脾则为后天之本，气血精微生化之源。水谷精微经过脾的转输，上输于肺，贯注于心脉，输布全身，营养五脏六腑，四肢百骸，筋骨皮毛。水谷精微在濡养五脏六腑的同时兼顾充养肾精，肾精是构成人体和维持人体生命活动的基本物质，主人体的生长发育与生殖，肾精包括先天之精和后天之精，先天之精来源于父母，后天之精来源于脾胃，先天之精必得后天之精的充养，才能充盛。水谷精微又可在心肺的作用下化赤为血。明代武之望撰写的《济阴纲目》有言道："血者水谷之精气也，和调五脏，洒陈六腑，在男子则化为精，在妇人则上为乳汁，下为月水。故虽心主血，肝藏血，亦皆统摄于脾，补脾和胃，血自生矣。"

心脾之间生理关系，无非围绕一个"血"字。心主血，供养于脾；心阳温脾，健运不息；脾为后天之本，脾旺血足则心血充盈。心行血，推动血行；脾统血，控制血液不溢出脉外。血是心主神志的物质基础，"血气者，人之神"（《素问·八正神明论》），"血者，神气也"（《灵枢·营卫生会》）。

《灵枢》记有"所以任物者谓之心，心有所忆谓之意"，"意"乃脾之所舍，亦有"脾藏营，营舍意"之说。"意"是精神活动的一种表现形式，主要是指意识、回忆或未成定见的思维，脾藏意体现了脾主运化水谷，化生营气，以营养意的生理过程，即"脾藏营，营舍意"，意为脾所主，因此脾气盛衰直接影响意的活动正常与否，脾虚易引起健忘、注意力不集中、思维不敏捷及智力下降。

脾在体合肉，主四肢。脾在体合肉，是指脾气的运化功能与肌肉的壮实及其功能发挥之间有着密切的联系，如《素问·痿论》所述"脾主身之肌肉"。全身的肌肉，都有赖于脾胃运化的水谷精微及津液的营养滋润，才能壮实丰满，并发挥其收缩运动的功能，正如张志聪注释《素问·五藏生成》所说："脾主运化水谷之精，以生养肌肉，故主肉。"脾胃的运化功能失常，水谷精微及津液的生成和转输障碍，肌肉得不到水谷精微及津液的营养和滋润，必致瘦削，软弱无力，甚至痿废不用。健脾胃生精气是治疗痿证的基本原则，《素问·痿论》称之为"治痿独取阳明"。

常用穴位：肾俞、心俞、内关、神门、巨阙、脾俞、足三里、太白、中脘等。

适应证：眩晕、心悸、失眠、多梦、腹胀、食少、体倦乏力、精神萎靡、面色无华、崩漏、月经过多等，西医疾病如肌肉劳损、腓总神经损伤、急性腰扭伤、慢性疲劳综合征等。

3. 疏肝养心

男子以肾为先天，女子以肝为先天。中医赋予肝木的属性，特别突出肝主动的重要作用。木本身有着春发、夏荣、秋收、冬藏的特性，充分揭示了阴阳的离合出入及万物阳发阴荣，阳收阴衰的生命特点。肝主疏泄，指调畅全身气机、促进气机运动、协调各种生理活动的功能，同时也调节情志精神。肝主疏泄包括了很多内容，胆汁的排泄、乳汁的分泌、月经的来潮、精液的排出均有赖肝的疏泄功能，更主要的疏泄则体现在食物消化方面。"土得木而达"（《素问·宝命全形论》），脾胃对食物的消化完全仰仗肝的功能正常，肝气条达，气机通畅，脾胃消化才得以运行。同时，肝可调节情志，在志为魂，《灵枢·本神》言"随神往来者谓之魂"，即魂是精神活动的重要组成部分。临床上肝气郁滞的主要表现就是精神活动的异常。抑郁、梦魇、躁狂应该是魂乱导致。如《灵枢·本神》言："肝悲哀动中则伤魂，魂伤则狂忘不精。"故关于情志异常的疾病，既要从养心入手，又要兼顾肝是临床起效的枢机。

肝为罢极之本，体阴而用阳，唐代王冰注《素问》言："肝藏血，心行之，人动则血运于诸经，人静则血归于肝脏。何者？肝主血海故也。"人体各部分的血液流量，常随着不同的生理情况而改变。当人在休息和睡眠时，血液回归肝脏，而当运动和清醒时，血液又从肝流出。故《素问·五脏生成》言："人卧血归于肝，目受血而能视，足受血而能步，掌受血而能握，指受血而能摄。"肝藏血充足，则心有所主。心气推动血液运行，也要依赖肝气的条达，方使血液出入流畅。故《血证论》曰："肝主藏血，血生于心。下行胞中，是为血海。凡周身之血，总视血海为治乱，血海不扰，则周身之血，尤不随之而安。肝经主其部分，故肝藏血焉。至其所能藏之故，则以肝属木，木气冲和条达，不致遏郁，则血脉得畅。"肝血足，机关变化自如。疏肝则木气条达，情志有节，血脉得畅。

常用穴位：肾俞、心俞、内关、神门、巨阙、肝俞、胆俞、太冲、三阴交等。

适应证：头痛头晕、心悸、抑郁、焦虑、心烦失眠、中风后遗症等，西医疾病如高血压、更年期综合征、偏头痛、带状疱疹后遗神经痛等。

4. 补肺养心

《灵枢·九针论》曰："肺者，五脏六腑之盖也。"肺在诸脏腑中的位置最高，位高者权亦重，张介宾注说"肺与心皆居膈上，位高近君，犹之宰辅"，即肺具有治理调节全身生理功能的作用。人体各脏腑组织之所以依照一定的规律活动，有赖于肺协助心来治理和调节。故曰"肺主气，气调则营卫脏腑无所不治"（《类经·脏象类》），称肺为"相傅之官"。肺主治节主要体现在肺主气、可助心行血，以及其宣发肃降之功。

肺主气，是指人体一身之气皆归属于肺，受肺之统领。《素问·五藏生成》说"诸气者，皆属于肺"，《素问·六节藏象论》又说"肺者，气之本也"。肺之所以能主一身之气，是以肺司呼吸为基础。肺主呼吸之气：肺是人体的呼吸器官，主司人体呼吸运动。明代赵献可在《医贯》中曰："肺叶'虚如蜂窠，下无透窍。故吸之则满，呼之则虚。一呼一吸，本之有源，无有穷也，乃清浊之交运，人身之橐龠。'"人在鼻、喉、息道的辅助下，通过肺的呼吸作用，不断吸入清气，排出浊气，吐故纳新，实现机体与外界环境之间的气体交换，促进气的生成，调节气的升降出入运动，从而保证人体新陈代谢的正常进行。肺司呼吸的功能正常，则呼吸调匀，气息平和。反之，可见胸闷、咳嗽、喘促、气短等呼吸不利之象。故《素问·至真要大论》说"诸气膹郁，皆属于肺"，然肺司呼吸，进行体内外气体交换之功能，又是肺主宣发肃降作用在呼吸运动中的具体体现，并得到肾主纳气之协助。故凡可影响肺之宣降功能的因素，均可导致呼吸失司。肺主一身之气，肺有主持并调节一身之气的生成和运行的作用，主要体现在两个方面。一是直接参与气的生成。气之生成源于先天精气、自然界清气和水谷精微三个方面。肺司呼吸，吸入自然界的清气，是人体气的主要来源之一，特别是与宗气的生成有更为直接的关系。另外，营卫之气的生成亦与肺有关，水谷精微由脾转输到肺，经肺的气化宣发而营卫之气得以生成并输布、运行。故《灵枢·营卫生会》曰："人受气于谷，谷入于胃，以传于肺，五脏六腑皆以受气，其清者为营，浊者为卫。"所以，肺的功能状态直接影响着气的生成，若呼吸功能减弱，吸入清气不足，势必累及全身各种气的生成，从而导致少气不足以吸、声低气怯、肢倦乏力等气虚证候。二是调节全身气机。肺主宣发肃降，推动着气的升降出入运动，而肺的呼吸运动本身，即为气的升降出入运动的体现，肺有节律的呼吸运动，是维持和调节全身气机正常升降出入的重要因素。喻嘉言《医门法律》曰："人身之气，禀命于肺。肺气清肃，则周身之气莫不服从而顺行；肺气壅浊，则周身之气易致横逆而犯上。"因此，肺的宣降失常，呼吸运动障碍，必然会导致机体气机阻滞或升降出入失调。

血属阴，主静，气属阳，主动。肺主气而心主血，肺与心的关系即气与血的关系。血液运行的基本动力在于心气的推动，同时还有赖于肺的协助。首先，体现在肺朝百脉，全身的血液通过血脉向上汇聚于肺，经过肺的呼吸进行清浊之气的交换，然后在肺的宣发肃降作用促进下，富含清气的血液再通过血脉而被输布全身。《素问·经脉别论》曰："食气入胃，浊气归心，淫精于脉，脉气流经，经气归于肺，肺朝百脉，输精于皮毛。"其次，体现在肺主气司呼吸，参与宗气的生成，而宗气有"贯心脉"以推动血液运行的作用。最后，有形之血依赖于无形之气的推动，肺主一身之气，调节着全身气机，所以，血液的运行，亦有赖于肺气的输布和调节。在病理情况下，肺气虚弱或壅滞，均可导致心血运行不畅，甚至血脉瘀阻，心律失常，而见胸闷、心悸、怔忡、唇舌发绀等症。肺的宣发肃降，不仅体现在气的运通，也体现在水液代谢方面。肺主行水，对水液的输布、运行和排泄有疏通和调节作用。肺的宣发可将津液布散于全身，外达于皮毛，以发挥其滋润濡养作用；同时通过肺的宣发卫气，主司腠理的开阖，调节汗液的排泄。通过肺的肃降作用，将水液向下向内输布，以充养和滋润体内的脏腑组织器官，并将机体代谢后的水液经肾的蒸腾气化作用，转化为尿液并贮存于膀胱，而后排出体外。由于肺在脏腑中的位置最高，机体从外界摄入的水液，均经脾的转输而上输于肺，然后通过肺的宣发肃降作用而布散全身，故《血证论》称"肺为水之上源"。因此，肺气失于宣发肃降，可影响肺的通调水道功能，导致水液输布障碍，汗、尿不能及时排出体外，引发水湿停聚，酿生痰饮，或水湿泛溢肌肤而形成水肿、尿少等病变。

常用穴位：肾俞、心俞、内关、神门、巨阙、肺俞、尺泽、中府、膏肓等。

适应证：心慌心悸、胸闷、咳嗽、气促、水肿、乏力等，西医疾病如支气管炎、哮喘等。

5. 调神养心

中医学从整体观念出发，认为人体的一切精神意识思维活动，都是脏腑生理功能的反映。人的精神意识、思维活动，虽五脏各有所属，但主要还是归属于心主神志的生理功能。故曰"心为五脏六腑之大主，而总统魂魄，兼赅意志"（《类经·疾病类》）。

随着西医的发展，关于"神"出现了一个问题——究竟是心主神还是脑主神。《素问·五脏别论》提到脑为奇恒之腑。脑为实体，位居颅中，虽为奇恒之腑，但其有藏精而似脏的一面，又有实体非中空而不似腑的特点。脑为髓海，脑府为气之所聚，体阴而用阳，赖以气血充养而发挥主宰一身之神的作用。传统观点虽以心主神明为主，但张仲景与孙思邈均提到头为人神所注之处，乃人身至灵之处。孙思邈认为经脉之气皆上传于脑，气血之精充养脑髓，再次肯定脑为元神之首。明代李时珍直接提出"脑为元神之府"。在肯定脑主神明的同时，也需明确心主神明的重要作用。脑所主之神明为广义之神，脑神清灵故能主人体生命活动，如肢体活动、肢体感觉、语言、视觉等；心所主之神明为狭义之神，如情绪、意识等。心与脑关系密切。心主血亦主脉，心主宰全身之血液，心气充足、脉道通利以上养脑髓，血液四布以营养四肢百骸，脑神能正常发挥主宰之司有赖于血脉的充养柔和。血液充盈与脉道通利也有赖于气机通畅。肝主一身气机，当气机逆乱，脑神受扰，或气机不畅，精微物质无以上充脑髓则发为脑卒中。痰浊、瘀血留滞脉道，随精髓而至脑，则脑神失用，失其主宰。脑不能指导心主神明，出现诸如神志不清、淡漠或烦躁，甚至癫狂等神散之症。同时，脑卒中患者情志容易受扰，反过来也影响肝之气机运行疏泄，气血逆乱而再发脑卒中。

常用穴位： 肾俞、心俞、内关、神门、巨阙、百会、四神聪等。

适应证： 头晕、失眠、健忘、惊恐、心烦意乱、痴呆、癫狂、痫病等，西医疾病如焦虑症、失眠症、阿尔茨海默病等。

6. 益气养心

李东垣在《脾胃论》中说："气乃神之祖，精乃气之子。气者，精神之根蒂也。大矣哉！积气以成精，积精以全神，必清必静，御之以道，可以为天人矣。"《素问·六节藏象论》亦云"气聚则神生，气调则神明"，故调气亦可安神。据统计，"气"在《黄帝内经》中出现了3 000余次，可见"气"之重要性。人气分先天和后天，先天有先天之精所化的先天之气（元气），后天则依赖吸入的自然界之清气以及水谷精微所化的水谷之气（宗气）。来源于父母的生殖之精结合成为胚胎，人出生之前，受之于父母的先天之精化生先天之气，成为人体之气的根本。先天之气是人体生命活动的原动力，《灵枢·刺节真邪》称之为"真气"，曰"真气者，所受于天，与谷气并而充身者也"；《难经》称之为"原气"或"元气"。来源于饮食物的水谷精微，被人体吸收后化生水谷之气，简称为"谷气"，布散全身后成为人体之气的主要部分。《灵枢·营卫生会》曰"人受气于谷，谷入于胃，以传于肺，五脏六腑，皆以受气"。另外，水谷精微化生的血和津液，也可作为化气之源。来源于自然界的清气需要依靠肺的呼吸功能和肾的纳气功能才能吸入体内。《素问·阴阳应象大论》说"天气通于肺"，清气参与气的生成，并且通过不断吐故纳新，促进人体代谢活动，因而是人体之气的重要来源。

气在生理上，大致可分元气、宗气、营气和卫气等。元气通过三焦，布散全身，全面地促进和调控全身各脏腑经络形体官窍的生理活动。例如，它既能使心神兴奋，又能使心神宁静；既能发挥推动、兴奋、化气、温煦等属于"阳"的功能，又能发挥宁静、抑制、成形、凉润等属于"阴"的功能。因此，元气可分为元阴、元阳，而且影响一身之阴阳。元气发于命门，故《景岳全书·传忠录下》说："命门为元气之根，为水火之宅，五脏之阴气非此不能滋，五脏之阳气非此不能发。"同时，命门之水火、元气之阴阳之间协调平衡才能保持脏腑功能处于"阴平阳秘"的健康状态。

宗气上走息道，推动肺的呼吸。因此，凡是呼吸、语言、发声皆与宗气有关。宗气充盛则呼吸徐缓而均匀，语言清晰，声音洪亮。反之，则呼吸短促微弱，语言不清，发声低微。宗气贯注于心脉之中，促进心脏推动血液运行。因此，凡气血的运行，心搏的力量及节律等皆与宗气有关。宗气充盛则脉搏徐缓，节律一致而有力。反之，则脉来躁急，节律不规则，或微弱无力。《素问·平人气象论》记载："胃之大络，名曰虚里，贯膈络肺，出于左乳下，其动应衣，脉宗气也。"虚里穴发于左乳下，相当于心尖搏动的部位，可以依据此处的搏动来测知宗气的盛衰，若其搏动正常，则宗气充盛；若其搏动躁急，引衣而动，则宗气大虚；若其搏动消失，则宗气亡绝。

营气注于脉中，化为血液。《灵枢·邪客》说："营气者，泌其津液，注之于脉，化以为血。"营气与津液调和，共注脉中，化成血液，并保持了血液量的恒定。营气循血脉流注于全身，五脏六腑、四肢百骸都得到营气的滋养。由于营气为全身脏腑组织提供了生理活动的物质基础，因此营气的营养作用在生命活动中非常重要。如《灵枢·营卫生会》说："此所受气者，泌糟粕，蒸津液，化其精微，上注于肺脉，乃化而为血，以奉生身，莫贵于此，故独得行于经隧，命曰营气。"营气化生血液和营养全身的生理作用是互相关联的，若营气亏少，则会引起血液亏虚以及全身脏腑组织因得不到足够营养而造成生理功能减退的病理变化。

卫气有防御外邪入侵的作用。卫气布达于肌表，起着保卫作用，抵抗外来的邪气，使之不能入侵人体。《医旨绪余·宗气营气卫气》说："卫气者，为言护卫周身……不使外邪侵犯也。"因此，卫气充盛则护卫肌表，外邪无虚位侵袭，卫气虚弱则常常易于感受外邪，因而发病。卫气具有温煦全身的作用。卫气充于周身，内而脏腑，外而肌肉皮毛都得到卫气的温养，从而保证了脏腑肌表的生理活动得以正常进行。《读医随笔·气血精神论》说："卫气者，热气也。凡肌肉之所以能温，水谷之所以能化者，卫气之功用也。虚则病寒，实则病热。"卫气能够调节控制腠理的开阖，促使汗液有节制地排泄。《景岳全书·杂证谟·汗证》说："汗发于阴而出于阳。此其根本则由阴中之营气，而其启闭则由阳中之卫气。"因此，当卫气虚弱时，调控腠理功能失职，可出现无汗、多汗或自汗等病理现象。

气机的升降出入，对于人体的生命活动至关重要。如先天之气、水谷之气和吸入的清气，都必须经过升降出入才能布散全身，发挥其生理功能。而精、血、津液也必须通过气的运动才能在体内不断地运行流动，以濡养全身。人体脏腑、经络、形体、官窍的生理活动必须依靠气的运动才得以完成，脏腑、经络、形体、官窍之间的相互联系和协调也必须通过气的运动才得以实现。也就是说，人体整个生命活动都离不开气的升降出入运动。同时，人与自然环境之间的联系和适应，也离不开气的升降出入运动，例如人之吸入清气、呼出浊气，摄入食物和水液，排出粪便、尿液及汗液等都是气运动的体现。气的升降出入运动是人体生命活动的根本，气的升降出入运动一旦停息，也就意味着生命活动的终止。故《素问·六微旨大论》言："出入废则神机化灭，升降息则气立孤危。故非出入，则无以生长壮老已，非升降，则无以生长化收藏。是以升降出入，无器不有。"

常用穴位： 肾俞、心俞、内关、神门、巨阙、关元、气海、足三里、气海俞、关元俞、肺俞等。

适应证： 心悸气短、多梦失眠、健忘、体虚自汗、胸闷不舒等，西医疾病如心律失常、肥胖症等。

7. 补血养心

《素问·调经论》强调："人之所有者，血与气耳。"血是循行于脉中而富有营养的红色液态物质，是构成人体和维持人体生命活动的基本物质之一。《灵枢·决气》指出："中焦受气取汁，变化而赤，是谓血。"这说明血是由中焦脾胃受纳运化饮食水谷，吸取其中的精微物质，再经心肺赤化而形成。

脉是血液运行的管道，血液在脉中循行于全身，所以又将脉称为"血府"。脉起着约束血液运行的作用，血液循脉运行周身，内至脏腑，外达肢节，周而复始。血循脉而流于全身，发挥营养和滋润作用，为脏腑、经络、形体、官窍的生理活动提供营养物质，是人体生命活动的根本保证。人体任何部位缺少血液的供养，都会影响其正常生理活动，造成生理功能的紊乱以及组织结构的损伤，严重的缺血还能危及生命。心作为人体的君主之官，其在依赖血的濡养的同时，心气还推动着血液的运行，相辅相成。

血是人精神活动的主要物质基础，《素问·八正神明论》言："血气者，人之神，不可不谨养。"《灵枢·平人绝谷》亦言："血脉和利，精神乃居。"这说明人体的精神活动必须得到血液的营养，只有物质基础充盛，才能产生充沛而舒畅的精神情志活动。血液的充盈是对心主神志的必要保障。

《景岳全书·血证》对血的作用有非常全面的概述："凡为七窍之灵，为四肢之用，为筋骨之和柔，为肌肉之丰盛，以至滋脏腑，安神魂，润颜色，充营卫，津液得以通行，二阴得以调畅，凡形质所在，无非血之用也。是以人有此形，惟赖此血，故血衰则形萎，血败则形坏，而百骸表里之属，凡血亏之处，则必随所在而各见其偏废之病。"

常用穴位：肾俞、心俞、内关、神门、巨阙、膈俞、血海、脾俞、肝俞等。

适应证：头重头痛、腰脊强痛、神志病、脑转耳鸣、眩晕、嗜睡等，西医疾病如脑供血不足、脑动脉硬化症等。

8. 通督养心

按照《素问·骨空论》所述，督脉起于小腹内胞宫，体表出于曲骨穴，向下走会阴部，向后行于腰背正中至尾骶部的长强穴，沿脊柱上行，经项后部至风府穴，进入脑内，沿头部正中线，上行至颠顶百会穴，经前额下行鼻柱至鼻尖的素髎穴，过人中，至上齿正中的龈交穴。

督脉起于胞中，下出会阴，并于脊里，上风府，入脑，上巅，循额。督脉总督一身之阳经，为阳脉之海。督脉在调节阳经气血的同时，也反映脑、髓和肾的功能。邪犯督脉，则角弓反张，项背强直，牙关紧闭，头痛，四肢抽搐，甚则神志昏迷，发热，苔白或黄，脉弦或数。督脉上行属脑，与足厥阴肝经会于颠顶，与肝肾关系密切，督脉之海空虚不能上荣于充脑，髓海不足，则头昏头重，眩晕，健忘；两耳通于脑，脑髓不足则耳鸣耳聋；督脉沿脊上行，督脉虚衰经脉失养，则腰脊酸软，伛偻形俯；舌淡，脉细弱为虚衰之象。督脉主司生殖，为"阳脉之海"，督脉阳气虚衰，推动温煦固摄作用减弱，则背脊畏寒，阳事不举，精冷薄清，遗精，女子小腹坠胀冷痛，宫寒不孕，腰膝酸软，舌淡，脉虚弱亦为虚象。故《素问》曰："督脉实则脊强反折，虚则头重高摇之，挟骨之有过者，取之所别也。"故《素问·骨空论》云："督脉生疾，从少腹上冲心而痛，不得前后，为冲疝，女子为不孕、癃痔、遗溺、嗌干。"

常用穴位：大椎、命门、百会、人中。

适应证：头重头痛、腰脊强痛、神志病、脑转耳鸣、眩晕、目无所见、懈怠、嗜睡等。

9. 调任养心

任脉最早记载于《黄帝内经》素问篇，据《素问·骨空论》记载："任脉者，起于中极之下，以上毛际，循腹里，上关元，至咽喉，上颐循面入目。"任脉的"任"字，有担任、妊养的含义。隋代杨上善在《黄帝内经太素》中注释道："此脉（任脉）上行，为经络海，任维诸脉，故曰任脉。"众所皆知，人身有阴阳之分，经脉亦有阴阳之别，然任脉循行于人体腹部（腹属阴），自然就归阴脉之属。到了元代，滑寿在其所著的《十四经发挥》中首次提出任脉为"阴脉之海"的观点，明确指出了任脉为阴脉之总任的含义，并将任脉与督脉进一步列为人体阴阳之脉的总纲。从任脉与其他阴经的关系来看，手三阴经均起于胸中，从胸走手，与任脉的膻中穴相交会；足三阴从足走胸腹，与任脉的关元穴相交会；冲脉与任脉同出一源并在阴交和会阴交会；阴维与任脉交会于天突、廉泉；阴跷又贯交冲脉。因此可见任脉与六阴经、冲脉、阴维脉、阴跷脉相交，均说明任脉对诸阴经有主导和统率的作用，同时扩展了任脉主阴病的生理病理功能。正是因为任脉不仅承接着督脉上行之阳气，还可以将督阳下归于气海，所以说任脉能起到沟通阴阳的作用，亦有从阴引阳之意，可达阴阳平调之功。故任脉有"总任诸阴"和"阴脉之海"的说法。

《素问·骨空论》记载："任脉为病，男子内结七疝，女子带下瘕聚。"《素问·上古天真论》有言："女子二七而天癸至，任脉通，太冲脉盛，月事以时下……七七，任脉虚，太冲脉衰，天癸竭，地道不通，故形坏而无子也。"可见女子月经来潮，孕育妊养胎儿及生殖功能与任脉有关。任脉贵在"通"。任脉总任诸阴经，对全身精、血、津液的相互转化有着总司作用，而精、血、津液皆属阴主静，要想为人体所用，必须保持其运行畅通。任脉通则诸阴经通，诸阴经通则精、血、津液互化有常。

常用穴位：气海、关元、膻中、三阴交等。

适应证：带下、不孕、少腹疼痛、月经不调、阳痿早泄、遗精、遗尿、男子疝气、女子盆腔肿块、产前孕后调理等。

（李子勇，邓聪，李树成，刘志良，钟伟泉，张保球）

【第二章】

培元养心法的临床应用

第一节　诊疗思路

一、查元定位

根据前文所述，元气根于肾，由先天之精所化，受后天水谷之气充养，兼得自然清气而生生不息。元气与脏腑、经络相辅相成，亦相互影响致病，五脏为元气产生、充养、输布之所，与六腑相表里，脏腑失和，则元气受损，而经络为气血之通路，通路不畅，则沟通内外功能失调，影响卫气布散、营气流行，进而影响脏腑功能，亦令元气亏虚，邪居虚位，而辨虚位所在，乃实现精准治疗，有效补养元气的关键。因此，老锦雄教授指出"培元养心法"的诊治思路中查元定位为首要步骤，目的是先定位，辨明是何脏腑经络的元气亏损，从而精准施治。

（一）辨脏腑病

1. 五脏病辨证

《素问·五藏别论》言"五脏者，藏精气而不泻也，故满而不能实"，是故五脏藏精化气。《灵枢·本神》言"肝藏血""脾藏营""心藏脉""肺藏气""肾藏精"，五脏藏五神，生五志，各有所属的生理功能，五脏精气满则生理功能正常，但精气虽满常虚，处于消耗状态，故不能实。

五脏病辨证体系起源于《黄帝内经》，以五行学说为指导。《难经》中认为五脏之所生病，分为"正经自病"和"五邪所伤"两种病因，"正经自病"即是影响五脏生理特性发生偏倚的原因，如"忧愁思虑易伤心；形寒饮冷易伤肺；恚怒气逆，上而不下易伤肝；饮食劳倦易伤脾；久坐湿地，强力入水易伤肾"。《素问·阴阳应象大论》同样记载："怒伤肝，喜伤心，思伤脾，忧伤肺，恐伤肾。乃内伤七情，本脏自病之证也。""五邪所伤"即是中风、伤暑、饮食劳倦、伤寒、中湿。《素问·宣明五气》亦指出："肝恶风，心恶热，肺恶寒，肾恶燥，脾恶湿。此六淫之邪，外感之证也。"

古人以五行应五脏，五行生理上相生相克，病理上相胜相侮，故以五脏五象的太过或不及作为五脏病的基本病机。《素问·玉机真藏论》言："五藏受气于其所生，传之于其所胜，气舍于其所生，死于其所不胜。""五藏相通，移皆有次，五藏有病，则各传其所胜"提示了五脏病的传变规律及预后的情况。

临床上可通过望、闻、问、切四诊，根据五色、五音、五味、五脉与五脏相应关系及其变化特征，以辨病在何脏，《难经·六十一难》记载："望而知之者，望见其五色，以知其病；闻而知之者，闻其五音，以别其病；问而知之者，问其所欲五味，以知其病所起所在也。切脉而知之者，诊其寸口，视其虚实，以知其病，病在何脏腑也。"

望诊：着重望头面五色，《灵枢·五阅五使》中强调五官是五脏之气在外的表现，鼻为肺之官，目为肝之官，口唇为脾之官，舌为心之官，耳为肾之官，五脏生病，可经五官诊查。"肺病者，喘息鼻张；肝病者，眦青；脾病者，唇黄；心病者，舌卷短，颧赤；肾病者，颧与颜黑。"同时五脏应五色，《灵枢·五色》指出生理情况下"青为肝，赤为心，白为肺，黄为脾，黑为肾"，病理情况下"青黑为痛，黄赤为热，白为寒"。此外，五脏在面各有分布，《素问·刺热》言"肝热病者，左颊先赤；心热病者，颜先赤；脾热病者，鼻先赤；肺热病者，右颊先赤；肾热病者，颐先赤"。即左颊候肝，额部候心，鼻部候脾，右颊候肺，颐部候肾。

闻诊：五音为五脏之外象，可由五音之变而辨五脏之病。

问诊：五脏应五味，"酸入肝，辛入肺，苦入心，咸入肾，甘入脾"（《素问·宣明五气》）。根据患者所欲五味可辨何脏所病，《素问·生气通天论》云："味过于酸，肝气以津，脾气乃绝；味过于咸，大骨气劳，短肌，心气抑；味过于甘，心气喘满，色黑，肾气不衡；味过于苦，脾气不濡，胃气乃厚；味过于辛，筋脉沮弛，精神乃央。"除饮食习惯外，仍要问患者既往病史、症状、工作性质、生活环境、起居习惯等，以辨病因所在。

切诊：五脏病变切脉而知虚实，脉部指寸、关、尺三部，左右手三部皆有所主，且应四时之气变化，"春肝脉弦细而长，夏心脉浮大而洪，长夏脾脉软大而缓，秋肺脉浮涩而短，冬肾脉沉濡而滑"（《三因极一病证方论》）。通过脉诊在其脉部见脉体为常脉，反之为病脉，《灵枢·邪气藏府病形》中详细描写了五脏脉之缓、急、小、大、滑、涩不同变化时各类病症表现。通过白龙等学者对《黄帝内经》《中藏经》《小儿药证直诀》和《医学启源》中关于五脏病虚实证候的记载进行归纳如下。

肝病：实证证候，两胁下痛引少腹、令人善怒、目直、大叫、呵欠、项急、顿闷、夜卧则惊、多饮数小便、上为引如怀；虚证证候，目䀮䀮无所见、耳无所闻、善恐如人将捕之、咬牙、多欠。

心病：实证证候，胸中痛、胁支满、胁下痛、膺背肩胛间痛、两臂内痛、口疮而舌焦引水、叫哭发热、饮水而搐、烦则心下鼓、暴上气而喘、嗌干善噫、厥气上则恐；虚证证候，胸腹大、胁下与腰相引而痛、令人烦躁、上为咳唾、下为气泄、卧而悸动不安。

脾病：实证证候，身重、善肌肉痿、足不收、行善瘛、脚下痛、舌强直、不嗜食、呕逆、四肢缓、困睡、身热饮水；虚证证候，腹满肠鸣、飧泄食不化、注痢不已、吐泻生风。

肺病：实证证候，烦满喘而呕、咳喘逆气、肩背痛、汗出、尻阴股膝髀腨胻足皆痛、梦刀兵恐惧、肩息、胸中满；虚证证候，少气不能报息、耳聋嗌干、寒热喘息、利下、少气力、多悲感、长出气。

肾病：实证证候，腹大胫肿、咳喘身重、寝汗出、憎风、善胀、尻以代踵、脊以代头；虚证证候，胸中痛、大腹小腹痛、清厥、意不乐、令人心悬、小腹满、小便滑、变黄色、疮疹。

2. 六腑病辨证

《素问·五藏别论》言："六腑者，传化物而不藏，故实而不能满也。"六腑受纳水谷主传化，以通为用，以降为顺，故六腑满闷不通则为病，因此六腑病多见实证。

六腑之所生病，由外邪侵袭、饮食不节、情志所伤、五脏功能失调所致。《素问·痹论》言："六腑亦各有俞，风寒湿气中其俞，而食饮应之，循俞而入，各舍其腑也。"同样可由望、闻、问、切四诊辨病在何腑。《素问·举痛论》言："五藏六腑，固尽有部。"望诊，《灵枢·五色》《灵枢·师传》及《灵枢·本藏》中皆描述了如何通过面部及六腑之应，如皮、脉、肉、筋、腠理毫毛情况知六腑强弱。闻诊则通过闻呕吐、肠鸣之音及闻呕吐、排泄物之味可辨六腑病之虚实。如六腑宜降，气逆上行则见有声，"足三阳者下行，今逆而上行，故息有音也"（《素问·逆调论》）。问诊以询问病史为主，此法与五脏病辨证中的问诊相同。切诊，《素问·五藏别论》言："胃者，水谷之海，六腑之大源也。"六腑由胃所主，《黄帝内经》关于六腑的脉诊中，独见对胃脉的描述"胃脉搏坚而长，其色赤，当病折髀；其耎而散者，当病食痹""胃脉实则胀，虚则泄"（《素问·脉要精微论》）。除脉诊外，还当切腹部皮肤温度，《灵枢·师传》中记载"胃中热则消谷，令人悬心善，齐以上皮热""肠中热，则出黄如糜，脐下皮寒"。

《灵枢·邪气藏府病形》中详细罗列六腑病的临床表现及取下合穴的治疗方法等内容，向后世医家展现了六腑病的辨证思路及"合治六腑"的治疗方法。此外《素问·风论》《素问·气厥论》《素问·举痛论》《灵枢·胀论》中描述了风、寒、热、水、气滞留于各腑的证候表现，风留于胃，则见"颈多汗恶风，食饮不下，鬲塞不通，腹善满，失衣则腹胀，食寒则泄，诊形瘦而腹大"。寒留于肠胃，则见"厥逆上出，故痛而呕也"；留于肠胃之间，膜原之下，则见"急引故痛"；留于小肠膜原之间，络血之中，则见"成积"；留于小肠，则见"后泄腹痛"。热留于胃，则见"善食而瘦人"；留于小肠，则见"肠中痛，瘅热焦渴""膈肠不便，上为口糜"；留于大肠，则见"虑（伏）瘕"；留于膀胱，则见"癃溺血"。水气留于大肠，则见"疾行则鸣濯濯如囊裹浆"。气滞于胃，则腹满、胃痛、嗅觉失常；滞于大肠，则肠鸣且痛；滞于小肠，则少腹胀，痛引腰背；滞于膀胱，则少腹膨满，小便不畅；滞于三焦，则肤胀不坚；滞于胆则胁下疼痛，口苦，喜叹息。

（二）辨经络病

中国出土医学文献与文物研究院院长柳长华教授提出："天回医简的出土，发现中国医学真实地存在着三种医学世系——东方以伏羲、扁鹊为代表的经脉医学，西方以神农、伊尹为代表的汤液医学，中央以黄帝、彭祖为代表的导引医学。这三种医学的理论与实践自成体系，千百年来，虽聚散分合，至今仍未改变这一格局。""三种医学世系"理念的提出，表明了经络医学体系独立于其他医学理论体系，具有自身独特的诊疗思路。经络理论最早见于《足臂十一脉灸经》和《阴阳十一脉灸经》，在《黄帝内经》中被进一步丰富。《黄帝内经》中多次提及营卫的分布循行、功能，强调对人体的意义，营气为水谷之精气独行于经脉，随十二经脉循行交接，分支行于任督二脉，卫气为水谷彪悍滑利之气，不循经，并脉循分肉。从广义经络系统分类而言，可分为营气循行系统及卫气循行系统。在具体分类中，又可分为十二经脉、奇经八脉、十二经筋、十二经别、十二皮部及十五络脉。因十二经脉为气血流行之通路，十二经脉交会于奇经八脉，奇经八脉贮藏十二正经气血，《黄帝内经灵枢注证发微》载"此四街为营卫二气之径路"，《灵枢·五癃津液别》云"十二经脉，皆归于海"。气街四海为人体气血汇聚之所，老锦雄教授认为，十二正经、奇经八脉及气街四海三者对人体气血影响的认识层次逐步提升，故将经络病辨证分为十二正经辨证、奇经八脉辨证及气街四海辨证。

1. 十二正经

《灵枢·经脉》言："经脉者，所以决死生，处百病，调虚实，不可不通。"《灵枢·本藏》言："经脉者，所以行血气而荣阴阳，濡筋骨，利关节者也。"即强调了经脉对于人体生理的调控及疾病的预防和治疗起着至关重要的作用。经脉内连脏腑，外络肢节，为气血运行的通路，其布散广泛，无处不达，各有其位又相互联系，为气血灌注全身提供了完整的网状空间，经脉不通，气血失和，则生百病。

《黄帝内经》指出十二经脉深不可见，那么何以辨经脉所病？《灵枢·经水》言："审切循扪按，视其寒温盛衰而调之，是谓因适而为之真也。"《灵枢·经脉》中十二经脉"是动则病"概括了十二经脉循行所过受限的临床症状，故十二正经辨证当以审切循扪按之法，司外揣内，结合症状定病变经脉，查经脉所过之处皮肤的弹性、温度、厚度、色泽及肌肉的体积、硬度等以辨经脉气血盛衰，病之虚实。十二经脉相连，气血循环流注，生生相息，一经发生变动，将引起他经（包括奇经八脉）的经气变化，故临床可见多经合病。

2. 奇经八脉

奇经八脉纵横交错于十二经脉之中，加强十二经脉之间的联系，且在十二经脉气血充盛之时为其贮藏气血，也可在十二经脉气血不足时予以灌溉，具有统摄气血、调和阴阳之功。奇经八脉首载于《黄帝内经》，但无"奇经八脉"，奇经八脉辨证在《灵枢·脉度篇》（跷脉）、《素问·痿论篇》（冲脉、带脉）、《素问·骨空论》（任脉、督脉、冲脉）及《素问·刺腰痛论》（阳维脉）中皆有所提及，根据其循行路线、功能及临床症状辨经。

在《难经·二十七难》中首见"奇经八脉"之名："有阳维，有阴维，有阳跷，有阴跷，有冲，有督，有任，有带之脉，凡此八者，皆不拘于经，故曰奇经八脉。"

《脉经》中首次记述了关于奇经八脉的脉象、病症及治疗方法，丰富了奇经八脉的辨证方法，如"脉来中央浮，直上下痛者，督脉也。动苦腰背膝寒，大人癫，小儿痫也，灸顶上三丸。正当顶上""脉来紧细实长至关者，任脉也。动苦少腹绕脐，下引横骨、阴中切痛。取脐下三寸"（《脉经·平奇经八脉病》）。

《诸病源候论》中探讨了冲任二脉对女性生理、病理的影响，为后世医家通过冲任治疗妇科疾病奠定了基础。

奇经八脉所涉范围广泛，现代医家将奇经八脉与西医相结合指出任脉与生殖系统，督脉与神经、运动系统，冲脉与循环、生殖系统，带脉与生殖、泌尿和运动系统，跷脉与运动、神经系统关系密切。

关于奇经八脉的辨证可归纳为：审循行所过，查生理功能、病理特点，以及切奇经之脉。在临床治疗面临多经受累，症状复杂或经脉气血不足的情况下，可先从奇经八脉的治疗入手，以起"提壶揭盖"之功。

3. 气街四海

（1）辨气街所病。

气街分为广义气街与狭义气街穴。《灵枢·卫气》云广义气街为"胸气有街，腹气有街，头气有街，胫气有街"。《灵枢·动输》曰："夫四末阴阳之会者，此气之大络也。四街者，气之径路也。"其指出正常情况下，营卫有序循行，营行脉中，卫行脉外，营为阴，卫为阳，阴阳之气相互交接，犹如环无端，当邪气入侵，干扰营卫正常运行，经脉之气阻塞，交接失常，从而出现肢体活动受限或乏力的表现。四街作为气通行的四大要道，当四肢经脉闭阻严重时，可通四街助四肢经脉之气的恢复，使营卫循行回归正常的秩序。

《灵枢·卫气》记载了四街之气所在，"气在头者，止之于脑""气在胸者，止之膺与背俞""气在腹者，止之背俞，与冲脉于齐左右之动脉者""气在胫者，止之于气街，与承山踝上以下"，气街阻滞不通，则见"头痛眩仆，腹痛中满暴胀，及有新积"。

（2）辨四海所病。

四海在《灵枢·海论》中有具体的描述："夫十二经脉者，内属于腑脏，外络于肢节，夫子乃合之于四海乎""人有髓海，有血海，有气海，有水谷之海，凡此四者，以应四海也"。由此可见四海由十二经脉气血汇聚而成，在脑为髓海，膻中为气海，冲脉为血海，胃为水谷之海。

《灵枢·海论》中记载了四海所在，"胃者水谷之海，其输上在气街，下至三里""冲脉者，为十二经之海，其输上在于大杼，下出于巨虚之上下廉""膻中者，为气之海，其输上在柱骨之上下，前在于人迎""脑为髓之海，其输上在于其盖，下在风府"，四海气血太过或不及则生病，"气海有余者，气满胸中，息面赤。气海不足，则气少不足以言""血海有余，则常想其身大，佛然不知其所病。血海不足，亦常想其身小，狭然不知其所病""水谷之海有余，则腹满。水谷之海不足，则饥不受谷食""髓海有余，则轻劲多力，自过其度。髓海不足，则脑转耳鸣，胫眩冒，目无所见，懈怠安卧"。

气街为营卫的通路，四海为营卫的化生汇聚之处，两者分布的位置相似，对经脉运行都有着至关重要的作用。临床上对于十二经脉、奇经八脉循行不通，营卫生化无源，布散失常者，可从气街及四海治疗。

二、分期养心

《黄帝内经》指出正气具有抵御邪气功能，其中包括外来的虚邪贼风及内生实邪。《素问·六微旨大论》言："非其位则邪，当其位则正，邪则变甚，正则微。"这说明正气不足是致病的根本原因，正气不在常位，邪气乘虚居之。邪气侵袭机体发展规律，可分为邪先客于表，沿皮毛—孙脉—络脉—经脉—六腑—五脏顺序传变，亦可直中其一，根据脏腑关系而传变。老锦雄教授指出疾病的发展过程即正邪相争的过程，表现为正盛邪虚，则病易愈，反之，邪盛正虚，则病进难愈。元气亏虚是本，故治疗全过程都应培养元气，而心神的虚损程度随病程长短相应，故提出在治疗当中应分期养心。根据病程的时间顺序分为初期护心、中期养心、后期调心三大养心原则。初期护心为疾病初期，未伤心神，调神护心，当以固护为主，防他病传心，扰乱心神；中期养心为病至中期，邪气留于内，邪胜正虚，脏腑功能失调，气血运化失源，心神失养，波及心脾，当以养护结合，既要补养心脾，心安神定，元气得养，助驱邪外出，防疾病进一步发展；后期调心为疾病迁延，邪正俱虚，损耗心神，调养以护，"少火生气"，应徐徐调养，固护元气，令病去神安。

三、定法论治

（一）九法为纲

以养心九法为纲，五脏相生相克，五脏与六腑相表里，皆由经脉沟通联系，经脉气血皆从五脏所化而出，临床上当首辨元气所虚之位，根据五脏与心、脏腑相合及经脉与心的关系，选择相应的治法，其中包括益肾养心、健脾养心、疏肝养心、补肺养心、调神养心、益气养心、补血养心、通督养心、调任养心。

（二）随证而施

老锦雄教授认为元气亏虚为百病所生之源，五脏与经脉功能之与元气紧密相连，心统领五脏六腑，故以养心为治法，达培元之目的。然基于现代人的生活习惯、环境及心理压力等因素，相较于古时，现今疾病的病机更复杂，病位更广，病程更长，故单用养心九法中一法效力不足，临床上应当依据四诊，对病机抽丝剥茧，辨清病位，分清主次及补泻先后，随证加减，依法而施。

（黄中梁，陈振铭，许卓康，潘文慧，郝梓君，梁炎婷，麦间玲）

第二节　针灸疗法

一、针刺要素

（一）治神守气

古人不仅在日常生活中重视养神以养生，在诊治疾病时同样重视神的作用。《黄帝内经》中阐述了明智之人的养生方法必定顺应四时寒暑气候的变化，调和喜怒而安定起居，节制阴阳之偏而调谐刚柔，才不致被虚邪贼风所侵袭，而过度的怒、喜、思、悲、恐等情绪表现，都会在一定程度上有损于神气，进而影响体内的气机运动，导致疾病的发生。老锦雄教授临床施治时始终强调守神的重要性。"用针之要，无忘其神""凡刺之法，先必本于神"。老锦雄教授认为临床上治疗疾病当心-神-体-脉贯通，医者与患者均应在此过程中养心，同时医者当引领患者完成养心—凝神—气聚—形全的过程，真正做到《灵枢·官能》所强调的"必端以正，安以静，坚心无解""深居静处，占神往来，闭户塞牖，魂魄不散，专意一神，精气之分，毋闻人声，以收其精，必一其神，令志在针"。在针刺之前，医生深居静处，安定精神，又要像闭户塞窗一样，意志专一，使精神内守，全心集中在针刺上。

当患者在进行养心—凝神—气聚—形全时，达到"气至而有效"的程度可谓是轻而易举了。针刺得气之后的疗效当"若风之吹云，明乎若见苍天"，而"粗守关，上守机"，高明的医生往往能够把握住患者体内经气的流动，从而达到精微的境界。

（二）揣穴定位

针刺前应该先揣穴，《难经·七十八难》曰："知为针者信其左，不知为针者信其右。"在针刺过程中只有重视左手的作用，做到双手密切配合，才能最大限度地实现"气至病所"。《灵枢·刺节真邪》曰："用针者，必先察其经络之实虚。切而循之，按而弹之，视其应动者乃后取而下之。"可以看出古人很早就重视揣穴在针刺治疗中的运用，而现代的针灸临床在针刺过程中却往往忽视了这一重要环节。老锦雄教授在临床中重视揣穴的应用，其大概分为三个步骤：①穴位定位。用左手的拇指或食指放在穴位处，进行前后、左右地推拉、揉按、揣摸，找出患者自觉酸胀明显处，即是腧穴所在，由此可以确定进针点。②了解穴情。用左手拇指或食指按压穴位，聚精会神地体会针穴处肌肉厚薄，孔隙大小，指感位置，周围有没有肌腱、血管及结节等，对所针穴位进行全面的诊查，再确定进针的方向和深浅，注意避开血管肌腱等位置。③减轻针刺疼痛。《标幽赋》提出"左手重而多按，欲令气散，右手轻而徐入，不痛之因"，通过左手拇指或食指在穴位上揣按，可缓解患者紧张情绪，分散其注意力，既减轻疼痛，又便于进针。

（三）补泻手法

针刺后应该候气。《灵枢·九针十二原》云"刺之要，气至而有效"，指出了针刺的疗效取决于得气与否，又云"刺之而气不至，无问其数；刺之而气至，乃去之，勿复针"，指出了针刺后不得气，应留针以候气。得气后再进行补泻。《黄帝内经》里的补法可以分为进针、留针、出针三个操作过程。老锦雄教授结合《黄帝内经》中的补泻思路以及自己多年的治疗经验，在临床上主要采用补法，通过揣穴及整个针刺治疗过程，来调补五脏六腑之元气，补益先天，充养先天，以达到培元固本的效果，元气充盈则神安于心，两者结合，则人体神明可主。

1. 补法

（1）补法进针的要点。在呼气时进针，《素问·调经论》记载"帝曰：'补虚奈何？'岐伯曰：'持针勿置，以定其意，候呼内针，气出针入，针空四塞，精无从去'"，指出补法操作应在患者呼气时进针。

进针前要揣穴，手法要轻柔。《灵枢·官能》曰："补必用方，外引其皮，令当其门，左引其枢，右推其肤，微旋而徐推之，必端以正，安以静坚心无懈。欲微以留……"可见补法要先揣穴，引其皮，进针后进行提插捻转。《素问·离合真邪论》记载了详细步骤，"帝曰：不足者补之，奈何？岐伯曰：必先扪而循之，切而散之，推而按之，弹而怒之，抓而下之，通而取之，外引其门，以闭其神，呼尽内针"，指出当针刺之前需先扪循而取之，在进针之前增加了很多动作，如扪、循、切、推、按、弹、抓、通、引等，在患者呼气时进针。

补法要求刺激量要小，留针时间要长，《灵枢·九针十二原》指出补法操作"如蚊虻止"正与毫针之形"如蚊虻喙"相应。强调补法刺激要轻柔，似有似无。又如《灵枢·官能》曰"微旋而徐推之欲微以留"，多处"微"字体现了补法要求轻刺激，其目的为使"真气"留存。

（2）补法留针的要点。补法要求留针时间较长。《素问·离合真邪论》曰"不足者补之，奈何？……静以久留，以气至为故，如待所贵，不知日暮，其气以至，适而自护……"，形象地描述了补法应长时间留针。《灵枢·官能》曰"补必用方……必端以正，安以静，坚心无懈，欲微以留……"；《素问·离合真邪论》曰"静以久留，无令邪布"，均说明补法操作时需安心静神，长久留针，使邪气无处布散。

（3）补法出针的要点。当医者施与针刺补法时，要求在患者吸气时快速出针。《素问·离合真邪论》记载"不足者补之，奈何……候吸引针，气不得出，各在其处"；《素问·八正神明论》中"补必用员。员者行也，行者移也，刺必中其荣，复以吸排针也"，均指出补法应候患者吸气时出针，使气不得出。《素问·调经论》记载，"帝曰：补虚奈何……

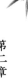

方实而疾出针，气入针出，热不得还。"要求补法在患者吸气气实后快速出针，入气针出，二者针与气出入反向，可使针孔闭塞、局部的经气不散。《灵枢·九针十二原》云"补曰随之……去如弦绝"，《灵枢·官能》云"补必用方……气下而疾出之"，也都强调了补法出针时要疾出的操作要领。

补法在出针后要求按压针孔。《灵枢·终始》云"补一方虚……疾按其，无使邪气得入"，指出补虚需快速按压针孔，以防邪气进入。《素问·离合真邪论》记载，"帝曰：不足者补之，奈何……推阖其门，令神气存，大气留止，故命曰补"。"推阖其门"即按压针孔，其目的为"令神气存，大气留止"。《灵枢·九针十二原》云"补曰随之……令左属右，其气故止，外门以闭，中气乃实。必无留血，急取诛之"，则言出针后应按压针孔，关闭门户，使"中气"实。《素问·调经论》云"帝曰：补虚奈何……方实而疾出针，气入针出，热不得还。闭塞其门，邪气布散，精气乃得存。动气候时，近气不失，远气乃来，是谓追之"，指出按压针孔的目的是"邪气布散，精气乃得存，近气不失，远气乃来"。

综上所述，老锦雄教授之补泻手法承自《黄帝内经》，具体操作是在患者呼气末缓慢进针，针刺位置宜浅。行针时手法要轻柔，刺激量小，留针时间较长。出针时在患者吸气时快速出针，出针后按压针孔。在进针的过程中，老锦雄教授会运用复合式补泻手法，以烧山火为例，复合式补法的操作及适应证如下。

操作方法：将穴位纵向分为天、地、人三部。将针刺入天部，得气后行捻转补法；再将针刺入人部，得气后行捻转补法；然后将针刺入地部，得气后行捻转补法，即慢慢地将针提到天部。如此反复操作3次，即将针按至地部留针。出针后，立即以指（或棉球）按揉针孔。即于出针之时速按揉针孔，以挽正气，使真气存留。

适应证：治久患瘫痪，顽麻冷痹，癫风寒疟，肾虚性的腰酸、遗精、早泄、阳痿，心脾不足的闭经，内脏下陷的胃下垂、子宫脱垂，虚寒性的胃病、寒泻、五更泻，命火衰微，外感风寒等。

2. 泻法

泻法的具体操作与补法相反，是在患者吸气时快速进针，针刺位置宜深。在患者吸气时行针，留针时间短，不留针或少留针，出针时在患者呼气时缓慢出针，摇大针孔，出针后不按压针孔，目的是使邪气快速泄出。以透天凉为例，复合式泻法的操作与适应证如下。

操作方法：将针刺入较深的地部，得气后行捻转泻法；再将针紧提至人部，得气后行捻转泻法；然后将针紧提至天部，得气后行捻转泻法，将针缓慢地按至地部。如此反复操作3次，将针紧提至天部即可留针。出针时，将针摇动，以扩大针孔，起针后不按揉针孔，以散邪气。

适应证：治相火亢盛、胃实热、胃痛、腹痛、便秘、高血压、热入血室的闭经、风热齿痛、火眼、一切炎症（如咽喉炎、牙龈炎、中耳炎、扁桃体炎等）、中风闭证及外感风热等。

二、培元养心针法与《灵枢》九刺

《灵枢·官针》记载："凡刺有九，以应九变。一曰输刺，输刺者，刺诸经荥输脏输也；二曰远道刺，远道刺者，病在上，取之下，刺腑输也；三曰经刺，经刺者，刺大经之结络经分也；四曰络刺，络刺者，刺小络之血脉也；五曰分刺，分刺者，刺分肉之间也；六曰大泻刺，大刺泻者，刺大脓以铍针也；七曰毛刺，毛刺者，刺浮痹皮肤也；八曰巨刺，巨刺者，左取右，右取左也；九曰焠刺，焠刺者，刺燔针则取痹也。"在临床实践中，老锦雄教授主张应把古典针灸刺法融合于现代针灸，并带入西医疾病的治疗当中，他提倡发扬针灸传承，温针背俞穴针法是集其临床经验及学术思想于一体而主导针法，该针法便是源于《灵枢》九刺的"输刺"（详见第三节"培元养心法常用穴位"）。以下简要介绍古法九刺及其应用。

（一）"输刺者，刺诸经荥输脏输也。"

输刺是针刺十二经脉五输穴以及五脏六腑背俞穴的一种配穴方法。"诸经"为十二经脉之称。"荥输"是指肘膝关节以下的井荥输经合穴。"脏输"是指背部的五脏之俞穴。

临床应用：①治疗脏腑疾病。五输穴是人体经络之气上下出入的部位，有其特殊功能；背部俞穴是脏腑经气输注的部位，在使用上对脏腑病症有特殊疗效。老锦雄教授在临证时，深谙此道。如肺病咳嗽取鱼际、太渊配肺俞。②治疗五脏六腑相关的五官九窍、皮肉脉筋骨等全身性疾病，可结合辨证，选穴配伍。

（二）"远道刺者，病在上，取之下，刺腑输也。"

远道刺是一种病患在上，取穴在下，上病下治，引而竭之，寻经远道取穴的刺法，"腑输"原指六个下合穴，六腑有病取之下合穴。后世医家则把下病上治，内脏病取肘膝以下穴位也称为远道取穴法。

临床应用：远道刺法作为一种取穴方式，在现代临床上应用得相当广泛。由于其有以旁治中，以上治下，以下治上的特殊作用，所以不仅可治疗腑病，而且可治疗脏病，以及头面身形诸症。如肚腹三里留，腰背委中求，灸至阴治疗胎位不正，阴郄治心绞痛，四缝治疳积，内关治胃痛等。老锦雄教授认为远道取穴是针灸魅力所在，诠释了针灸不是简单的"头痛针头，脚痛针脚"。

（三）"经刺者，刺大经之结络经分也。"

经脉有病，可出现瘀血、硬结、压痛等结聚现象，索而刺之，可通调经气。因其直刺大经，又是依经络取穴的方法，故称为"经刺"。

临床应用：主要用于患病本经取穴，治疗本经经脉所过部位结聚不通的病症，如疼痛、硬结、瘀血、瘙痒等证。取穴时常随病之所在，如腕痛取阳池、外关等，胃痛取中脘、下脘等。老锦雄教授认为瘀血、硬结、压痛等导致不适皆属"不通则痛"，局部气血凝聚，当以针疏之。

（四）"络刺者，刺小络之血脉也。"

络刺是浅刺体表细小络脉，使其出血的方法，以刺络脉为主，又称"刺络"。操作工具有三棱针、皮肤针等，具体针刺方法有点刺法、散刺法、束刺法等。

临床应用：可以用于热证实证，常治疗外感发热，实热内结之急证、脑卒中、中暑等；又可以祛瘀除痹，治疗外伤、气滞血瘀引起的疼痛、活动障碍、肢体麻木等。

（五）"分刺者，刺分肉之间也。"

分刺是指针刺直达赤白肉际处，以治疗肌肉病变的一种刺法。由于古人将深部近骨处的肌肉叫分肉，故称"分刺"。此外，用圆针揩摩分肉，也属分刺。

临床应用：主要用于治疗肌肉的痹证、痿证，如肌肉痉挛、肌纤维颤动、肌肉萎缩、肌筋膜炎、肌肉外伤等。

（六）"大泻刺者，刺大脓以铍针也。"

大刺是以针代刀，切开引流，破痈排脓的刺法。目前已被外科手术刀所代替。

临床应用：主要用于脓肿的切开引流、排脓放血、泄水等。

（七）"毛刺者，刺浮痹皮肤也。"

因浅刺皮毛，故称为"毛刺"。现代使用的皮肤针、滚筒针是由此类针刺发展而来的。刺时宜如雀之啄食，连续轻叩，根据病变大小，反复刺至皮肤轻度充血即可，不要使其出血。

临床应用：主治慢性病和皮肤病，如头痛、高血压、近视、痛经、肋间神经痛、神经性皮炎、皮肤瘙痒症、着痹、扁平疣、斑秃等。老锦雄教授认为毛刺在治疗面瘫上具有一定成效，临床上多采用梅花针叩刺作为面神经炎的辅助疗法。

（八）"巨刺者，左取右，右取左也。"

巨刺是根据经络气血阴阳相贯，左右倾移，上下互调而采用的一种选穴针刺方法。巨刺时，一般在与患侧相对应的健侧，部位相应，经络相应，经穴相应的部位取穴和针刺。

临床应用：主治肢体疼痛及功能障碍，如脑卒中半身不遂、口眼歪斜、肩凝症、偏头痛、肋间神经痛、坐骨神经痛等。缪刺主治脑卒中、中暑、昏厥、急性热病等。根据多年临床经验，老锦雄教授认为人体是一个阴阳守恒体，当一侧发生疾病时，阴阳的平衡被打破，一方弱则另一方相对偏亢，左病取右、右病取左亦可作为一种治疗思路。

（九）"焠刺者，刺燔针则取痹也。"

焠，火灼之意。燔针，即火针，是用烧红的针，迅速刺入体表以治疗疾病的方法。焠刺的操作步骤是先在患处皮肤消毒，左手固定所取腧穴部位，右手持针，将针在酒精灯上烧红，迅速刺入，然后立即退出，随即用消毒干棉球按压针孔。

临床应用：主治瘰疬、疖、痈、疽、皮肤病及风寒湿痹等证。焠刺传承至今，已形成了专门的独特针具。老锦雄教授认为临床操作火针当注意在针体通红的一瞬，快速进出针，以减轻患者痛苦。

三、现代针法

（一）电针

电针是用电针机输入脉冲电流，通过毫针作用于人体经络穴位来治疗疾病的方法。针刺入腧穴得气后，在针上通以（感应）人体生物电的微量电流波（疏密波或断续波）以刺激穴位，从而治疗疾病。

使用方法：在使用电针机前，必须先把强度调节旋钮调至零值（无输出），再将电针机上每对输出的两个电极分别连接在两根毫针上。一般将同一对输出电极连接在身体的同侧，在胸、背部的穴位上使用电针时，不可将两个电极跨接在身体两侧，更不应让电流从心脏部位穿过。通电时调节电钮，使电量从无到有，由小到大。老锦雄教授强调在患者针刺留针后，针柄加电的过程不可由大到小，或忽有忽无，忽小忽大，否则患者会因不适而产生对针灸的恐惧，扰乱心神，体验感和治疗效果都将大打折扣。而电量的大小因人而异，一般以患者感到舒适为度。临床治疗时一般持续通电15分钟左右，从低频到中频，使患者出现酸、胀、热等感觉或局部肌肉作节律性的收缩。单穴使用电针时，可选取有主要神经干通过的穴位（如下肢的环跳穴等），将针刺入后，接在电针机的一个电极上，另一极则接在用水浸湿的纱布上，作为无关电极，固定在同侧经络的皮肤上。如果在互相邻近的一对穴位上进行电针，则两根毫针之间要以干棉球相隔，以免短路，影响疗效，损坏机器。治疗结束后，应先将电量降至零值，关闭电源，然后从针柄上除去电极夹，并将刺入组织的毫针拔出。术终还要注意清点针数，检查针刺部位，以免发生遗针或继发出血。

适应证：凡用针灸治疗有效的病症均可用电针治疗。其中对癫痫、神经症、神经痛、神经麻痹、中风后遗症、小儿麻痹后遗症、胃肠疾病、心绞痛、高血压等疗效较好。在针刺麻醉手术中，电针具有独特的优点。

注意事项：

（1）每次治疗前，应检查电针机输出是否正常。治疗后，须将输出调节电钮等全部调至零值，随后关闭电源，撤去导线。

（2）电针感应强，通电后会产生肌收缩，须事先告诉患者，使其思想上有所准备，配合治疗。

（3）对有严重心脏病的患者，治疗时应严加注意，避免电流回路经过心脏；不宜在延髓、心前区附近的穴位施用电针，以免诱发癫痫和引起患者心跳、呼吸骤停。

（4）治疗时，如遇到输出电流时断时续，往往是电针机发生故障或导线断损导致，应修理后再使用。

（二）穴位注射

穴位注射又称"水针"，是选用中西药物注入有关穴位以治疗疾病的方法。

使用方法：首先患者取舒适体位，选择适宜的消毒注射器和针头，抽取适量的药液，在穴位局部消毒后，将针尖刺入穴位或阳性反应点。老锦雄教授认为应快速提插进针，作适宜幅度"摇大针孔"操作，进针至患者有气感后回抽无血时，即可将药液注入穴位内。这样操作既可减轻患者进针的不适感，又可增强得气感、加快药物吸收。一般每穴注入0.5 mL即可。一般慢性病需用轻刺激，故要将药慢慢推入。急性病用强刺激，可将药液迅速推入。若需注入较多药液，可将注射针由深部逐渐提出到浅层，边退边推药液，或将针尖更换几个方向注射药液。

器材：一般采用5 mL无菌注射器，可更换规格更小的注射器针头，以减轻进针的痛感。临床药液中凡是可供肌内注射用的药物，都可供穴位注射用。常用于制作注射液的中药有当归、丹参、红花、板蓝根、徐长卿、灯盏花、补骨脂、柴胡、鱼腥草、川芎等；西药有25%硫酸镁、维生素B_1、维生素B_{12}、维生素C、维生素K、0.25%～2.00%盐酸普鲁卡因、阿托品、利血平、肾上腺色腙片、麻黄素、抗生素、生理盐水、风湿宁、骨宁等。应根据药物说明书规定的剂量，不能过量。小剂量注射时，可用原药物剂量的1/5～1/2。一般以穴位所在部位来分，耳部可注射0.1 mL，头面部可注射0.3～0.5 mL，四肢部可注射1～2 mL，胸背部可注射0.5～1.0 mL，腰臀部可注射2～5 mL。

穴位选择：选穴原则同针刺法，但依据本法的特点，常结合经络、穴位按诊法以选取阳性反应点。如在背部、胸腹部或四肢的特定穴位出现的条索、结节、压痛、软组织损伤，以及皮肤的凹陷、隆起、色泽改变处等可选取最明显的压痛点。一般每次2～4穴，不宜过多，以精为要。

注意事项：

（1）治疗时应对患者说明治疗特点和注射后的正常反应。如注射后局部可能有酸胀感，48小时内局部有轻度不适，有时持续时间较长，但一般不超过24小时。

（2）严格消毒，防止感染，如注射后出现局部红肿、发热等，应及时处理。

（3）注意药物的性能、药理作用、剂量、配伍禁忌、副作用、过敏反应、药物的有效期，以及药液有无沉淀变质等情况。凡能引起过敏反应的药物，如青霉素、链霉素、普鲁卡因等，必须先做皮试，阳性反应者不可应用。副作用较强的药物，应谨慎使用。

（4）药液一般不宜注入关节腔、脊髓腔和血管内，否则会导致不良后果。此外，应注意避开神经干，以免损伤神经。

（5）孕妇的下腹部、腰骶部、三阴交和合谷穴等不宜用穴位注射法，以免引起流产。年老、体弱者，选穴宜少，药液剂量应酌减。

四、传统灸法

在培元养心法治疗疾病的理念中，常用的灸法包括隔附子灸、麦粒灸、天灸、百会穴悬灸、中脘穴隔姜灸等。一般来说，可根据患者的病症、不同灸法的功效、各种灸法的操作方法，以及操作的方便性等因素来选择合适的灸法。

（一）隔附子灸

1. 理论基础

附子，味辛、甘，性大热，归心、肾、脾经，具有回阳救逆、补火助阳、散寒止痛的功效，是回阳救逆第一药，如陈修园《神农本草经读》云："附子，味辛气温，火性迅发，无所不到，故为回阳救逆第一品药。"《伤寒蕴要全书》云，附子具有"退阴回阳之力，起病回生之功"。附子秉性纯阳，凡遇亡阳急危重症，可用附子，可以起到温阳救逆固脱的功效。临床上附子主要用于亡阳虚脱、肢冷脉微、心阳不足、胸痹心痛、虚寒吐泻、脘腹冷痛、肾阳虚衰、阳痿宫冷、阴寒水肿、阳虚外感及寒湿痹痛等病症。

附子具有十分重要的临床功效，在临床应用中，特别是对一些急危重症可起回阳救逆的作用，但是附子本身有毒，对于某些病症，如骨关节病、痛经、阴疽、湿疹、湿疮、窦道盲管久不收口、痈疽初起、阳痿、肢端麻木等，更适合将附子与灸法相结合作用于局部穴位，使附子独特的药效与灸法功效共同发挥作用，这种操作方法被称为"隔附子灸"。

隔附子灸又称"附子灸""附子饼灸""附饼灸"，此法为隔物灸的一种，也属隔药灸之一。隔附子灸的应用首见于唐代孙思邈的《千金翼方》："削附子令如棋子厚，正着肿上，以少唾湿附子，艾灸附子，令热彻以诸痈肿牢坚。"古人在用附子灸时，多选取成熟的附子加以炮制后使用，而且通常以浓醋或童便浸泡过后使用。隔附子灸的疗效与附子本身的中药成分是分不开的，附子属于温里药，有"回阳救逆第一品药"的美誉，具有超强的补火助阳功效，入心、脾、肾三条经络，故对心、脾、肾也有补益的作用。

2. 操作步骤

继孙思邈的《千金翼方》首载隔附子灸的治疗方法后，后世医家对此法进行了更深层次的拓展和研究。如唐代王焘的《外台秘要》载崔氏疗耳聋、牙关急不得开方："取八角附子二枚，酽酢渍之二宿，令润彻，削一头纳耳中，灸上十四壮，令气通耳中，即瘥。"清代顾世澄的《疡医大全》提到"用附子制过者，以童便浸透，切作二三分厚，安疮上，着艾灸之"，用以治疗疮久不敛。

除了上述将附子切片的方法外，古人还将附子研末制成附子饼进行灸疗，如明代薛己《外科发挥》记载，治疮口不收敛者"用炮附子去皮脐，研末，为饼，置疮口处，将艾壮于饼上灸之。每日数次，但令微热，勿令痛"。明代汪机《外科理例》说得更为明确："附子为末，唾津和为饼，如三钱厚，安疮上，以艾炷灸之。"

现代隔附子灸分为隔附子片灸和隔附子饼灸两大类型。

（1）隔附子片灸：取成熟的附子用水浸透后，将其切成0.3~0.5 cm的片状，附子片中间用针穿刺数孔，将其放于穴区上方，在附子片上放置艾炷，灸之，待艾炷燃尽后取下（此为1壮），再重新放置艾炷，重复上述操作，直至局部感受到灼热或局部皮肤潮红为度，一般以3~5壮为宜。

（2）隔附子饼灸：将附子切细研末，用黄酒调和制成厚约0.4 cm的饼状（或生附子3份、肉桂2份、丁香1份，共研细末，以炼蜜调和制成0.5 cm厚的药饼），中间用针刺穿数孔，将其放于穴位上，置艾炷灸之，待艾炷燃尽后取下（此为1壮），再重新放置艾炷，重复上述操作，直至局部感受到灼热或局部皮肤潮红为度，一般以3~5壮为宜。

3. 临床应用

隔附子灸法，结合了穴位、艾灸、附子三者的功效，再加上艾绒燃烧时的温热刺激及诸因素的综合作用，可以起到温补肾阳、扶阳固脱、温通经脉、温经散寒、除湿通络、疏通经络、活血止痛的临床疗效。

4. 适应证

附子性温，大热，味辛，隔附子灸法用于治疗各种阳虚病症，对痈疽初起、疮毒、阳痿、肢端麻木、早泄、遗精、痛经、疮疡久溃不敛等证效果较佳。本节主要详述隔附子灸治疗阳痿、早泄及疮疡久溃不敛。

（1）隔附子灸治疗阳痿、早泄。阳痿是指男性阴茎勃起功能障碍，该词最早见于明代《景岳全书》中，中医认为此症的基本病机是阴阳平衡失调，致使阴茎痿软，不能勃起或起而不坚。早泄是最常见的射精功能障碍，以性交之始即行排精，甚至性交前即泄精，不能进行正常性生活为主要表现。早泄多与阳痿相伴而见，可由先天禀赋不足、年老体衰、肾气不足而致；可由情志不遂、郁而化火、扰动精室而致；可因房劳过度或手淫不节、恣情纵欲损伤阴精，阴虚火旺内扰精室所致或湿热内蕴、下注阴器、封藏不固所致；可由思劳太过或过度兴奋紧张、肝气郁结、损伤心脾、气血化源不足所致。对于肾精亏虚型阳痿、早泄，治疗上宜益肾固精，临床上常采用隔附子灸命门穴、肾俞穴。命门归属于督脉，位于第2腰椎棘突下方，是两肾之间的元气；肾俞是肾的背俞穴，肾之精气汇聚于此，附子辛甘大热，入肾与命门，能通行十二经，因此取此二穴，配合隔附子灸，可起到温肾补精之效。

（2）隔附子灸治疗疮疡久溃不敛。疮疡后期或者疮疡溃破后久不敛者，多属于正气不足，肌表、腠理等有赖于气血的濡养，若正气不足，气血亏虚，肌肤失养，则疮疡难以收口；另外，脾肾阳虚也是其主要病机，脾主肌肉，若脾胃气血生化乏源，进而导致肌表缺少滋养，于是溃腐成脓，久溃不敛。其临床表现多为创口颜色淡暗，红、肿、热、痛不明显，分泌物多清稀，患者精神倦怠、少气懒言、纳差、舌淡暗、脉细弱。此类疮疡治疗上以补气扶正托毒为法。临床上亦可采用隔附子灸局部阿是穴，附子结合艾灸的温热作用，可以激发人体阳气，有助于正气的固护、脓液排出。

5. 注意事项

（1）注意安全，防止艾灰脱落，烧损皮肤和衣物。

（2）室内温度应适中。

（3）施灸后，局部皮肤出现红晕，属于正常现象，无需特殊处理；若灸后出现水疱，则应密切观察局部变化。

6. 禁忌证

（1）孕妇或热性病患者不宜隔附子灸。

（2）附子虽大热，为回阳救逆第一要药，但若患者出现阴阳离决之重症，则应先采取积极的急救措施。

（二）麦粒灸

1. 理论基础

麦粒灸属于艾炷灸的一种，是指将艾绒制成麦粒大小的艾炷，放置于穴位或病变部位上，将艾炷点燃对局部皮肤进行熏灼的一种治疗方法。宋代窦材在《扁鹊心书》中提到"凡灸大人，艾炷须如莲子，底阔三分；若灸四肢与小儿，艾炷如苍耳子大；灸头面，艾炷如麦粒子大……"，即提出根据施灸部位选择艾炷的大小。麦粒灸一般制成底部直径为0.3 cm左右、顶部成尖端的纺锤形，约麦粒大小的艾炷，因其形状的特殊性，在将其点燃后，艾炷逐渐由尖端燃烧至底部，热量逐渐延伸至皮肤和皮下组织，且此过程中热量呈不均匀传导，当艾炷烧剩至1/5~2/5时，热感最强烈，此时集中的热量会在短时间内刺激局部的皮肤和神经等组织，改善局部神经的代谢，提高神经和肌肉的兴奋性，促进局部神经等的修复。

2. 操作步骤

①麦粒形艾炷的制作：将清艾条拆散，取少许艾绒置于右手拇指、食指之间，大拇指向前，用力将艾绒搓紧成团状，此时艾团被捏成纺锤状，继续用力将其尽量捏紧，然后将艾团的底部放置于手指甲上，用力使底部平整，再调整艾团周围，使周围光滑、平整，捏出尖端，麦粒的形状就出来了。②在待灸局部的皮肤表面涂上防烫伤的陈渭良伤科油（佛山市中医院自制），再将捏好的艾炷放置于皮肤上，用点燃的线香点燃艾炷。③手持镊子静候在燃烧的艾炷旁，当艾炷烧剩至1/5~2/5、患者呼"烫"时，即刻用镊子拣除剩余艾火，再继续施灸下一壮，每穴4~5壮。

3. 临床应用

麦粒灸是直接灸中的一种，但其具有独特的临床效果，因其热感集中且迅速，故其刺激效应较强，在临床上常常具有温经散寒、祛风除湿、温阳益气的作用，适用于虚寒性疾病及久病体虚者，尤其是对于风寒湿痹者临床疗效显著。

4. 适应证

麦粒灸适用于虚、寒、痰、瘀等证，如风湿性关节炎、颈肩腰腿痛、落枕、肩周炎、面瘫、失眠、痿证、头痛、痛经、月经不调、遗尿等。

（1）麦粒灸治疗面瘫：面瘫，常急性起病，主要临床表现为患侧面部表情肌瘫痪，口眼歪斜，额纹消失，不能皱额蹙眉，眼裂不能闭合或者闭合不全。根据损伤的部位不同分为中枢性面瘫和周围性面瘫。中枢性病变位于面神经核以上至大脑皮质之间的皮质延髓束，通常由脑血管病等引起，还可以伴有语言障碍、偏瘫、偏身感觉障碍等症状。周围性面瘫又称面神经炎或贝尔麻痹，是最常见的面神经疾病，占面瘫70%以上，可能因茎乳孔内面神经非特异性炎症导致周围性面瘫。根据面瘫发生的时间长短，可以将面瘫分期，一般7天内称为急性期，7天至3个月称为恢复期，3个月以上称为后遗症期。一般来说，在面瘫起病的急性期内进行早期干预，治疗效果最明显。

对于口角歪斜者，一般选取患侧地仓、颊车穴进行麦粒灸；额纹消失、不能皱额蹙眉、眼裂不能闭合者，选取攒竹、阳白、太阳等穴进行麦粒灸；鼻唇沟变浅者，选取迎香穴进行麦粒灸；局部皮肤感觉障碍者，一般考虑为神经受损，选取局部阿是穴进行麦粒灸。以上每穴灸3～5壮。

（2）麦粒灸四花穴治疗失眠：四花穴是胆俞与膈俞的合称，两者同位于背部足太阳膀胱经第一侧线上，一共有4个穴位。胆俞位于足太阳膀胱经第一侧线，第10胸椎棘突下旁开1.5寸，为胆之背俞穴。膈俞位于足太阳膀胱经第一侧线，第7胸椎棘突下旁开1.5寸，为血之大会。根据现代解剖结构，四花穴上靠近心肺，下靠近肝脾。心主一身之血，肺主一身之气，肝主疏泄，调节全身气机，脾主运化全身气血。麦粒灸四花穴，可以调节全身气血的运行，调和四脏气血阴阳。临床上常用来治疗失眠。失眠古称"不寐"，主要是阴阳营卫失调、脏腑功能紊乱、气血失和所致，主病脏腑是心，与肝、脾、肺、肾等关系密切。失眠是一种困扰人们身心健康的疾病，西医对于失眠的治疗方法较为单一，且可能产生依赖。中医治疗失眠从脏腑、阴阳、气血等进行辨证，采用多种治疗方法使气血阴阳调和。麦粒灸四花穴主要用于调节脏腑气血，将麦粒分别放置于双侧的胆俞、膈俞穴，用线香将其点燃，待其自然燃烧，当患者觉烫时将艾炷取下，再重新放置新的艾炷灸之，每穴3~5壮为宜。

5. 注意事项

麦粒灸属于直接灸，艾炷直接接触皮肤，且艾炷在燃烧的过程中热量较为集中，因此，在其燃烧时很容易造成烫伤，在操作过程中，要密切关注艾炷的燃烧情况与患者的感觉，及时取下即将燃烧完毕的艾炷，以免造成烫伤；在颜面部进行操作时更要格外注意。

6. 禁忌证

（1）体表皮肤有破损时禁用麦粒灸。

（2）孕妇腰骶部和小腹部禁用麦粒灸。

（三）天灸

1. 理论基础

天灸，古代又称"自灸"，是用对皮肤有刺激性的药物敷贴于穴位或者局部，使得局部皮肤充血、起泡，甚至化脓，如有灸疮，因其能发泡如火燎，故名曰"灸"。这种以天然药物刺激局部使其自然发泡以达到治疗效果的疗法被称为天灸疗法，或称为"自灸疗法"。近代又称之为"发泡疗法"。天灸一词，最早见于唐代孙思邈的《备急千金要方》，这一灸法与针灸疗法相类似，均是通过刺激穴位而起到治疗疾病的作用。该疗法取用对皮肤有较强刺激作用的中草药，如毛茛、白芥子、斑蝥、吴茱萸、大蒜、威灵仙等，将其捣烂或制成膏、散、糊、丸、锭等不同的剂型，敷贴于穴位或患部，使局部发热、充血，以致起泡，通过药物的刺激和吸收作用，借助经络的传导，以疏通经脉、行气活血、调节脏腑功能、调整阴阳平衡。

天灸疗法虽属非火热灸法，但它多采用具有辛热、刺激性的药物刺激穴位，使之发泡，取得类似艾火化脓发泡灸的效应。探究其治病原理，除了经络的作用外，西医研究证明：药物刺激皮肤，使其发红、灼辣、发泡，起到一种"微面积的化学性、烧伤性刺激"作用。这种作用首先作用于皮肤的神经感受器上，通过复杂的神经反射机制，激发机体的调节（神经、体液、免疫等）机制，提高机体免疫功能，从而起到防病治病的作用。

天灸疗法同针灸疗法类似，同属于穴位刺激疗法的一种。然而天灸疗法既有对穴位的刺激作用，又可以通过药物在特定部位的吸收，发挥明显的药物作用。因而临床适应证相当广泛，不但可以治疗体表的病症，还可以治疗内脏疾病；既可以治疗某些慢性疾病，又可以治疗某些急性病症。凡内、外、妇、儿、皮肤、五官等各科都有其适应证。由于天灸疗法一般无危险性，且其方法简便，功效显著，具有简、便、廉、效等特点，深受医者及广大患者的喜施乐用。

天灸的治病原理主要体现在以下几个方面。

（1）局部刺激作用：天灸所采用的药物大部分都具有较强的刺激性，有使皮肤发红、发泡的作用，可使局部血管扩张，促进血液循环，改善周围组织营养，从而起到清热解毒、消炎退肿的作用；有些刺激性较强的药物，对局部的刺激更强，可引起局部发红、充血，甚至发泡化脓，使渗出液增加，更能起到消炎退肿的效果。

（2）神经的反射作用：将具有发泡作用的药物置于穴位上，起到一种"微面积的化学性、烧伤性刺激"作用，这种刺激首先作用在皮肤的神经感受器上，通过复杂的神经反射机理，达到止痛及治疗疾病的目的。

（3）经络的调节作用：天灸药物大都是辛温的带有刺激性作用的药物，对局部皮肤产生灼热刺激，其灼热如火燎，有类似艾火灸的效应，具有温经通络、温阳散寒、行气活血、祛风除湿的效果。其通过刺激穴位以疏通经络，对全身经脉进行调整，从而达到补虚泻实、促进阴阳平衡、防病保健和治疗疾病的作用。

（4）药物本身的药理作用：天灸疗法与针刺、艾灸等疗法一样，同属于穴位刺激疗法。但天灸的治疗作用除通过穴位的刺激作用外，还通过特定药物在特定穴位或患部的吸收，渗透至皮下组织，进入血管，参与血液循环，从而发挥药理作用。药物亦可对局部穴位产生刺激，以激发全身的经络之气，借助经络的传导作用，使药物直达病所，发挥药理作用。

（5）增强免疫功能的作用：天灸是一种药物发泡灸。其通过发泡药物对局部皮肤产生化学性、烧伤性刺激作用，这种刺激作用在皮肤的神经感受器上，通过复杂的神经反射，激发机体的调节作用，促使抗体形成，免疫力提高，从而增强人体的抗病能力和防御技能，起防病治病之效。

2. 操作步骤

天灸的常用方法包括直接发泡法和间接发泡法。

（1）直接发泡法：本法选用具有较强刺激性的药物，如白芥子、毛茛、大蒜、巴豆等，捣烂或与基质调成膏、丹、糊、丸、饼、散、酊等不同的剂型，直接着肤，敷贴于人体敏感性较强的穴位或者患部的皮肤上，敷贴范围较小，直径一般为2～3 cm，以胶布或者消毒纱布覆盖。本法敷药后，局部皮肤先有灼热感，继之皮肤发红、充血以至起泡。只需用消毒过的缝衣针将水疱沿其下部挑破，流净黄水，切勿撕去水疱皮。为了防止水疱感染和擦破，一般以普通消炎药膏涂之，或涂以龙胆紫药液即可。通常5天左右水疱结痂脱落。夏天时使用此法，可让其暴露1～2天，水疱会自然结痂脱落；冬天使用此法，只需盖一层消毒布，1～2天后除去，令其自然愈合。

（2）间接发泡法：又被称为"隔物发泡法"。本法来源于古代，可减轻药物过度刺激、防止发泡过大或推迟水疱发生的时间。施灸时先用带孔的古铜钱、带空洞的胶布或消毒纱布安置于患部或穴位上，然后把发泡药物敷贴在古铜钱孔、胶布孔后纱布层上面，这种方法能减轻药物的强烈刺激而起到缓冲作用。这种不直接着肤的灸法被称为间接发泡法。本法敷贴药物后，外以纱布覆盖，再用纱布固定，待皮肤发泡后除去，用消毒针挑破水疱，流净黄水，涂以消炎膏或者龙胆紫，以防止感染。每隔7～10天施灸1次。

3. 临床应用及适应证

（1）温通经络，祛湿散寒：选用辛温大热的发泡药物贴敷穴位，刺激局部皮肤使其潮红、起泡，热灼如火燎，借助药物作用，激发经络之气，有温经行气、通经活络、祛散寒温的作用，临床上可用于治疗寒凝血滞，寒湿阻闭，经络痹阻引起的各种病症，如风寒湿痹、痛经、闭经、寒湿腹痛、寒疝气痛等。

（2）行气活血，通痹止痛：选用辛温走窜的发泡药物敷贴穴位，通过药物对穴位的发泡刺激，行气活血，促进气血运行，从而达到"通则不痛"的治疗目的。临床可用于治疗一般的痛症，如跌打挫伤疼痛、内脏淤积疼痛、气滞血阻痛经、闭经、风湿性关节炎、手足麻木等。

（3）活血化瘀，消肿散结：气为血之帅，气得温则疾，气行则血行。天灸采用温热刺激药物，使穴位灼热、发泡，可使气机通畅，营卫调和，从而起行气活血、消瘀散结、排除肿胀的作用。临床上对各种疼痛、寒性痛疽、疖肿、瘰疬以及乳痈初起等病症，均可用天灸治疗。

（4）攻毒泻热，蚀疮消坚：利用药性峻烈、刺激性强的药物敷贴穴位或患处，通过药物的强烈发泡作用，增强刺激而起到攻毒泻热、腐蚀恶疮，甚至消坚化积的效应。临床上用于治疗外科疮疡初起、恶疮、肿毒、顽癣及瘰疬等病症，也用于治疗疮疡溃久不愈，有促进愈合，生肌长肉的作用。

（5）通调三焦，利水消肿：温热性发泡药物贴敷穴位后，借助温热刺激使皮肤灼热、发泡，激发三焦的气化功能，使气机通畅，助经络隧道流通，使小便通利，达到利水消肿的目的。临床上可用于治疗心、肝、肾疾病引起的浮肿、腹水、黄疸及癃闭等病症。

4. 注意事项

天灸疗法的危险性和副作用较小。但如果粗心大意，方法掌握不当，穴位选择不准，药物用量过大，敷药时间过久，也会发生损伤等副作用。因此，临床使用时，必须注意以下几点。

（1）宣传解释：本法以发泡为治疗手段。施药前应向患者解释本法的特点和作用，以消除患者的恐惧心理，增强患者信心和配合度。

（2）询问病史，防止毒副作用的发生：天灸发泡药物一般刺激性强，在施药之前应当详细了解患者全身情况，并询问药物过敏史、孕育及胎产史，避免药物过敏反应，或引起堕胎、流产等医疗事故发生。

（3）选准穴位，注意体位：天灸疗法以穴位作为刺激的部位，疗效的好坏与取穴准确与否有关。所以敷药之前，务必把施灸的穴位选准，然后敷药，在取穴过程中，应根据穴位所在部位，分别采取平卧、正坐、俯首、平肩等姿势，使药物能敷贴稳妥，以防药物流失。

（4）严格消毒，预防感染：天灸所用药物对皮肤刺激后使局部变红、灼伤或发生小水疱，容易发生感染，因此，在敷药之前，一般应用75%乙醇按常规消毒法在治疗穴位或患处皮肤上进行消毒，以免发生感染。

5. 禁忌证

（1）本法对皮肤表面具有较强的刺激作用，对孕妇、精神病患者及对发泡有恐惧心理的患者，一般不能使用。

（2）因本法是发泡药物与皮肤直接接触，所以对所用发泡药物过敏的患者禁用本法。

（四）百会穴悬灸

1. 理论基础

百会穴位于头顶正中线与两耳尖连线的交叉处，属于督脉上的穴位，位于颠顶，有"三阳五会"之称，即足三阳与督脉、足厥阴肝经的交会穴，是人体阳气汇聚的地方。百会与脑联系密切，是调节大脑功能的要穴。百脉之会，贯穿全身，所以百会穴适宜疾病广泛，涉及内、外、妇、儿、耳鼻喉、眼等各科疾病。如《圣济总录》曰："风猥退半身不遂，失音不语者，灸百会，随年壮。"其指出艾灸百会穴可以治疗脑卒中。《灸法秘传》说："忘前失后，曰健忘也。良由精神短少、神志不交所致，亦有因思虑过度者，或因所愿不遂者，或因痰溷心包者。病因虽异，皆当灸百会一穴而记忆自强矣。"其指出艾灸百会穴可以治疗健忘，提高记忆力。《针灸大成·胜玉歌》中"头痛眩晕百会好"，指出百会穴可以治疗头痛、眩晕这些头部常见的症状。《备急千金要方·小肠腑方》中论述"狂痫不识人，癫病眩乱，灸百会九壮"，更明确地指出艾灸百会穴可以治疗癫病、痫病等神志疾病。《丹溪治法心要·泄泻》中的"久病气虚，泄泻不止，灸百会三壮"，指出可以艾灸百会穴以治疗泄泻这种脾胃科的病症。

2. 操作方法

选取1根艾条，点燃艾条后将燃烧端在距离百会穴3~5 cm处施灸，在感觉到温热后可适当远离百会穴，也可在百会穴处施行回旋灸或雀啄灸，在避免患者灼伤的同时发挥艾条悬灸的最大作用。

3. 适应证

百会穴悬灸是一种融合穴位、经络、艾灸、药物于一体的复合性疗法。其中艾灸中艾叶性温，味苦辛，有纯阳之性，有回绝固脱之效，且能疏通经络，驱寒逐湿，调理气血，用之灸火，能通透诸经，消除百病。艾灸与药物的刺激通过激发百会穴的穴性，进而再通过经络的传导作用通达全身，调整脏腑的气血阴阳，以起到治疗疾病的目的。百会穴的穴性是

"可上可下，可补可泻，可开可合"，即上可升阳举陷，下可平肝潜阳，开可醒脑开窍，合可温阳固脱，补可益脑安神，泻可祛风散寒。

目前临床上单纯应用百会穴悬灸疗法治疗各种疾病，主要包括神经系统和泌尿生殖系统疾病。在中医理论体系中，人体按三焦理论可以划分为上、中、下三焦，百会穴悬灸疗法适用于上、下焦疾病，适宜的病症有脱肛、失眠、脑梗死、眩晕、头痛、遗尿等。

（1）百会穴悬灸治疗脱肛：百会穴属于督脉，且为手足三阳与督脉之会，位于头部颠顶处，且头为诸阳之会，督脉为阳脉之海，故百会穴为一身中阳气最盛之处。根据阳升阴降的原则，可知百会具有升阳举陷的功效，且悬灸百会穴更能助长其效。《古今医统》记载"百会：久泻滑脱下陷者，灸三壮"。《太平圣惠·卷一百》曰："小儿脱肛泻血，每厕脏腑撮痛不可忍者，灸百会一穴三壮。"可见艾灸百会穴对于气虚下陷、中气不足导致的气血不能上荣于脑、阳气暴脱等病症有良好的治疗作用，临床上多用于治疗脱肛。

（2）百会穴悬灸治疗失眠：百会穴属于督脉与足太阳经的交会穴，而二者皆络属于脑，且脑为髓海，神明之府。《灵枢·海论》指出脑为髓海向上输至百会，下输至风府穴，阳气具有温养、气化推动作用，能够促进大脑的物质代谢和生理功能。《针灸大成》曰："思虑过多，无心力，忘前失后，灸百会。"百会可以经由膀胱经的背俞穴与脏腑密切联系，继而能安抚神志，可见悬灸百会可以安神定智，治疗失眠。

（3）百会穴悬灸治疗眩晕、头痛等：百会穴是足厥阴肝经、足少阳胆经和督脉的交会穴。阴常不足，阳常有余，随着年龄的增长或思虑劳累过度以及房劳纵欲导致耗伤阴精过度，从而出现阴阳失去平衡，阴虚阳亢，肝风内动。由于百会穴位于颠顶，为阳气最盛之处，根据重阴必阳理论可知百会具有降逆的功能，从而能够平肝潜阳。风为阳邪，上先受之，无论是外风、内风，根据病机十九条"诸风掉眩，皆属于肝"可知通过艾灸刺激百会穴可以直接作用于足厥阴肝经，从而祛风息风。可见百会穴悬灸可以治疗因阴虚阳亢、肝风内动所致的眩晕、头痛等病。

4. 注意事项

百会穴位于头顶部，此处头发较多，因此在百会穴实施悬灸时，要时刻注意艾条与头发间的距离，以及避免艾灰的掉落，防止损伤头发。

5. 禁忌证

（1）局部有皮损、伤口者，禁用百会穴悬灸。

（2）对于糖尿病患者，特别是伴有周围神经损伤的患者，因其感觉功能受损，不能及时感知局部温度的变化，为避免因感觉功能受损而出现烫伤，此类患者一般禁用百会穴悬灸。

（五）中脘穴隔姜灸

1. 理论基础

隔姜灸最早于明代杨继洲的《针灸大成》中记载："灸法用生姜，切片如钱厚，搭于舌上穴中，然后灸之。"之后在明代张景岳的《类经图翼》中提到治疗痔疾"单用生姜切薄片，放痔痛处，用艾炷于姜上灸三壮，黄水即出，自消散矣"。清代吴尚先的《理瀹骈文》和李学川的《针灸逢源》等书籍亦有载述。目前，隔姜灸由于取材方便，操作简单，已成为最常用的隔物灸法之一。灸治方法与古代大体相同，亦有略加改进的，如在艾炷中增加某些药物或在灸片下面先填上一层药末，以加强治疗效果。

隔姜灸疗法是艾炷与皮肤之间隔一层姜进行施灸，以防病治病和预防保健的一种治疗方法。中医认为，生姜味辛，性微温，无毒，入肺、心、脾、胃经，其功效主要是调和营卫、散寒发表、祛痰下气、消水化食、调中和胃、开宣肺气等。隔姜灸通过艾和生姜在施灸时所产生的双重效应，作用于穴位、经络，通过穴位、经络的调整作用，促进气血的运行，从而提高机体抗病祛邪的能力，这是隔姜灸疗法能防病治病、抗病祛邪的关键。

2. 操作步骤

（1）充分暴露施灸部位的皮肤，将鲜姜片切成0.3 cm厚，用牙签等将姜片扎数孔。

（2）将清艾条拆散，取出适量的艾绒备用，分别取少量的艾绒将其按照与隔附子饼灸相同的方法，制成直径约0.3 cm的艾炷。

（3）依次将艾炷放在扎孔的姜片上，用线香将其点燃施灸。

（4）一般灸至患者觉局部发热，或局部皮肤红润汗湿为度，以患者能耐受之最热温度为最佳温度。

（5）隔姜灸每日灸治1次，每穴灸7～10壮，10天为1个疗程。

3. 临床应用

隔姜灸不仅具有艾灸的作用，还结合了生姜性味温热的特点，能调和营卫、散寒发表、祛痰下气、消水化食、调中和胃、开宣肺气等，适用于脾胃虚寒之呕吐、泄泻等疾病。

4. 适应证

脾胃虚寒之呕吐：呕吐的病位在脾胃，当各种原因引起脾胃阳气与寒邪相争时，脾胃阳气往往会有所受损，此时胃之和降功能受到损伤，进而出现腹部疼痛、恶心呕吐、口不渴、舌淡苔白、不思饮食、脉沉缓等症状，其一般是由饮食不节和服用寒凉药物引起。隔姜灸治疗脾胃虚寒型呕吐，选用上脘、中脘，施行隔姜灸。上脘、中脘均位于任脉上，二者合用具有和胃健脾、消食化积的功效，同时生姜本身能够和胃止呕，生姜与上脘、中脘共同发挥温胃止呕的作用。

5. 注意事项

（1）在施灸的过程中，要注意防止烧伤。

（2）如果患者感觉过热，可在姜片下再垫一层薄薄的姜片，以调整到最适宜的温度。

（3）因糖尿病患者对温度感知不明显，故要时刻注意防止其烫伤。

6. 禁忌证

（1）对生姜过敏者应禁用。

（2）孕妇的腹部、腰骶部禁用。

（六）下关穴隔牵正饼灸

东晋葛洪所著的《肘后备急方》记载了隔物灸，详细描述了隔蒜灸、隔盐灸、隔椒灸、隔雄黄灸、隔瓦甄灸等多种灸法的治疗和适用疾病。在唐代，灸法被大力推崇，隔物灸的形式更加丰富，从最常用的隔盐灸、隔姜灸、隔蒜灸、隔附子饼灸等这一类隔单味药物治疗的灸法，逐渐发展为将复方药物制成药饼，于其上放置艾炷进行施灸，又称为隔药物灸、隔药饼灸。孙思邈在《备急千金要方》《千金翼方》中丰富了隔物灸的内容，详细记载了隔豆豉、薤白、黄土、面饼、附子、蒜、商陆、葶苈饼灸8种中药材料制成的单方及复方药饼灸的隔物灸法。《针灸资生经》中记载了隔巴豆饼灸治疗便秘："巴豆肉为饼，置脐中，灸三壮，即通。"《类经图翼》中有隔附子饼灸治疗脑卒中。而隔牵正饼灸是近代针灸疗法对于隔物灸的再次创新发展。

下关穴属足阳明胃经穴位，是足阳明和足少阳经交会穴，位于面部颧弓与下颌切迹形成的凹陷处。"下"是指本穴主调节属阴、属下浊重水湿；"关"为关卡之意，下方的关卡，意指本穴对上输头部的气血物质中的阴浊部分有调节把控作用。水湿之气上行至本穴后，其中浊重部分下降归地，故名为"下关"。从解剖学看，下关穴位于颧弓下缘，皮下有腮腺，为咬肌起始部，有面横动脉、静脉，最深层为上颌动脉、静脉，正当面神经颧眶支及耳颞神经分支，最深层为下颌神经。因此，下关穴可主面部诸多运动、感觉异常的疾病。

适应证：耳聋、耳鸣、聤耳、齿痛、口噤、口眼歪斜、面痛、三叉神经痛、面神经麻痹、下颌疼痛、牙关紧闭、张嘴困难、颞颌关节炎、脑卒中。

（叶运鸿，郭丹丹，老洁慧，赵娥，王俊，卓小琳，李芷茵))

第三节 培元养心法常用穴位

一、背俞穴为主穴

（一）背俞穴为邪气所客之处

脏腑背俞穴，是脏腑经气汇集之处，内应于脏腑，反注于背部。老锦雄教授主张，当五脏六腑有病时，在相应的背俞穴上会出现压痛等阳性反应点或结节样、条索状阳性反应物。而"俞"又为传输之意，外邪亦可通过背俞穴传入脏腑。《素问·举痛论》说："寒气客于背俞之脉则脉泣。脉泣则血虚，血虚则痛，其俞注于心，故相引而痛。"《素问·风论》曰："风气与太阳俱入，行诸脉俞，散于分肉之间，与卫气相干，其道不利……风中五脏六腑之俞，亦为脏腑之风，各入其门户，所中，则为偏风。"

（二）背俞穴为元气所注之处

《难经》言"命门者，原气之所系也""脐下肾间动气者，人之生命也，十二经之根本也""三焦者，元气之别使也，主通行三气，经历于五脏六腑"，提出元气由禀受于父母的先天之精所化，发源于肾或命门，通过三焦运行于全身，通络脏腑及经脉。汉唐时期，道教的盛行使命门元气学说得到进一步发展，隋朝杨上善的《黄帝内经太素》明确了《难经·三十六难》中命门之气即元气之说，逐步完善成为后世普遍认可的"元气生于先天"的思想观点。老锦雄教授基于元气与三焦的论述，认为元气乃人一身最根本之气，是通过三焦之无形通道运行至五脏六腑及经脉的，而通过经脉调节系统刺激五脏六腑元气所输注之背俞穴，可直接调整三焦、培固元气，达到未病培元、既病保元、病后复元，是"培元养心"之"培元"的思想基础。

（三）背俞穴可调节五脏神

张介宾在《类经·疾病类》中说："心为五脏六腑之大主，而总统魂魄，并赅意志。故忧动于心则肺应，思动于心则脾应，怒动于心则肝应，恐动于心则肾应，此所以五志唯心所使也。"中医学从整体观念出发，认为人体的一切精神意识思维活动，都是脏腑生理功能的反映。故把神分成五个方面，并分属于五脏，即"心藏神，肺藏魄，肝藏魂，脾藏意，肾藏志"（《素问·宣明五气》）。人的精神意识思维活动，虽五脏各有所属，但主要还是归属于心主神志的生理功能。故曰："心为五脏六腑之大主，而总统魂魄，兼赅意志。"老锦雄教授正是以此为媒介，通过针刺背俞穴以调节五脏六腑之神，促进五脏六腑恢复，以维持正常的生理活动。

（四）背俞穴治疗作用广泛

穴位因其所行经络、所系脏腑、所交汇经气流注不同的特殊性，故治疗作用广泛。依据古文记载，作用如下。①针刺背俞穴有治水作用。《素问·骨空论》曰"水俞五十七穴，尻上五行，行五……"，其中大肠俞、小肠俞、膀胱俞为六腑背俞穴，为治水要穴。②针刺五脏俞可以治疗五脏疾病。《素问·水热穴论》曰："夫子言治热病五十九俞……五藏俞傍五，此十者以泻五藏之热也。"此说明针刺五脏俞可泻五脏之热。③背俞穴对于五脏六腑影响较大，不仅可以治疗五脏六腑的疾病，还可以治疗五脏六腑相关的周身和五官疾病。如《灵枢·五邪》记载："邪在肺，则病皮肤痛，寒热，上气喘，汗出，咳动肩背。取之膺中外腧，背三节五脏之傍，以手疾按之，快然，乃刺之。取之缺盆中以越之。"《灵枢·癫狂》曰："厥逆，腹胀满，肠鸣，胸满不得息，取之下胸二胁，咳而动手者，与背俞，以手按之，立快者是也。"《素问·刺疟》曰"疟脉满大急，刺背俞……""疟脉满大，急刺背俞……适行至于血也""风疟，疟发则汗出恶风，刺三阳经背俞之血者"。《素问·奇病论》曰："口苦者……夫肝者中之将也，取决于胆……故胆虚，气上逆而口为之苦。治之以胆募俞。"《素问·缪刺论》曰："邪客于足太阳之络，令人拘挛，背急，引胁而痛，刺之从项始，数脊椎侠背，疾按之应手如痛，刺之傍三痏，立已。"《素问·骨空论》曰"痛不可屈伸，治其背内""灸寒热之法……视背俞陷者灸之"。《素问·通评虚实论》曰："霍乱，刺俞傍五，足阳明及上傍三。"

（五）背俞穴与标本、气街、根结理论

《灵枢·卫气》篇说："足少阴之本，在内踝下上三寸中，标在背俞与舌下两脉也。足厥阴之本，在行间上五寸所，标在背俞也……足太阴之本，在中封前上四寸之中，标在背俞与舌本也……手少阴之本，在锐骨之端，标在背俞也。"十二经的标本，主要指经脉俞穴分布有上下、内外部位的区别。而这些上下、内外部位都具有对应性，有不可分割的内在联系。在治疗上彼此互为影响。正如《素问·五常政大论》所说："病在上，取之下；病在下，取之上；病在中，傍取之。"背俞穴在标部穴中占有重要地位，对指导针灸临床治疗内脏疾患有一定意义。

气街，意指经气汇集的纵横通道。《灵枢·卫气》篇云："胸气有街，腹气有街，头气有街，胫气有街。"其中所称之胸腹，包括背部，在此主要指背部俞穴。由于各部气街有一定区域，所以在治疗上有一定目标。如"气在胸者，止于膺与背前。气在腹者，止于背俞与冲脉……"，它阐述了人体体腔与体表、前胸与后背之间，包括脏腑器官与体表的胸背之间存在着横向的功能联系。目前，针灸临床常用的"俞募配穴法"，其理论即源于此。

老锦雄教授认为，五脏六腑之元气均通过三焦输注于背俞穴，调节背俞穴可以调节元气，而元气亏损又是致病之源，通过温针灸可以调节五脏

六腑，对元气的亏虚有补益作用，可以起到防病、治病的效果。五脏各有其神而心御之，心对人的生命活动起主要作用，通过针刺五脏背俞穴可以调节五脏神，起到安神养心作用，有助于疾病的康复。"培元""养心"的齐驱并进，大大提高了临床疗效。另外，背俞穴还是邪气常客之处，针刺背俞穴也可以起到祛邪的作用。通过背俞穴的整体调节可以通调五脏六腑之气，使全身的气机运行通畅，则位于四肢躯干的经络得以疏通。所以老锦雄教授临床应用以"输刺"为主，通过背俞穴来培元、养心、通络，可以起到未病先防、既病防变、瘥后防复的作用，使得人体恢复到一个"平人"的状态。

（六）常用的背俞穴

肺俞

【定位】位于第3胸椎棘突下，后正中线旁开1.5寸。

【作用】调肺和营，补劳清热。

【主治】①咳嗽、气喘、咯血等肺系病症。②骨蒸潮热、盗汗等阴虚病症。③瘙痒、瘾疹等皮肤病。④项背痛。

【古文记载】①《针灸甲乙经》："肺寒热，呼吸不得卧，咳上气，呕沫，喘，气相追逐……腰脊痛，肺俞主之。癫疾憎风，时振寒，不得言，得寒益甚，身热狂走，欲自杀，目反妄见，瘛疭泣出，死不知人，肺俞主之。"②《针灸资生经》："哮喘，按其肺俞穴，痛如锥刺。"③《素问·水热穴论》："五藏俞傍五，此十者，以泻五脏之热也。"

厥阴俞

【定位】位于第4胸椎棘突下，后正中线旁开1.5寸。

【作用】宁心安神，理气调血。

【主治】①心痛，心悸。②咳嗽，胸闷。③呕吐。

【古文记载】①《素问·刺热》："热病气穴……四椎下间主膈中

热。"②《铜人腧穴针灸图经》："治呕吐心痛。"③《针灸大成》："脏腑皆有俞在背，独心包络无俞，何也？曰：厥阴即心包络俞也。"

心俞

【定位】位于第5胸椎棘突下，后正中线旁开1.5寸。

【作用】宁心安神，理气调血。

【主治】①心痛、惊悸、失眠、健忘、癫痫等心与神志病变。②咳嗽、吐血等肺系病。③遗精，盗汗。

【古文记载】①《针灸甲乙经》："寒热心痛，循循然与背相引而痛……泪出悲伤，心俞主之。"②《针灸大成》："主呕吐不下食，健忘。"③《类经图翼》："主泻五脏之热。"

肝俞

【定位】位于第9胸椎棘突下，后正中线旁开1.5寸。

【作用】清利肝胆，宁神明目，补血消瘀。

【主治】①黄疸、胁痛等肝胆疾病。②目赤、目视不明、夜盲等目疾。③吐血，衄血。④眩晕，癫狂病。⑤脊背痛。

【古文记载】①《针灸甲乙经》："肝胀者，肝俞主之，亦取太冲。"②《备急千金要方》："肝俞、脾俞、志室，主两胁急痛。吐血，灸肝俞百壮。"③《铜人腧穴针灸图经》："治目生白翳。"

胆俞

【定位】位于第10胸椎棘突下，后正中线旁开1.5寸。

【作用】疏肝利胆，清热化湿。

【主治】①黄疸、口苦、胁痛等肝胆病症。②肺痨，潮热。③脊背痛。

【古文记载】①《针灸甲乙经》："胸满呕无所出，口苦舌干，饮食不下，胆俞主之。"②《孔穴命名的浅说》："胆俞，有主胆病之义。"③《铜人腧穴针灸图经》："胆俞二穴，在第十椎下，两旁各相距一寸五分……心腹胀满……咽中痛，食不下，目黄，胸胁不能转侧，头痛振寒，汗不出，腋下肿。"

脾俞

【定位】位于第11胸椎棘突下，后正中线旁开1.5寸。

【作用】健脾和胃，利湿升清。

【主治】①腹胀、腹泻、呕吐、痢疾、便血等脾胃肠腑病症。②背痛。③多食善饥，身体消瘦。

【古文记载】①《急救仙方》卷十一《黄帝灸二十一种痨图并序》："脾俞二穴，在第十一椎下两傍，各一寸半。是穴理腰身胀满，腹肚泄，泻痢身重，四肢不收，黄疸，邪气积聚，腹痛寒热。针入三分留七分，得气灸三壮。"②《铜人腧穴针灸图经》："脾俞二穴，在第十一椎下，两旁相去各一寸五分。治腹胀引胸背痛，食饮倍多，身渐羸瘦，黄疸善欠，胁下满，泄利体重，四肢不收，癖积聚，腹痛不嗜食，痎疟寒热，针入三分，留六呼，可灸三壮。"③《针灸甲乙经》："腹中气胀，引脊痛，食饮多身羸瘦，名曰食晦，先取脾俞，后取季胁。大肠转气，按之如覆杯，热引胃痛，脾气寒，四肢急，烦不嗜食，脾俞主之。黄瘅善欠，胁下满欲吐，脾俞主之。"

胃俞

【定位】位于第12胸椎棘突下，后正中线旁开1.5寸。

【作用】和胃健脾，理中降逆。

【主治】①胃脘痛、腹泻、呕吐、腹胀、肠鸣等脾胃肠腑病症。②多食善饥，身体消瘦。

【古文记载】①《针灸甲乙经》："胃中寒胀，食多身体羸瘦，腹中满而鸣，腹膜风厥，胸胁支满，呕吐，脊急痛，筋挛，食不下，胃俞主之。"②《针灸大成》："主霍乱，胃寒，腹胀而鸣，翻胃呕吐，不嗜食，多食羸瘦，目不明，腹痛，胸胁支满，脊痛筋挛，小儿羸瘦，不生肌肤。"③《类经图翼》："小儿羸瘦食少。"

三焦俞

【定位】位于第1腰椎棘突下，后正中线旁开1.5寸。

【作用】调理三焦，利水强腰。

【主治】①腹胀、肠鸣、完谷不化、呕吐、泄泻及痢疾等脾胃肠腑病症。②水肿、小便不利等三焦气化不利病症。③腰背痛。

【古文记载】①《针灸甲乙经》："头痛，食不下，肠鸣腹胀，欲呕时泄，三焦俞主之。"②《铜人腧穴针灸图经》："肩背拘急，腰脊强。"③《针灸大成》："泄注下痢。"

肾俞

【定位】位于第2腰椎棘突下，后正中线旁开1.5寸。

【作用】调肾气，强腰脊，聪耳目。

【主治】①腰痛。②遗尿、遗精、阳痿、月经不调、带下等生殖泌尿疾患。③头晕、耳鸣、耳聋、腰酸痛等肾虚疾病。④消渴。

【古文记载】①《备急千金要方》："肾俞、内关，主面赤热。"②《针灸大成》："主虚劳羸瘦，耳聋肾虚，水脏久冷，心腹胀满急，两胁满引少腹急痛。"③《针灸甲乙经》："寒热，食多身羸瘦，两胁引痛……久喘咳、少气、溺浊赤，肾俞主之。骨寒热、溲难，肾俞主之。"

大肠俞

【定位】位于第4腰椎棘突下，后正中线旁开1.5寸。

【作用】理气降逆，调和肠胃，疏调肠腑。

【主治】①运动系统疾病：腰腿痛、骶髂关节炎、骶棘肌痉挛。②消化系统疾病：腹泻、腹胀、便秘、小儿消化不良。③外科系统疾病：阑尾炎、肠出血。

【古文记载】①《备急千金要方》："大肠俞、八髎主大小便不利。"②《千金翼方》："主肠澼泄痢。"③《外台秘要》："胀满雷鸣，灸大肠俞百壮，三报之。"

小肠俞

【定位】在骶部，当骶正中嵴旁1.5寸，平第1骶后孔。

【作用】通调二便，清热利湿。

【主治】①遗精、遗尿、尿血、尿痛、带下等泌尿生殖系统疾患。②腹泻，痢疾。③腰骶痛。

【古文记载】①《针灸甲乙经》："小腹痛控睾引腰脊，疝痛，上冲心，腰脊强，溺黄赤，口干，小肠俞主之。"②《备急千金要方》："主泄痢脓血。"③《圣济总录》："小肠俞二穴，在第十八椎下，两旁相去各一寸五分。治小便赤涩淋沥，少腹痛，脚肿短气不嗜食，大便脓血出，五痔疼痛，妇人带下，针入三分，留六呼，可灸三壮。"

膀胱俞

【定位】在骶部，当骶正中嵴旁1.5寸，平第2骶后孔。

【作用】疏调膀胱，通利水道。

【主治】①小便不利、遗尿等膀胱气化功能失调病症。②腰骶痛。③腹泻，便秘。

【古文记载】①《针灸甲乙经》："腰脊痛强引背、少腹，俯仰难，不得仰息，脚痿重，尻不举，溺赤，腰以下至足清不仁，不可以坐起，膀胱俞主之。"②《外台秘要》："胀满结气如水肿胀，少腹坚如石。"③《圣济总录》："膀胱俞二穴，在第十九椎下，两旁相去各一寸五分，足太阳脉气所发。治风劳腰脊痛，泄利腹痛，小便赤涩遗溺，阴生疮，少气足寒，拘急不得屈伸，女子瘕聚，脚膝无力，针入三分，留六呼，可灸三壮。"

二、其余常用穴

（一）手太阴肺经

太渊

【定位】腕掌侧横纹桡侧，桡动脉搏动处。

【作用】宣肺止咳，宽胸利气。

【主治】咳嗽，气喘，支气管炎，哮喘，肺结核，百日咳，咯血，唾血，咽喉肿痛，胸痹，胸闷，胸背痛，心痛，心悸，腹胀，噫气，呕吐，呕血，无脉症，肋间神经痛，臂内廉痛，腕关节及周围软组织疾患，手腕痛，手腕无力，半身不遂，肋间痛，掌中热，目生翳膜，咽干，聋哑，闭经，痛经等。

【古文记载】①《备急千金要方》："唾血振寒嗌干，太渊主之。"②《玉龙赋》："咳嗽风痰，太渊、列缺宜刺。"③《针灸大成》："主胸痹逆气，善哕，呕饮食，咳嗽，烦闷不得眠，肺胀膨，臂内廉痛，目生白翳，眼痛赤，乍寒乍热，缺盆中引痛，掌中热，数欠，肩背痛寒，喘不得息，噫气上逆，心痛，脉涩，咯血呕血，振寒，咽干，狂言，口僻，溺色变，卒遗矢无度。"

列缺

【定位】在前臂桡侧缘，桡骨茎突上方，腕横纹上1.5寸处，肱桡肌与拇长展肌腱之间。

【作用】止咳平喘，通经活络，利水通淋。

【主治】外感，发热恶寒，咳嗽，气喘，少气不足以息，支气管哮喘，热病烦心，咽喉肿痛，落枕，手腕无力，掌中热，手指麻木，半身不遂，口眼歪斜，偏头痛，头项强痛，齿痛，神经性头痛，面神经麻痹，荨麻疹，尿血，小便难，小便热，疟疾，风疹，腰痛，四肢暴肿，乳痈，阴茎痛等。

【古文记载】①《备急千金要方》："男子阴中疼痛溺血，精出，灸列缺五十壮。"②《针灸资生经》："主汗出，四肢肿。"③《灵枢·经脉》："手太阴之别，名曰列缺……其病实则手锐掌热；虚则欠㰦，小便遗数。取之去腕一寸半，别走阳明也。"

孔最

【定位】在前臂掌面桡侧，当尺泽与太渊连线上，腕横纹上7寸。

【作用】清热止血，润肺理气。

【主治】咳嗽，气喘，肺结核，咯血，肺炎，支气管炎，支气管哮喘，鼻衄，头痛，咽喉炎，扁桃体炎，热病汗不出，失音，肘臂挛痛，手关节痛，痔疾下血等。

【古文记载】①《备急千金要方》："孔最，主臂厥热痛汗不出，皆灸刺之，此穴可以出汗。"②《针灸甲乙经》："热病汗不出，上髎及孔最主之。厥头痛，孔最主之。"③《铜人腧穴针灸图经》："治热病汗不出，此穴可灸三壮即汗出；咳逆，臂厥痛，针三分，灸五壮。"

中府

【定位】在胸前壁的外上方，云门下1寸，平第1肋间隙，距前正中线旁开6寸。

【作用】止咳平喘，清泻肺热，健脾补气。

【主治】咳嗽，气喘，少气不得息，肺炎，支气管炎，哮喘，肺结核，肺脓疡，支气管扩张，胸中胀闷，胸中烦热，鼻流浊涕，喉痹，胸痛，咳吐脓血，呕吐，嗳气吞酸，不下食，腹胀，肩背痛，瘿瘤，汗出，奔豚上下腹中与腰相引痛等。

【古文记载】①《素问·水热穴论》："大杼、膺俞、缺盆、背俞，此八者，以泻胸中之热也。"②《针灸甲乙经》："手足太阴之会。"③《针灸甲乙经》："肺系急，胸中痛，恶寒，胸满恒恒然，善呕胆，胸中热，喘，逆气，气相追逐，多浊唾，不得息，肩背风，汗出，面、腹肿，膈中食馈，不下食，喉痹，肩息肺胀，皮肤骨痛，寒热，烦满，中府主之。"

尺泽

【定位】肘横纹中，肱二头肌腱桡侧凹陷处。

【作用】清热和胃，通络止痛。

【主治】咳嗽，气喘，少气，咯血，潮热，肺炎，支气管炎，支气管哮喘，肺结核，胸部烦满，心痛，心烦，悲愁不乐，咽喉肿痛，胸膜炎，小儿惊风，急性胃肠炎，吐泻，肘臂挛痛，肩内侧痛，肩胛神经痛，四肢暴肿，手不能伸，肘关节及周围软组织疾患，丹毒，身痛，腰脊强痛，膝髌肿痛，乳痈，发热，癥瘕积聚，疝气，喑哑，抽搐，癫痫，精神病，脑血管病后遗症，遗尿，尿失禁等。

【古文记载】①《备急千金要方》："主呕泻上下出，两胁下痛。"②《灵光赋》："吐血定喘补尺泽。"③《针灸甲乙经》："振寒瘈疭，手不伸，咳嗽唾浊，气膈善呕，鼓颔不得汗，烦满，因为疿蚍，尺泽主之，左窒刺右，右窒刺左。心膨膨痛，少气不足以息，尺泽主之。咳逆上气，舌干，胁痛，心烦，肩寒，少气不足以息，腹胀，喘，尺泽主之。肘痛，尺泽主之。"

少商

【定位】在手拇指末节桡侧，距指甲角0.1寸（指寸）。

【作用】解表清热，通利咽喉，苏厥开窍。

【主治】感冒，发热，肺炎，咳嗽，气喘，支气管炎，咯血，咽喉肿痛，颌肿喉痹，扁桃体炎，腮腺炎，喑哑，中风昏迷，牙关紧闭，中暑呕吐，小儿惊风，癫狂，手挛指痛，指肿麻木，中暑，热病，鼻衄，休克，精神分裂症，瘾症，失眠，食管狭窄，黄疸，齿龈出血，舌下肿瘤，口颊炎，脑出血，盗汗等。

【古文记载】①《备急千金要方》："主耳前痛。"②《铜人腧穴针灸图经》："忽腮颌肿大如升，喉中闭塞。"③《类经图翼》："泄诸脏之热，项肿，雀目不明，中风。"

（二）手阳明大肠经

合谷

【定位】在手背，第1、2掌骨间，当第2掌骨桡侧的中点处。

【作用】疏风解表，清泄肺气，通降肠胃。

【主治】伤寒，流行性感冒，头痛，发热恶寒，无汗或多汗，咳嗽，气喘，哮喘，支气管炎，急性扁桃体炎，齿痛，齿龈炎，目赤肿痛，电光性眼炎，咽喉肿痛，失音，口眼歪斜，半身不遂，面肿，中风口噤，面神经麻痹或痉挛，三叉神经痛，神经性头痛，神经衰弱，瘾症，精神病，丹毒，疥疮，疔疮，牙关紧闭，小儿惊风，昏厥，癫狂，痫病，抽搐，鼻渊，鼻衄，鼻塞，急慢性鼻炎，腮腺炎，耳鸣，耳聋，瘾疹，疟疾，腹痛，胃痛，呕吐，消化不良，痢疾，泄泻，便秘，痛经，经闭，滞产，胞衣不下，产后恶露不尽，乳汁少，乳痈，高血压，荨麻疹，肩凝症，上肢疼痛，肩臂疼痛或麻木，痹证，痿证，肢端麻木，消渴，黄疸，破伤风，疟疾，水肿，癃闭，脑卒中等。

【古文记载】①《铜人腧穴针灸图经》："妇人妊娠不可刺之，损胎气。"②《针灸资生经》："风疹，合谷、曲池。"③《针灸甲乙经》："痱痿，臂腕不用，唇吻不收，合谷主之……聋，耳中不通，合谷主之。齿龋痛，合谷主之。"

偏历

【定位】屈肘，偏历在前臂背面桡侧，当阳溪与曲池连线上，腕横纹上3寸。

【作用】清阳明热，通利水道。

【主治】耳鸣，耳聋，鼻衄，喉痛，扁桃体炎，手臂酸痛，颊肿，目赤痛，口眼㖞斜，齿痛，水臌，小便不利，水肿，肩痛，肘痛，腕痛，前臂神经痛，癫痫等。

【古文记载】①《灵枢·经脉》："手阳明之别，名曰偏历……实则龋聋；虚则齿寒痹膈，取之所别也。"②《针灸甲乙经》："风疟，汗不出，偏历主之。癫疾多言，耳鸣，口僻，颊肿，实则聋，龋，喉痹不能言，齿痛，鼻鼽衄；虚则痹，膈俞、偏历主之。"③《医宗金鉴》："肺经里之原穴太渊，大肠表之络穴偏历，二穴应刺之症，即胸胀溏泻，小便频数，洒洒恶寒，翕翕发热，咳嗽喘促，气短，皮肤、肩、背、缺盆麻木痠痛，皆肺、大肠经病也。"

温溜

【定位】屈肘，温溜在前臂背面桡侧，当阳溪与曲池连线上，腕横纹上5寸。

【作用】清邪热，理肠胃。

【主治】寒热头痛，头风，眩晕，面肿，面瘫，腮腺炎，口腔炎，唇干，流涎，舌炎，齿痛，咽喉肿痛，目赤肿痛，疔疮，吐舌，腹胀，肠鸣，腹痛，鼻衄，肩背、肩臂酸痛，颈项强痛，狂言，狂走，癫疾，乳痈，劳瘵，气喘等。

【古文记载】①《备急千金要方》："肠鸣而痛，温溜主之。"②《千金翼方》："狂癫哭泣，灸手逆注三十壮。"③《针灸甲乙经》："伤寒，寒热头痛，哕衄，肩不举，温溜主之。疟，面赤肿，温溜主之。肠鸣而痛，温溜主之。口齿痛，温溜主之。癫疾，吐舌，鼓颔，狂言见鬼，温溜主之。狂仆，温溜主之。喉痹不能言，温溜与曲池主之。"

阳溪

【定位】在腕背横纹桡侧，手拇指向上翘起时，拇短伸肌腱与拇长伸肌腱之间的凹陷中。

【作用】清热散风，通利关节。

【主治】头痛，目赤肿痛，目翳，耳聋，耳鸣，舌本强，吐舌，齿痛，咽喉肿痛，鼻衄，鼻齇，泄泻，消化不良，癫狂，痫病，肩臂疼痛，半身不遂，偏瘫，腕痛连肘，腕臂痛，肘臂不举，手腕疼痛无力，腕关节及周围软组织疾病，五指拘挛，掌中热，身热，热病心烦，疟疾，神经性头痛，扁桃体炎等。

【古文记载】①《备急千金要方》："阳溪主臂腕外侧痛不举。"②《医宗金鉴》："主治热病烦心，瘾疹痂疥，厥逆头痛，咽喉肿痛及狂妄，惊恐见鬼等证。"③《针灸甲乙经》："热病烦心，目痛泣出，厥逆头痛，胸满不得息，阳溪主之。疟，寒甚，阳溪主之。痂疥，阳溪主之。"

曲池

【定位】位于肘横纹桡侧端凹陷处，屈肘取穴。

【作用】清邪热，调气血，祛风湿，利关节。

【主治】热病，半身不遂，风疹，手臂肿痛无力，臂肘疼痛，肩背疼痛，上肢不遂，瘰疬，伤寒，发热，流感，头痛，眩晕，耳鸣，耳聋，咽喉肿痛，胸中烦闷，咳嗽，气喘，肺炎，扁桃体炎，颈肿，胸膜炎，肋间神经痛，齿痛，目不明，目赤痛，腹痛，吐泻，泄泻，痢疾，便秘，肠痛，高血压，消渴，水肿，月经不调，丹毒，疮疡，疔疮，疥疮，湿疹，荨麻疹，麻疹，皮肤干燥，癫狂，瘾疹，善惊，中暑，神经衰弱等。

【古文记载】①《针灸甲乙经》："伤寒余热不尽，曲池主之。胸中满，耳前痛，齿痛，目赤痛，颈肿，寒热，渴饮辄汗出，不饮则皮干热，曲池主之。肩、肘中痛，难屈伸，手不可举，腕重急，曲池主之。目不明，腕急，身热，惊狂，躄痿痹，瘾疹，曲池主之。癫疾吐舌，曲池主之。"②《针灸大成》："主绕踝风，手臂红肿，肘中痛，偏风半身不遂，恶风邪气，泣出喜忘，风瘾疹，喉痹不能言，胸中烦满，臂膊疼痛，筋缓捉物不得，挽弓不开，屈伸难，风痹，肘细无力，伤寒余热不尽，皮肤干燥，瘾疹癫疾，举体痛痒如虫啮，皮脱作疮，皮肤痂疥，妇人经脉不通。"③《针经标幽赋》："肩井、曲池，甄权刺臂痛而复射。"

商阳

【定位】在手食指末节桡侧，距指甲角0.1寸（指寸）。

【作用】清阳明之热，醒脑苏厥。

【主治】咽喉肿痛，耳鸣耳聋，中风昏迷，热病，中暑，无汗，齿痛，青盲，颔肿，胸满，胸中烦闷，喘咳，手指麻木，口干，咽炎，扁桃体炎，腮腺炎，喉痹，疟疾，高热不退，缺盆痛，肩痛，臂肿痛，急性胃肠炎，急性腹泻，脑出血等。

【古文记载】①《素问·缪刺论》："邪客于手阳明之络，令人气满，胸中喘息，而支胠，胸中热。刺手大指次指爪甲上，去端如韭叶，各一痏，左取右，右取左，如食顷已。邪客于手阳明之络，令人耳聋，时不闻音。刺手大指次指爪甲上，去端如韭叶，各一痏，立闻。"②《针灸甲乙经》："热疟口干，商阳主之。臂瘛引口中，寒，颔肿肩肿，引缺盆，商阳主之。青盲，商阳主之。耳中生风，耳鸣，耳聋，时不闻，商阳主之。口干下齿痛，商阳主之。"③《针灸大成》："主胸中气满，喘咳支肿，热病汗不出，耳鸣聋，寒热痎疟，口干，颐颔肿，齿痛，恶寒，肩背急相引缺盆中痛，目青盲。灸三壮，左取右，右取左，如食顷立已。"

（三）足阳明胃经

足三里

【定位】在小腿前外侧，当犊鼻下3寸，距胫骨前缘一横指（中指）。

【作用】理脾胃，调气血，补虚乏，泻胃热，防病保健。

【主治】胃痛，呕吐，腹胀，肠鸣，消化不良，下肢痿痹，泄泻，便秘，痢疾，疳积，癫狂，脑卒中，脚气，水肿，下肢不遂，心悸，气短，虚劳羸瘦。

【古文记载】①《灵枢·邪气脏腑病形》："胃病者，腹膜胀，胃脘当心而痛，上支两胁，膈咽不通，食饮不下，取之三里也。"②《灵枢·四时气》："善呕，呕有苦，长太息，心中憺憺，恐人将捕之，邪在胆，逆在胃。胆液泄则口苦，胃气逆则呕苦，故曰呕胆。取三里以下胃气，逆则刺少阳血络，以闭胆逆，却调其虚实，以去其邪。小腹痛肿、不得小便，邪在三焦约，取之太阳大络，视其络脉与厥阴小络结而血者，肿上及胃脘取三里。"③《灵枢·五邪》："邪在脾胃，则病肌肉痛，阳气有余，阴气不足，则热中善饥；阳气不足，阴气有余，则寒中肠鸣腹痛；阴阳俱有余，若俱不足，则有寒有热，皆调于三里。"

冲阳

【定位】在足背最高处，当拇长伸肌腱与趾长伸肌腱之间，足背动脉搏动处。

【作用】和胃化痰，通络宁神。

【主治】胃痛腹胀，口眼歪斜，面神经麻痹，足痿无力，脚背红肿，足背肿痛，足扭伤，足缓不收，头重头痛，面肿，前额痛，齿痛颊肿，癫狂，齿龈炎，癫痫，脉管炎，呕吐，胃脘痛，不嗜食，胃痉挛，胃炎，腹胀，眩晕，风湿性关节炎等。

【古文记载】①《素问》："刺跗上，中大脉，出血不止，死。"

②《针灸甲乙经》："善啮颊齿唇，热病汗不出，口中热痛；胃脘痛，时寒热。"③《针灸甲乙经》："热病汗不出，口中热痛，冲阳主之。胃脘痛，时寒热皆主之。风水面浮肿，冲阳主之。腹大，不嗜食，冲阳主之。足下缓失履，冲阳主之。"

丰隆

【定位】在小腿前外侧，当外踝尖上8寸，条口外，距胫骨前缘二横指（中指）。

【作用】健脾化痰，和胃降逆，开窍。

【主治】痰多，哮喘，咳嗽，气喘，急性支气管炎，慢性咽喉炎，胸痛，头痛，眩晕，耳源性眩晕，咽喉肿痛，便秘，癫狂，痫病，下肢痿痹，呕吐，胸腹痛，四肢肿，咳吐痰涎，肢体懈堕，伤寒吐蛔，大小便难，痰饮，面目浮肿，喉痹，卒喑，闭经，血崩，脚气，神经衰弱，精神分裂症，神经血管性头痛，高血压，腓肠肌痉挛，下肢浮肿，腿膝酸痛，癔症，失眠，脑出血，脑血管病后遗症，胸膜炎，肝炎，阑尾炎，尿潴留，烟癖，肥胖病，肩周炎等。

【古文记载】①《针灸甲乙经》："厥头痛，面浮肿，心烦，狂见鬼，善笑不休，发于外有所大喜，喉痹不能言，丰隆主之。"②《备急千金要方》："主胸痛如刺，腹若刀切痛。主大小便涩难。主不能食。主身湿。"③《针灸大成》："主厥逆，大小便难，怠惰，腿膝酸，屈伸难，胸痛如刺，腹若刀切痛，风痰头痛，风逆四肢肿，足青身寒湿，喉痹不能言，登高而歌，弃衣而走，见鬼好笑。气逆则喉痹卒喑，实则癫狂，泻之。虚则足不收，胫枯补之。"

天枢

【定位】在腹中部，距脐中2寸。

【作用】调中和胃，理气健脾。

【主治】腹痛，腹胀，肠鸣，泄泻，痢疾，便秘，肠痈，热病，疝气，水肿，绕脐切痛，赤白痢疾，细菌性痢疾，呕吐，纳呆，癥瘕积聚，疟疾振寒，热甚狂言，肠道蛔虫病，肠梗阻，阑尾炎，小儿单纯性消化不良，急性胃肠炎，小儿腹泻，淋浊，脐疝，黄疸，腰痛，胆囊炎，肝炎，月经不调，子宫内膜炎，异常子宫出血，痛经，闭经，崩漏，带下，产后腹痛，肾炎等。

【古文记载】①《针灸甲乙经》："腹胀肠鸣，气上冲胸，不能久立，腹中痛濯濯。冬日重感于寒则泄，当脐而痛，肠胃间游气切痛，食不化，不嗜食，身肿，挟脐急，天枢主之。疟，振寒，热甚狂言，天枢主之。脐疝，绕脐而痛，时上冲心，天枢主之。气疝哕呕，面肿，奔豚，天枢主之。大肠胀者，天枢主之。阴疝，气疝，天枢主之。女子胞中痛，月水不依时休止，天枢主之。"②《备急千金要方》："小便不利……灸天枢百壮。天枢，主疟振寒，热盛狂言。天枢，主冬月重感于寒则泄，当脐痛，肠胃间游气切痛。"③《针灸大成》："主奔豚，泄泻，胀疝，赤白痢，水痢不止，食不下，水肿腹胀肠鸣，上气冲胸，不能久立，久积冷气，绕脐切痛，时上冲心，烦满呕吐，霍乱，冬月感寒泄利，疟寒热狂言，伤寒饮水过多，腹胀气喘，妇人女子癥瘕，血结成块，漏下赤白，月事不时。"

外陵

【定位】外陵在下腹部，当脐中下1寸，距前正中线2寸。

【作用】和胃化湿，理气止痛。

【主治】腹痛，疝气，痛经，泄泻，痢疾，腹胀，肠鸣，阑尾炎，输尿管结石，胃炎，肠炎，肠痉挛等。

【古文记载】

①《针灸甲乙经》："腹中尽痛，外陵主之。"②《铜人腧穴针灸图经》："治腹中痛，心如悬，引脐腹痛。"③《针灸大成》："主腹痛，

心下如悬，下引脐痛。"

大巨

【定位】大巨在下腹部，当脐中下2寸，距前正中线2寸。

【作用】调肠胃，固肾气。

【主治】小腹胀满，小便不利，遗精，早泄，睾丸炎，疝气，肾气冲心，阳痿，便秘，偏枯，四肢不用，惊悸不寐，腹直肌痉挛，肠梗阻，膀胱炎，尿潴留，腹痛，腹泻，阑尾炎，肠炎，尿道炎，失眠等，是腹部手术针麻常用穴之一。

【古文记载】①《针灸甲乙经》："偏枯，四肢不用，善惊。"②《类经图翼》："烦渴，惊悸不眠。"③《外台秘要》："主腹满痛，善烦，癫疝，偏枯，四肢不用，善惊。"

水道

【定位】仰卧位，在天枢直下3寸，关元穴（任脉）旁开2寸处取穴。

【作用】利水消肿，调经止痛。

【主治】小腹胀满，腹痛，月经不调，痛经，子宫下垂，卵巢炎，盆腔炎，不孕，小腹胀痛，遗尿，二便不通，疝气偏坠，腰背强急，胞中瘕，子门寒，肾炎，膀胱炎，睾丸炎，尿潴留，水肿，尿道炎，小儿睾丸鞘膜积液，腹水，脊髓炎，脱肛等。

【古文记载】①《针灸甲乙经》："三焦约，大小便不通，水道主之。小腹胀满，痛引阴中，月水至则腰脊痛，胞中瘕，子门有寒，引髌髀，水道主之。"②《备急千金要方》："三焦、膀胱、肾中热气，灸水道随年壮。少腹胀满，痛引阴中，月水至则腰脊痛，胞中瘕，子门寒，大小便不通，刺水道入二寸半，灸五壮。"③《千金翼方》："妊胎不成，若堕胎腹痛，漏胞见赤，灸胞门五十壮。关元左边二寸是也，右边名子户。子脏闭塞不受精，灸胞门五十壮；胞衣不出，或腹中积聚，皆针胞门入一寸，先补后泻。去关元左二寸；子死腹中及难产，皆针胞门。"

归来

【定位】在下腹部，当脐中下4寸，距前正中线2寸。

【作用】活血化瘀，调经止痛。

【主治】少腹疼痛，痛经，子宫下垂，阴中寒，不孕，月经不调，闭经，崩漏，带下，阴挺，卵巢炎，子宫内膜炎，盆腔炎，疝气，小便不利，腹痛，遗精，阳痿，奔豚，睾丸炎，腹股沟斜疝，阴茎痛等。

【古文记载】①《针灸甲乙经》："奔豚，卵上入，痛引茎，归来主之。女子阴中寒，归来主之。"②《针灸大成》："主小腹奔豚，卵上入腹，引茎中痛，七疝，妇人血脏积冷。"③《胜玉歌》："小肠气痛归来治。"

气冲

【定位】在腹股沟稍上方，当脐中下5寸，距前正中线2寸。

【作用】调经血，舒宗筋，理气止痛。

【主治】少腹痛，疝气，腹股沟疼痛，偏坠，睾丸肿痛，小便淋沥，遗精，阳痿，小腹满痛，腰痛控睾，睾丸炎，茎中痛，阴肿，奔豚，阴茎肿痛，癃闭，月经不调，带下，难产，崩漏，闭经，不孕，胞衣不下，附件炎，子宫内膜炎，痛经，异常子宫出血，腹痛，尿路感染，前列腺炎等。

【古文记载】①《素问》："刺气街，中脉，备不出为肿鼠仆。"②《灵枢·杂病》："腹痛，刺脐左右动脉，已刺按之，立已；不已，刺气街，已刺按之，立已。"③《针灸甲乙经》："腰痛控睾，小腹及股，卒俯不得仰，刺气街。脱肛，下利气街主之。妇人无子及少腹痛，刺气冲主之。"

髀关

【定位】在大腿前面，当髂前上棘与髌底外侧端的连线上，屈股时，平会阴，居缝匠肌外侧凹陷处。

【作用】强腰膝，通经络。

【主治】髀股痿痹，下肢不遂，腰腿疼痛，筋急不得屈伸，膝股痿痹，股内筋急不得屈伸，足麻木不仁，下肢瘫痪，腹股沟淋巴结炎，股外侧皮神经炎，膝关节炎，腰痛，髋痛，股痛，膝痛，下肢屈伸不利、疼痛、麻痹或瘫痪，痿痹，腰膝冷痛，腹痛，股内外肌痉挛，重症肌无力等。

【古文记载】①《针灸甲乙经》："膝寒痹不仁，不可屈伸，髀关主之。"②《针灸大成》："主腰痛，足麻木，膝寒不仁，痿痹，股内筋络急，不屈伸，小腹引喉痛。"③《备急千金要方》："主膝寒不仁，痿痹不得屈伸。"

伏兔

【定位】在大腿前面，当髂前上棘与髌底外侧端的连线上，髌底上6寸。

【作用】散寒化湿，疏通经络。

【主治】下肢痿痹，下肢麻痹，下肢痉挛，股膝冷痛，寒湿脚气，寒疝，瘾疹，下肢瘫痪，股外侧皮神经炎，膝关节及其周围软组织疾患，腰痛，风湿性关节炎，荨麻疹，腹股沟淋巴结炎，疝气，腹胀，狂邪妄语等。

【古文记载】①《针灸甲乙经》："寒疝下至腹腠，膝腰痛如清水，大腹诸疝，按之至膝上，伏兔主之。"②《针灸大成》："主膝冷不得温，风劳痹逆，狂邪，手挛缩，身瘾疹，腹胀，少气，头重，脚气，妇人下部诸疾。"③《备急千金要方》："狂邪鬼语，灸伏兔百壮。"

阴市

【定位】在大腿前面，当髂前上棘与髌底外侧端的连线上，髌底上3寸。

【作用】温经散寒，理气止痛。

【主治】膝关节痛，下肢伸屈不利，腰痛，腹胀，腹痛，腿膝酸痛，脚弱无力，痿痹，两足拘急，水肿，下肢瘫痪，膝关节及其周围软组织病变，疝气，脚气，风湿性关节炎，髌上滑囊炎，髌骨软化症，心痛，脑血管病后遗症，消渴等。

【古文记载】①《针灸甲乙经》："寒疝痛，腹胀满，痿厥，少气，阴市主之。"②《针灸甲乙经》："阴市禁不可灸。"③《针灸大成》："寒疝腹痛，阴市、太溪、肝俞。"

梁丘

【定位】屈膝，梁丘在大腿前面，当髂前上棘与髌底外侧端的连线上，髌底上2寸。

【作用】调胃降逆，祛风化湿。

【主治】急性胃炎，胃痉挛，急性胃痛，肠鸣泄泻，乳痈，腰膝疼痛，冷痹不仁，鹤膝风，膝关节及其周围软组织病变，膝胫痹痛，下肢不遂，痛经，风湿性关节炎，髌上滑囊炎，髌骨软化症等。

【古文记载】①《针灸甲乙经》："大惊，乳痛，梁丘主之。胫苦苦痹，膝不能屈伸，不可以行，梁丘主之。"②《针灸大成》："主膝脚腰痛，冷痹不仁，跪难屈伸，足寒，大惊，乳肿痛。"③《太平圣惠方》："冷痹膝痛。"

犊鼻

【定位】屈膝，在膝部，髌骨与髌韧带外侧凹陷中。

【作用】祛风化湿，疏利关节。

【主治】膝痛，关节屈伸不利，脚气，损伤性膝关节痛，膝部神经痛或麻木，膝关节及其周围软组织炎，膝关节酸痛，膝髌肿痛不仁，下肢痿痹，下肢麻痹，下肢瘫痪，足跟痛等。

【古文记载】①《素问·刺禁论》："刺膝髌出液为跛。"②《灵枢·杂病》："膝中痛，取犊鼻，以员（圆）利针，发而间之。针大如牦，利膝无疑。"③《备急千金要方》："犊鼻肿，可灸，不可刺。"

条口

【定位】在小腿前外侧，当犊鼻下8寸，距胫骨前缘一横指（中指）。

【作用】舒筋活络，理气和中。

【主治】膝、胫、足等疾患，如膝胫酸痛，下肢麻木，脚气，转筋，跗肿，足缓不收，足底热，肩臂不得举，下肢冷痛，脘腹疼痛，下肢痿痹，肩臂痛，肠疝痛，膝胫酸痛，两足无力，泄泻。现又用条口穴治疗膝关节炎，多发性神经炎，下肢瘫痪，肩关节周围炎，膝关节炎，胃痉挛，肠炎，扁桃体炎等。

【古文记载】①《针灸甲乙经》："胫痛，足缓失履，湿痹，足下热，不能久立，条口主之。"②《外台秘要》："主胫寒不得卧，胫疼，足缓失履，湿痹足下热不能久立。"③《针灸大成》："主足麻木，风气，足下热，不能久立，足寒膝痛，胫寒湿痹，脚痛胕肿，转筋，足缓不收。"

上巨虚

【定位】在小腿前外侧，当犊鼻下6寸，距胫骨前缘一横指（中指）。

【作用】调和肠胃，通经活络。

【主治】腹痛，腹胀，肠中切痛，肠鸣，泄泻，脐腹疼痛，胃肠炎，急性肠炎，急性单纯性阑尾炎，痢疾，饮食不化，胃脘痛，食欲不振，便秘，肠痈，胸胁支满，中风偏瘫，脚气，膝胫酸痛，咳逆气喘，小便黄赤，偏枯不遂，脚胫酸痛，下肢水肿，痿痹等。

【古文记载】①《灵枢·邪气脏腑病形》："大肠病者，肠中切痛而鸣濯濯。冬日重感于寒即泄，当脐而痛，不能久立，与胃同候，取巨虚上廉。"②《针灸甲乙经》："风水膝肿，巨虚上廉主之。胸胁支满，恶闻人声与木音，巨虚上廉主之。大肠有热，肠鸣，腹满，挟脐痛，食不化，喘，不能久立，巨虚上廉主之。大肠病者，肠中切痛而鸣濯濯，冬日重感于寒，当脐而痛，不能久立，与胃同候，取巨虚上廉。小便黄，肠鸣相逐，上廉主之。狂妄走善欠，巨虚上廉主之。飧泄，大肠痛，巨虚上廉主之。"③《备急千金要方》："脚气初得脚弱，骨髓冷疼痛，小便难黄。"

下巨虚

【定位】在小腿前外侧，当犊鼻下9寸，距胫骨前缘一横指（中指）。

【作用】调肠胃，通经络，安神志。

【主治】小腹痛，肠鸣腹痛，泄泻，痢疾，大便脓血，泄利脓血，细菌性痢疾，急慢性肠炎，胃中热，胃脘痛，纳呆，小便不利，小便黄，消谷善饥，胸胁痛，腰脊痛引睾丸，下肢痿痹，下肢瘫痪，足不履地，寒湿脚气，下肢水肿，足痿不收，乳痈，涎出，喉痹，中风偏瘫，暴惊狂言等。

【古文记载】①《灵枢·邪气脏腑病形》："小肠病者，小腹痛，腰脊控睾而痛，时窘之后，当耳前热，若寒甚，若独肩上热甚，及手小指次指之间热，若脉陷者，此其候也，手太阳病也，取之巨虚下廉。"②《针灸甲乙经》："溺黄，下廉主之。乳痈，惊，痹，胫重，足跗不收，跟痛，巨虚下廉主之。"③《针灸大成》："主小肠气不足，面无颜色，偏风腿痿，足不履地，热风冷痹不遂，风湿痹，喉痹，脚气不足，沉重，唇干，涎出不觉，不得汗出，毛发焦，肉脱，伤寒胃中热，不嗜食，泄脓血，胸胁小腹控睾而痛，时窘之后，当耳前热，若寒甚，若独肩上热甚及小指次指间热痛，暴惊狂，言语非常，女子乳痈，足跗不收，跟痛。"

解溪

【定位】在足背与小腿交界处的横纹中央凹陷中，当拇长伸肌腱与趾长伸肌腱之间。

【作用】健脾化滞，清热宁神。

【主治】头痛，眩晕，癫狂，腹胀，便秘，下肢痿痹，目赤，胃热谵语，霍乱，瘛疭，惊悸，咳喘，膝重转筋，脚软无力，神经性头痛，胃炎，肠炎，气逆发噎，消化不良，饥不欲食，肾炎，面神经麻痹，足下垂，踝关节周围组织扭伤，踝关节及其周围软组织炎，头面浮肿，脚踝无力，面赤，眉棱骨痛，惊风，足踝肿痛，脚重，癫痫，精神病，腓神经麻痹，高血压等。

【古文记载】①《针灸甲乙经》："热病汗不出，善噫，腹胀满，胃热谵语，解溪主之。疟，瘛疭惊，股膝重，胻转筋，头眩痛，解溪主之。风水面浮肿，颜黑，解溪主之。风从头至足，面目赤，口痛啮舌，解溪主之。癫疾，发寒热，欠，烦满，悲泣出，解溪主之。霍乱，解溪主之。白膜复珠，瞳子无所见，解溪主之。狂，易见鬼与火，解溪主之。"②《备急千金要方》："解溪，主口痛，啮舌。主腹大，下重；主瘛疭而惊。主膝重，脚转筋，湿痹。白幕复珠子，无所见，解溪主之。"③《针灸大成》："头风，面赤，目赤，眉攒疼不可忍。"

陷谷

【定位】在足背，当第2、第3跖骨接合部前方凹陷处。

【作用】清热，利湿，泻火。

【主治】面目浮肿，肠鸣腹泻，足背肿痛，足痿无力，下肢瘫痪，足扭伤，热病，目赤肿痛，结膜炎，面浮身肿，胸胁支满，热痢，疟疾，胃炎，肠炎，胃脘痛，腹痛，疝气，腹胀，腹水，上眼睑无力，肾炎，胸膜炎等。

【古文记载】①《针灸甲乙经》："水中留饮，胸胁支满，刺陷谷出血立已。面肿目痈，刺陷谷出血立已。"②《铜人腧穴针灸图经》："治面目浮肿及水病善噫，肠鸣，腹痛，热病汗不出，振寒，疟疾。"③《备急千金要方》："热病，肠鸣而痛，腹大满，喜噫。"

内庭

【定位】在足背，当第2、第3趾间，趾蹼缘后方赤白肉际处。

【作用】清胃泻火，理气止痛。

【主治】齿痛，齿龈炎，面肿，口歪，咽喉肿痛，鼻衄，腹痛，腹胀，急慢性胃炎，急慢性肠炎，痢疾，泄泻，肠疝痛，足背肿痛，热病，胃痛吐酸，胃痉挛，消化不良，目痛，口噤，耳鸣，吞酸，纳呆，肠痈，便血，大、小便不利，胫骨痛，脚气，足趾肿痛，扁桃体炎，三叉神经痛，跖趾关节痛，发热，头痛，瘾疹，四肢厥逆，胫痛不可屈伸，癔症，尿血等。

【古文记载】①《针灸甲乙经》："四厥，手足闷者，使人久持之，逆冷胫痛，腹胀皮痛，善伸数欠，恶人与木音，振寒，嗌中引外痛，热病汗不出，下齿痛，恶寒目急，喘满寒栗，龈口噤僻，不嗜食，内庭主之。"②《铜人腧穴针灸图经》："治四肢厥逆，腹胀满，数欠，恶闻人声，振寒咽中引痛，口㖞，齿龋痛，疟，不嗜食。"③《马丹阳天星十二穴并治杂病歌》："内庭次趾外，胃脘阳明。能疗四肢厥，喜静恶闻声，耳内鸣喉痛，数欠及牙疼，虚疾不思食，针着便惺惺。"

厉兑

【定位】在足第2趾末节外侧，距趾甲角0.1寸（指寸）。

【作用】清热和胃，苏厥醒神，通经活络。

【主治】面肿，齿痛，齿龈炎，口歪，鼻炎，扁桃体炎，胸腹胀满，热病，多梦，癫狂，咽喉肿痛，胃炎，胃脘疼痛，消化不良，消谷善饥，晕厥，多惊好卧，梦魇不宁，唇疹，衄血，喉痹颈肿，黄疸，水肿，便秘，便血，精神分裂症，神经衰弱，口噤，膝髌肿痛，足背肿痛，休克，癫痫，癔症，嗜睡，面神经麻痹，下肢麻痹等。

【古文记载】①《针灸甲乙经》："热病汗不出，衄血，眩时仆，面浮肿，足胫寒，不得卧，振寒，恶人与木音，喉痹，龋齿，恶风，鼻不利，多善惊，厉兑主之。疟，不嗜食，厉兑主之。寒，腹胀满，厉兑主之。"②《铜人腧穴针灸图经》："治尸厥，口噤气绝状如中恶，心腹胀满，热病汗不出，寒热疟，不嗜食，面肿，足胕寒，喉痹，齿龋，恶风，鼻不利，多惊，好卧。"③《针灸大成》："疮疡从髭出者，厉兑、内庭、陷谷、冲阳、解溪。"

（四）足太阴脾经

隐白

【定位】在足大趾末节内侧，距趾甲角0.1寸（指寸）。

【作用】健脾和血，清心宁志，温阳回厥。

【主治】腹胀，便血，尿血，崩漏，月经过多，多梦，惊风，昏厥，胸痛，衄血，吐血，呃逆，纳呆，腹痛，暴泻，烦心，梦魇，不寐，急慢性惊风，异常子宫出血，急慢性肠胃炎，精神分裂症，神经衰弱，休克，泄泻，带下，呕吐，癫、狂、痫，心痛，喘息，胸满，子宫痉挛，牙龈出血，鼻出血，癔症，消化道出血，腹膜炎等。

【古文记载】①《灵枢·热病》："气满胸中喘息，取足太阴大趾之端，去爪甲如韭叶，寒则留之，热则疾之，气下乃止。"②《针灸甲乙经》："气喘，热病，衄不止，烦心善悲，腹胀，逆息热气，足胫中寒，不得卧，气满胸中热，暴泄，仰息，足下寒，膈中闷，呕吐，不欲食饮，隐白主之。腹中有寒气，隐白主之。饮渴，身伏多唾，隐白主之。"③《针灸大成》："主腹胀，喘满不得安卧，呕吐食不下，胸中热，暴泄，衄血，尸厥不识人，足寒不能温，妇人月事过时不止。"

大都

【定位】在足内侧缘，当足大趾本节（第1跖趾关节）前下方赤白肉际凹陷处。

【作用】泻热止痛，健脾和中。

【主治】腹胀，胃痛，胃炎，胃痉挛，急慢性肠胃炎，消化不良，呃逆，呕吐，脘腹胀痛，霍乱，泄泻，便秘，热病无汗，体重肢肿，心痛，心烦，四肢浮肿，肌肤不仁，身重骨痛，手足厥冷，气滞腰痛，足大趾本节红肿疼痛，足部肿痛，足趾痛，小儿惊风，脑血管病后遗症，小儿抽搐等。

【古文记载】①《针灸甲乙经》："热病汗不出且厥，手足清，暴泄，心痛腹胀，心尤痛甚，此胃心痛也，大都主之，并取隐白，腹满，善呕，烦闷，此皆主之。疟不知所苦，大都主之。风逆，暴四肢肿，湿则唏然寒，饥则烦心，饱则眩，大都主之。"②《铜人腧穴针灸图经》："治热病汗不出，手足逆冷，腹满，善呕，烦热闷乱，吐逆，目眩。"③《针灸大成》："主热病汗不出，不得卧，身重骨疼，伤寒手足逆冷，腹满，善呕，烦热闷乱，吐逆，目眩，腰痛不可俯仰，绕踝风，胃心痛，腹胀，胸满，心蛔痛，小儿客忤。"

太白

【定位】在足内侧缘，当足大趾本节（第1跖趾关节）后下方赤白肉际凹陷处。

【作用】健脾和胃，清热化湿。

【主治】胃痛，急慢性肠胃炎，胃痉挛，呕吐，呃逆，饥不欲食，消化不良，腹胀，腹痛，肠鸣，泄泻，痢疾，便秘，痔疾，体重节痛，水肿，肠痛，身重，骨节酸痛，热病无汗，手足厥冷，脚气红肿，膝胫酸痛，转筋，神经性呕吐，肠疝痛，肠出血，胸胁胀痛，痿证，腰痛，下肢麻痹或疼痛等。

【古文记载】①《针灸甲乙经》："热病，满闷不得卧，太白主之；胸胁胀，肠鸣切痛，太白主之；身重骨酸，不相知，太白主之。"②《备急千金要方》："头痛寒热，汗出不恶寒；膝股肿，酸转筋。"③《备急千金要方》："太白主腹胀，食不化，喜呕，泄有脓血。主热病先头重，颜痛，烦闷，心身热，热争则腰痛，不可以俯仰，又热病满闷不得卧，身重骨痛不相知。主霍乱，逆气。"

公孙

【定位】在足内侧缘，当第1跖骨基底的前下方。

【作用】健脾胃，调冲任。

【主治】胃痉挛，胃脘痛，急慢性肠胃炎，胃溃疡，消化不良，呕吐，呃逆，噎膈，臌胀，饮食不化，肠鸣，肠痉挛，腹胀，腹痛，痢疾，泄泻，水肿，发狂妄言，嗜卧，黄疸，眩晕，妇人血晕，胎衣不下，癫痫，疟疾，胁痛，疝气，脱肛，神经性呕吐，胸膜炎，肋间神经痛，肠风下血，胸闷，心痛，失眠，心烦，发狂，痛经，月经不调，带下，足痛，足肿，霍乱，肝炎，腹水，胃癌，子宫内膜炎，心肌炎，足跟痛等。

【古文记载】①《灵枢·经脉》："足太阴之别，名曰公孙。去本节之后一寸，别走阳明；其别者，入络肠胃，厥气上逆则霍乱，实则肠中切痛；虚则鼓胀。取之所别也。"②《针灸甲乙经》："实则肠中切痛，厥，头面肿起，烦心，狂，多饮，虚则鼓胀，腹中气大满，热痛不嗜卧，霍乱，公孙主之。"③《针灸大成》："主寒疟，不嗜食，痹气，好太息，多寒热汗出，病至则喜呕，呕已乃衰，头面肿起，烦心狂言，多饮，胆虚，厥气上逆则霍乱，实则肠中切痛，泻之，虚则鼓胀，补之。"

三阴交

【定位】在小腿内侧，当足内踝尖上3寸，胫骨内侧缘后方。

【作用】健脾理血，益肾平肝。

【主治】腹痛，肠鸣，腹胀，泄泻，便溏，月经不调，崩漏，带下，阴挺，闭经，不孕，难产，遗精，阳痿，遗尿，疝气，足痿，失眠，神经衰弱，荨麻疹，神经性皮炎。

【古文记载】①《针灸甲乙经》："足下热痛，不能久坐，湿痹不能行，三阴交主之。飧泄，补三阴交。"②《铜人腧穴针灸图经》："昔有宋太子性善医术，出苑逢一怀娠妇人，太子诊曰，是一女也，令徐文伯亦诊之，此一男一女也，太子性急欲剖视之，臣请针之，泻足三阴交，补手阳明合谷，应针而落，果如文伯之言，故妊娠不可刺也。"③《备急千金要方》："劳淋，灸足太阴百壮，在内踝上三寸，三报之。卵偏大入腹，灸三阴交随年壮。梦泄精，灸三阴交二七壮。主髀中痛不得行，足外皮痛。"

商丘

【定位】在足内踝前下方凹陷中，当舟骨结节与内踝尖连线的中点处。

【作用】健脾化湿，清心宁神。

【主治】腹胀，便秘，黄疸，怠惰嗜卧，癫狂，小儿癫痫，咳嗽，百日咳，足踝肿痛，踝关节及其周围软组织疾患，痔疾，呕吐，吞酸，胃痛，急慢性肠胃炎，消化不良，食欲不振，肠鸣泄泻，痢疾，体重节痛，目昏，口噤，舌本强痛，小儿惊风，梦魇，痫病，疟疾，神经性呕吐，腓肠肌痉挛，癔症，痔疮，脚气，水肿。

【古文记载】①《针灸甲乙经》："寒热善呕，商丘主之。厥头痛，面肿起，商丘主之。脾虚令人病寒不乐，好太息，商丘主之。腹满响响然，不便，心下有寒痛，商丘主之。阴股内痛，气痈，狐疝走上下，引少腹痛，不可俯仰上下，商丘主之。痔骨蚀，商丘主之。骨痹烦满，商丘主之。癫疾，狂，多善食，善笑，不发于外，烦心，渴，商丘主之。善魇梦者，商丘主之。管疽，商丘主之。绝子，商丘主之。小儿咳而泄，不欲食者，商丘主之。小儿癫痫，手足扰，目昏口噤，溺黄，商丘主之。"②《千金翼方》："商丘主偏风痹，脚不得履地。"③《外台秘要》："商丘主喉痹。"

阴陵泉

【定位】在小腿内侧，当胫骨内侧髁后下方凹陷处。

【作用】清利湿热，健脾理气，益肾调经，通经活络。

【主治】腹胀，水肿，小便不利或失禁，阴茎痛，妇人阴痛，遗精，阳痿，膝痛，黄疸，腹痛，食欲不振，消化不良，霍乱吐泻，泄泻，急慢性肠炎，遗尿，尿失禁，尿潴留，月经不调，痛经，阴道炎，赤白带下，疝瘕，脚气，腹膜炎，尿路感染，肠疝痛，膝关节及其周围软组织疾患，下肢麻痹，膝胫酸痛，痢疾，便秘，肾炎，腹水，失眠等。

【古文记载】①《灵枢·四时气》："飧泄，补三阴之上，补阴陵泉，皆久留之，热行乃止。"②《灵枢·热病》："热病挟脐急痛，胸胁满，取之涌泉与阴陵泉。"③《针灸甲乙经》："腹中气盛，腹胀逆，不得卧，阴陵泉主之。肾腰痛不可俯仰，阴陵泉主之。溏，不化食，寒热不节，阴陵泉主之。妇人阴中痛，少腹坚急痛，阴陵泉主之。"

血海

【定位】屈膝，在大腿内侧，髌底内侧端上2寸，当股四头肌内侧头的隆起处。

【作用】调经统血，健脾化湿。

【主治】月经不调，痛经，闭经，崩漏，带下，五淋，产后血晕，阴部瘙痒、疼痛，月经不调，膝痛，子宫内膜炎，异常子宫出血，瘾疹，皮肤瘙痒，丹毒，小便淋沥，股内侧痛，疥疮，疮疡，淋病，睾丸炎，荨麻疹，湿疹，神经性皮炎，贫血，便血，尿血，下肢瘫痪，膝关节及其周围软组织炎，下肢溃疡，膝关节炎等。

【古文记载】①《针灸甲乙经》："妇人漏下，若血闭不通，逆气胀，血海主之。"②《针灸大成》："暴崩不止，血海主之。"③《铜人腧穴针灸图经》："主妇人漏下恶血，月闭不通，逆气腹胀。"

大横

【定位】腹中部，距脐中4寸。

【作用】温中散寒，调理肠胃。

【主治】腹痛，腹泻，腹胀，泄泻，便秘，四肢无力，惊悸怔忡，急慢性肠炎，肠麻痹，痢疾，肠寄生虫病，四肢痉挛，流行性感冒等。

【古文记载】①《针灸甲乙经》："大风，逆气，多寒，善悲，大横主之。"②《备急千金要方》："惊怖心忪，少力，灸大横五十壮。四肢不可举动，多汗洞痢，灸大横随年壮。"③《外台秘要》："挟脐旁，去两边各四寸五分。"

大包

【定位】在侧胸部，腋中线上，当第6肋间隙处。

【作用】统诸络，束筋骨，利胸胁。

【主治】胸胁胀满、疼痛，咳嗽，气喘，哮喘，全身疼痛，四肢无力，肺炎，胸膜炎，肋间神经痛，心内膜炎等。

【古文记载】①《灵枢·经脉》："实则身尽痛，虚则百节尽皆纵，此脉若包络之血者，皆取之脾之大络脉也。"②《针灸甲乙经》："大气不得息，息即胸胁中痛，实则其身尽寒，虚则百节尽纵，大包主之。"③《备急千金要方》："主胸胁中痛。主大气不得息。"

（五）手少阴心经

少冲

【定位】在手小指末节桡侧，距指甲角0.1寸（指寸）。

【作用】清热息风，醒神开窍。

【主治】心悸，心绞痛，癫狂，热病，高热，昏迷，晕厥，脑卒中，臂内后廉痛，胸胁痛，胸膜炎，心肌炎，肋间神经痛，热病烦心，目赤，咽痛，口中热，悲恐善惊，喜怒无常，癔症，精神分裂症，肘腋挛急，臂酸，掌中热，手小指拘挛，吐血，嗌干，黄疸，舌本痛，喉痹，喉炎，休克，小儿惊厥，癫痫等。

【古文记载】①《针灸甲乙经》："舌卷不能言，善笑，取井。"②《备急千金要方》："主咽酸。主胸痛口热。主心痛而寒。主太息烦满，少气悲惊。主乍寒乍热疟。"③《铜人腧穴针灸图经》："治热病烦满，上气心痛，痰冷少气，悲恐善惊，掌中热，胸中痛，口中热，咽中酸，乍寒乍热，手挛不伸，引肘腋痛。"

神门

【定位】在腕部，腕掌侧横纹尺侧端，尺侧腕屈肌腱的桡侧凹陷处。

【作用】益心安神，通经活络。

【主治】心痛，心烦，痴呆，目黄，胁痛，掌中热，呕血，吐血，头痛，眩晕，心绞痛，心脏肥大，心律不齐，高血压，失眠，健忘，癫狂，痫病，神经衰弱，癔症，精神病，咽干失喑，手臂寒，腕关节痛，喉痹，心悸，惊悸，怔忡，胃痛，大便脓血，咽干，腕痛，指麻，舌骨肌麻痹，鼻内膜炎，产后失血，淋巴结炎，扁桃体炎等。

【古文记载】①《素问·刺疟》："心疟者，令人烦心甚，欲得清水，反寒多，不甚热，刺手少阴。"②《灵枢·五邪》："邪在心，则病心痛喜悲，时眩仆，视有余不足而调之其输也。"③《针灸甲乙经》："遗尿，关门及神门、委中主之。"

少海

【定位】屈肘，少海在肘横纹内侧端与肱骨内上髁连线的中点处。

【作用】理气通络，益心安神。

【主治】心痛，臂麻酸痛，手颤，健忘，暴喑，肘臂伸屈不利，瘰疬，腋胁痛，胸膜炎，肋间神经痛，肘臂挛痛，麻木，四肢不举，前臂麻木及肘关节周围软组织疾患，下肢痿痹，颈项强痛，落枕，腋下肿痛，头痛，目眩，精神病，癫狂善笑，痫病，齿龋痛，神经衰弱，精神分裂症，眩晕，三叉神经痛，尺神经炎，肺结核，淋巴结炎，疔疮等。

【古文记载】①《针灸甲乙经》："风眩头痛、少海主之。"②《针灸甲乙经》："疟，背膂振寒，头痛引肘腋，腰痛引少腹，四肢不举，少海主之。"③《备急千金要方》："主疟，背振寒。主气逆，呼吸噫哕呕。"

通里

【定位】前臂掌侧，尺侧腕屈肌腱的桡侧缘，腕横纹上1寸。

【作用】清心安神，通利喉舌。

【主治】暴喑，舌强不语，急性舌骨肌麻痹，扁桃体炎，咳嗽，哮喘，心悸，怔忡，热病，头痛目眩，目痛，心绞痛，心动过缓，心律不齐，神经衰弱，狂证，精神分裂症，癔症，癔症性失语，悲恐畏人，臂、肘、腕痛，底臑肘臂内后侧痛，指挛，心痛，眩晕，失眠，面赤，喉痹，倦言嗜卧，崩漏，遗尿，胃出血，子宫内膜炎等。

【古文记载】①《灵枢·经脉》："手少阴之别，名曰通里……其实则支膈，虚则不能言。"②《备急千金要方》："主卒痛烦心，心中懊侬，数欠频伸，心下悸，悲恐。主遗溺。主不能言。主热病先不乐数日。"③《铜人腧穴针灸图经》："治热病，卒心中懊，数欠频伸，悲恐，目眩，头痛，面赤而热，心悸，肘臂臑痛，实则支肿，虚则不能言，苦呕，喉痹，少气，遗溺。"

阴郄

【定位】前臂掌侧，当尺侧腕屈肌腱的桡侧缘，腕横纹上0.5寸。

【作用】清心滋阴，安神固表。

【主治】心痛，心绞痛，惊恐，心悸，吐血，衄血，失语，急性舌骨肌麻痹，骨蒸盗汗，头痛，眩晕，惊悸怔忡，神经衰弱，咳嗽吐血，失眠，健忘，小儿骨蒸，失音，胃脘痛，胃出血，肺结核，局部软组织损伤，喉痹，肘臂挛痛，手指麻木，虚劳，霍乱吐泻，胸中热，癫痫，鼻出血，子宫内膜炎等。

【古文记载】①《针灸甲乙经》："凄凄寒嗽，吐血，逆气，惊，心痛，手少阴郄主之。"②《铜人腧穴针灸图经》："治失喑不能言，洒淅振寒，厥逆，心痛，霍乱，胸中满，衄血，惊恐。"③《针灸大成》："主鼻衄吐血，洒淅畏寒，厥逆气惊，心痛霍乱，胸中满。"

（六）手太阳小肠经

少泽

【定位】手小指末节尺侧，距指甲角0.1寸（指寸）。

【作用】清热利咽，通乳开窍。

【主治】头痛，目翳，角膜炎，结膜炎，胬肉攀睛，乳腺炎，产后乳汁不足，昏迷，热病，耳鸣，耳聋，肩臂外后侧疼痛，前臂神经痛，臂内廉痛，臂麻，手颤，小指不用，项强，喉痹，扁桃体炎，咽炎，舌卷，中风昏迷，鼻衄，癫疾，瘰疬，舌强不语，心痛，烦心，气短，胸膈闷痛，寒热疟疾，黄疸，精神分裂症，脑血管病等。

【古文记载】①《针灸甲乙经》："振寒，小指不用，寒热汗不出，头痛，喉痹，舌（急）卷，小指之间热，口中热，烦心，心痛，臂内廉及胁痛，聋，咳，瘰疬，口干，头（一作项）痛不可顾，少泽主之。"②《铜人腧穴针灸图经》："治疟寒热，汗不出，喉痹，舌强，口干，心烦，臂痛瘰疬，咳嗽，颈项急不可顾，目生肤翳覆瞳子。"③《铜人腧穴针灸图经》："目生肤翳覆瞳子，少泽主之。"

后溪

【定位】手掌尺侧，微握拳，当小指本节（第5掌指关节）后的远侧掌横纹头赤白肉际。

【作用】清心安神，通经活络。

【主治】头项强痛，耳鸣耳聋，神经性耳聋，热病，头晕目眩，头痛身热，目赤肿痛，角膜炎，疟疾，癫狂，痫病，癔症，神经衰弱，盗汗，咽喉肿痛，角弓反张，心胸烦闷，手肘五指尽痛，落枕，尺神经麻痹，肋间神经痛，急性腰扭伤，肩关节周围炎，腰背腿痛，肘、臂、手指挛急，小指痛，身体不遂，肩臂疼痛，鼻衄，黄疸，失眠，脑卒中，小儿惊厥，喉痹，睑腺炎，面肌痉挛，荨麻疹，精神分裂症，扁桃体炎，疥疮等。

【古文记载】①《针灸甲乙经》："振寒，寒热，肩膈肘臂痛，头不可顾，烦满身热，恶寒，目赤痛，眦烂，生翳膜，暴痛，衄衄，发聋，臂重痛，肘挛，痂疥，胸中引膈，泣出而惊，颈项强，身寒头不可以顾，后溪主之。寒热颈颔肿，后溪主之。狂互引癫疾数发，后溪主之。"②《备急千金要方》："主肩臑痛。主风身寒。主身热恶寒。主眦烂有翳。主泣出而惊。"③《玉龙歌》："时行疟疾最难禁，穴法由来未审明，若把后溪穴寻得，多加艾火即时轻。"

小海

【定位】肘内侧，当尺骨鹰嘴与肱骨内上髁之间的凹陷处。

【作用】安神定志，清热通络。

【主治】肘臂疼痛，癫狂，痫病，头晕，目眩，耳鸣，耳聋，寒热，风眩头痛，目黄，项痛颊肿，齿龈疼痛，齿龈炎，颔肿，瘰疬，上肢不举，尺神经痛，肘关节炎，舞蹈症，瘿疣，精神分裂症，项强，颊肿，肘臂痛，网球肘，肩臂外后侧痛，肩背麻痹，疡肿，颈淋巴结结核等。

【古文记载】①《针灸甲乙经》："风眩头痛，小海主之。主疟，背膂振寒。"②《铜人腧穴针灸图经》："治寒热，齿龈肿。"③《针灸大成》："主颈颔、肩臑、肘臂外后廉痛，寒热齿龈肿，风眩颈项痛，疡肿振寒，肘腋痛肿，小腹痛，痫发羊鸣，戾颈，瘰疬狂走，颔肿不可回顾，肩似拔，臑似折，耳聋，目黄，颊肿。"

腕骨

【定位】手掌尺侧，当第5掌骨基底与钩骨之间的凹陷处，赤白肉际。

【作用】疏太阳经邪，清小肠湿热。

【主治】头痛，项强，耳鸣耳聋，目翳，角膜白斑，目流冷泪，热病汗不出，疟疾，胁痛，寒热，黄疸，感冒，耳鸣，指、腕、肘、臂、肩挛痛，糖尿病，胃炎，胆囊炎，精神分裂症，坐骨神经痛，腕关节挛痛，惊风瘛疭，五痫，狂惕，口噤，鼻塞，鼻衄，喉痹，颊肿引耳，半身不遂，颈项颔肿，肘臂不能屈伸，口腔炎，呕吐，胸膜炎，肘及指关节炎等。

【古文记载】①《针灸甲乙经》："痓，互引，腕骨主之。偏枯臂腕发痛，肘屈不得伸。又风头痛，涕出，肩臂颈痛，项急，烦满，惊，五指掣不可屈伸，战怵，腕骨主之。消渴，腕骨主之。衄，腕骨主之。"②《铜人腧穴针灸图经》："治热病汗不出，胁下痛不得息，颈颔肿，寒热，耳鸣，目冷泪生翳，狂易，偏枯，臂肘不得屈伸，疼疟，头痛，烦闷，惊风，瘛疭，五指掣。"③《通玄指要赋》："固知腕骨祛黄。"

支正

【定位】前臂背面尺侧，当阳谷与小海的连线上，腕背横纹上5寸。

【作用】安神定志，清热解表，通经活络。

【主治】项强，肘挛，手指痛，头痛，眩晕，神经性头痛，热病，目眩，好笑善忘，易惊，惊恐悲愁，精神病，消渴，寒热，颔肿，神经衰弱，癫狂，肩臂肘挛痛，手不能握，尺神经麻痹，颔肿，指痛，睑腺炎，四肢无力，项强肘挛，疥疮生疣，十二指肠溃疡等。

【古文记载】①《灵枢·经脉》："手太阳之别，名曰支正。上腕五寸，内注少阴；其别者，上走肘，络肩髃。实则节弛肘废；虚则生疣，小者如指痂疥。取之所别也。"②《针灸甲乙经》："振寒，寒热，颈项肿，实则肘挛，头项痛，狂易，虚则生疣，小者痂疥，支正主之。风疟，支正主之。"③《铜人腧穴针灸图经》："治头痛目眩。"

养老

【定位】前臂背面尺侧，当尺骨小头近端桡侧凹陷中。

【作用】清头明目，舒筋活络。

【主治】目视不明，白内障，急性角膜炎，视神经萎缩，近视，肩、臂、肘红肿疼痛，落枕，腰痛，膈肌痉挛，背、肘、臂臑痛，耳痛耳肿，手挛急，腰痛，急性腰扭伤，半身不遂，呃逆，脑血管病后遗症，肩臂部神经痛等。

【古文记载】①《针灸甲乙经》："肩痛欲折，臑如拔，手不能自上下，养老主之。"②《铜人腧穴针灸图经》："治肩欲折，臂如拔，手臂痛不能自上下，目视不明。"③《针灸大成》："主肩臂酸疼，肩欲折，臂如拔，手不能自上下，目视不明。"

（七）足太阳膀胱经

上髎

【定位】在骶部，髂后上棘与后正中线之间，适对第1骶后孔处。

【作用】调理下焦，通经活络。

【主治】少腹腰腿等疾患，如腰膝冷痛，痉瘈反折，下肢痿痹，历节痛风，月经不调，阴中痒痛，不孕，遗精，阳痿，淋证，尿闭，热病汗不出，呃逆，反胃，腰痛，带下，大小便不利，阴挺，腰骶疼痛。现代又多用上髎穴治疗睾丸炎，卵巢炎，子宫内膜炎，盆腔炎，腰部神经痛，坐骨神经痛，下肢瘫痪，子宫脱垂，腰骶关节炎，膝关节炎，小儿麻痹后遗症，外阴湿疹，痔疮，便秘，尿潴留等；还可用于治疗催产，引产。

【古文记载】①《素问·骨空论》："腰痛不可以转摇，急引阴卵，刺八髎与痛上。"②《针灸甲乙经》："腰脊痛而清、善偃、睾跳骞，上髎主之。"③《针灸甲乙经》："女子绝子，阴挺出，不禁白沥。"

次髎

【定位】在骶部，当髂后上棘内下方，适对第2骶后孔处。

【作用】补益下焦，强腰利湿。

【主治】月经不调，痛经，不孕，遗精，阳痿，疝气，癃淋，衄血，呕吐，肠鸣泄泻，背寒，腰脊痛，下肢不仁，小便不利，遗尿，下肢痿痹，带下，腰骶疼痛，阴挺，坐骨神经痛，盆腔炎。现代又多用次髎穴治疗阴痒，子宫脱垂，卵巢炎，子宫内膜炎，睾丸炎，骶髂关节炎，下肢瘫痪等；并可作催产，引产之用。

【古文记载】①《针灸甲乙经》："腰痛怏怏不可以俯仰，腰以下至足不仁，入脊，腰背寒，次髎主之。"②《铜人腧穴针灸图经》："次髎二穴，在第二空夹脊陷中，治疝气下坠，腰脊痛不得转摇，急引阴器，痛不可忍，腰以下至足不仁，背膝寒，小便赤淋，心下坚胀。"③《针灸大成》："主妇人赤白带下。"

中髎

【定位】在骶部，当次髎下内方，适对第3骶后孔处。

【作用】补益下焦，强腰利湿。

【主治】二阴、少腹等疾患，如小便淋沥，癃闭，呕吐，腹胀，泄泻，痢疾，大便难，月经不调，痛经，阴痒，不孕，遗精，阳痿，五劳七损，腰膝冷痛，痴呆，腰痛，小便不利，便秘，带下，滞产，腰骶疼痛，坐骨神经痛，下肢瘫痪。现代多用中髎穴治疗尿潴留，肠炎，睾丸炎，卵巢炎，盆腔炎，子宫脱垂，骶髂关节炎等；并可作催产，引产之用。

【古文记载】①《针灸甲乙经》："腰痛、大便难、飧泄、腰尻中寒，中髎主之。气癃，中髎主之。"②《铜人腧穴针灸图经》："腹胀下利，小便淋涩。妇人绝子，带下，月事不调。"③《针灸大成》："月事不调。"

下髎

【定位】在骶部，当中髎下内方，适对第4骶后孔处。

【作用】补益下焦，强腰利湿。

【主治】二阴、少腹等疾患，如腹痛，尿血，尿闭，淋证，月经不调，痛经，阴中痒痛，带下，腰骶痛，少腹疼痛，肠鸣泄泻，大便下血，赤白带下，疝痛，下肢瘫痪，坐骨神经痛，小便不利，便秘。现代又多用下髎穴治疗睾丸炎，卵巢炎，盆腔炎，子宫内膜炎等。

【古文记载】①《针灸甲乙经》："腰痛、少腹痛，下髎主之。肠鸣癖泄，下髎主之。女子下苍汁、不禁赤沥、阴中痒痛、引少腹控胗、不可俯仰，下髎主之。"②《备急千金要方》："大小便不解灸八髎，上次主妇女带下，腰腿疼痛，中下主大小便疾患。"③《铜人腧穴针灸图经》："治腰痛不得转侧。"

膏肓

【定位】在背部，当第4胸椎棘突下，旁开3寸。

【作用】补肺健脾，宁心培肾，治痨益损。

【主治】膏肓为治疗各种慢性虚损性疾病的常用穴。主治肺、心、胸背及衰弱性疾患，如羸瘦虚损，五劳七伤，骨蒸潮热，盗汗自汗，脾胃虚弱，四肢倦怠，翻胃噎膈，久嗽痨瘵，咯血吐血，肩背痛风，痈疽发背，癫狂，不眠，健忘，咳嗽，气喘，肺结核，遗精，肺痨，多梦，项强，肩背痛。现代又多用膏肓治疗支气管炎，支气管哮喘，胸膜炎，哮喘，阳痿，慢性胃炎，胃出血，乳腺炎，贫血，神经衰弱及一切慢性虚衰性疾病，久病体虚。常灸此穴有强壮效应。

【古文记载】①《备急千金要方》："膏肓俞，无所不治，主羸瘦虚损，梦中失精，上气咳逆，狂或失志误。"②《循经考穴编》："五劳七伤，诸虚百损，传尸劳瘵，骨蒸盗汗，吐血，咳血，举重失力，四肢倦怠，目眩头晕，脾胃虚弱，噎膈反胃，痈疽发背。"③《针灸大成》："主羸瘦，虚损，传尸骨蒸，梦中失精，上气咳逆，发狂，健忘，痰病。"

志室

【定位】俯卧位，平第2腰椎棘突下，命门（督脉）旁开3寸处取穴。

【作用】益肾固精，清热利湿，强壮腰膝。

【主治】腰、肾及前阴部的疾患，如腰脊强痛，小便淋沥，阴中肿痛，遗精阳痿，食不消，小腹痛，霍乱吐泻，水肿，大便难，遗尿，小便不利，月经不调，头昏目眩，耳鸣耳聋。现代又多用志室穴治疗肾炎，阴囊湿疹，前列腺炎，腰部扭挫伤，下肢瘫痪，膀胱炎，尿道炎，腰肌劳损，第三腰椎横突综合征，肾绞痛，消化不良等。

【古文记载】①《针灸甲乙经》："腰痛脊急。"②《铜人腧穴针灸图经》："小便淋漓（沥）。"③《铜人腧穴针灸图经》："饮食不消，肓门主之。"

秩边

【定位】在臀部，平第4骶后孔，骶正中嵴旁开3寸。

【作用】舒筋活络，强壮腰膝，调理下焦。

【主治】二便、腰腿等疾患，如腰骶疼痛，下肢痿痹，阴肿疼痛，二便不利，痔肿，癃闭，遗精白浊，坐骨神经痛，腰腿痛，便秘。现代又多用秩边穴治疗坐骨神经痛，臀肌劳损，膀胱炎，下肢瘫痪，急性腰扭伤，

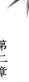

梨状肌损伤综合征，脑血管病后遗症，生殖器疾病，脱肛等。

【古文记载】①《针灸甲乙经》："腰脊骶寒、俯仰急难、阴痛下重、不得小便，秩边主之。"②《备急千金要方》："秩边胞肓主癃闭下重，不得小便。"③《循经考穴编》："腿叉风寒，肾虚腰痛，遗精，带浊。"

承扶

【定位】在大腿后面，臀下横纹的中点。

【作用】通便消痔，舒筋活络。

【主治】腰腿部等疾患，如腰腿疼痛，下肢痿痹，痔疮出血，小便不利，大便秘结，腰骶臀股部疼痛，痔疾。现代多用承扶穴治疗腰背神经痛，坐骨神经痛，小儿麻痹后遗症，腰部疼痛，骶部疼痛，股部疼痛，大便难，下肢麻痹或瘫痪，腰骶神经根炎，便秘，痔疮，尿潴留，臀部炎症等。

【古文记载】①《针灸甲乙经》："痔、篡痛，飞扬、委中及承扶主之。腰脊尻臀股阴寒大痛，虚则血动，实则热痛，痔篡痛，尻睢中肿，大便直出，承扶主之。"②《铜人腧穴针灸图经》："小便不利。"③《针灸大成》："久痔尻臀肿。"

会阳

【定位】在骶部，尾骨端旁开0.5寸。

【作用】清热利湿，益肾固带。

【主治】肛肠等疾患，如泄泻，痢疾，便血，痔疮，淋病，阳痿，经期腰痛，遗精，带下，腹痛，阴部湿痒。现代又多用会阳穴治疗肠炎，坐骨神经痛，前列腺炎，外阴湿疹，阴部瘙痒，阴部神经性皮炎，肠出血等。

【古文记载】①《针灸甲乙经》："肠澼便血。"②《铜人腧穴针灸图经》："久痔阳气虚乏。"③《类经图翼》："腹中寒气。"

殷门

【定位】在大腿后面，当承扶与委中的连线上，承扶下6寸。

【作用】舒筋通络，强腰膝。

【主治】腰腿等疾患，如腰腿痛，下肢痿痹，腰背疼痛，股后肿痛，疝气，后头痛。现代又多用殷门穴治疗腰椎间盘突出症，坐骨神经痛，急性腰扭伤，小儿麻痹后遗症，臀股麻木，腰脊疼痛，下肢麻痹或瘫痪，股部炎症等。

【古文记载】①《针灸甲乙经》："腰痛得俯不得仰。"②《铜人腧穴针灸图经》："举重恶血。"③《针灸大成》："主腰脊不可俯仰，举重，恶血，泄注，外股肿。"

天柱

【定位】在项部，大筋（斜方肌）外缘之后发际凹陷中，约当后发际正中旁开1.3寸。

【作用】清头明目，强筋骨。

【主治】头目、颈项等疾患，如头痛，眩晕，目赤肿痛，肩背痛，鼻塞，目视不明，视物不明，迎风流泪，癫狂，惊痫，颈项强痛，角弓反张，咽喉肿痛，小儿惊癫。现代又多用天柱穴治疗枕大神经痛，咽喉炎，瘾症，神经衰弱，后头痛，失眠，慢性鼻炎，鼻出血，颈椎病，腰扭伤，感冒等。

【古文记载】①《灵枢·厥病》："厥头痛，项先痛，腰脊为应，先取天柱，后取足太阳。"②《灵枢·寒热病》："暴挛痫眩，足不任身，取天柱。"③《针灸甲乙经》："眩、头痛重、目如脱、项似拔、狂见鬼、目上反、项直不可以顾、暴挛、足不任身、痛欲折，天柱主之。癫疾互引，天柱主之。咽肿难言，天柱主之。"

大杼

【定位】在背部,当第1胸椎棘突下,旁开1.5寸。

【作用】强筋骨,清邪热。

【主治】咳嗽,发热,头痛,肩背痛,颈项拘急,鼻塞,咽喉肿痛,伤风头痛,咳嗽气急,喘息喉痹,颈项强,热病,胸胁气满,腰脊强痛,癫痫,厥逆,眩晕,虚劳,骨髓冷痛,疟疾,喘息。现代多用大杼穴治疗支气管炎,肺炎,腰背肌痉挛,骨结核,肢体麻木,支气管哮喘,颈椎病,膝关节骨质增生,咽炎等。

【古文记载】①《素问·水热穴论》:"大杼、膺俞、缺盆、背俞,此八者,以泻胸中之热也。"②《针灸甲乙经》:"颈项痛不可俯仰、头痛、振寒、瘛疭、气实则胁满、挟脊有寒气、热汗不出、腰背痛,大杼主之。筋癫疾者,身卷挛急,脉大,刺项大经之大杼。"③《针灸甲乙经》:"足太阳、手太阳之会。"

风门

【定位】在背部,当第2胸椎棘突下,旁开1.5寸。

【作用】宣肺解表,益气固表。

【主治】伤风咳嗽,发热头痛,目眩,项强,鼻塞多涕,哮喘,痈疽,发背,伤风感冒,颈项强痛,鼻流清涕,咳嗽气喘,胸背疼痛,呕吐,黄疸,水肿,角弓反张。现代又多用风门穴治疗流行性感冒,支气管炎,支气管哮喘,肺炎,百日咳,胸膜炎,荨麻疹,项背软组织劳损,破伤风,背部痈疽,肩背软组织疾患,遗尿等。

【古文记载】①《针灸甲乙经》:"督脉、足太阳之会。"②《针灸甲乙经》:"风眩头痛、鼻不利、时嚏、清涕自出,风门主之。"③《针灸大成》:"主发背痈疽,身热,上气喘气,咳逆胸背痛,风劳呕吐,多嚏,鼻鼽出清涕,伤寒头项痛,目瞑,胸中热,卧不安。"

督俞

【定位】在背部，当第6胸椎棘突下，旁开1.5寸。

【作用】宽胸利膈，调肠和胃。

【主治】心、胸、腹等疾患，如心痛，胸闷，呃逆，肠鸣，恶寒发热，背部疔疮，腹痛，腹胀，心绞痛，乳腺炎，银屑病，咳嗽，气短，胃痛。现代又多用督俞穴治疗冠心病，心绞痛，膈肌痉挛，瘙痒症，心动过速，心内、外膜炎，胃炎。

【古文记载】①《针灸大成》："主寒热心痛，腹痛，雷鸣气逆。"②《太平圣惠方》："主理寒热，腹中痛雷鸣，气逆心痛。"

膈俞

【定位】在背部，当第7胸椎棘突下，旁开1.5寸。

【作用】活血化瘀，宽胸利膈。

【主治】心胸、肝膈、血证等疾患，如心痛，心悸，胸痛，胸闷，吐血，衄血，呕血，便血，产后败血冲心，呕吐，呃逆，腹痛积聚，饮食不下，噎膈，黄疸，朝食暮吐，嗜卧怠惰，肩背疼痛，骨蒸潮热，咳逆气喘，自汗盗汗，痰饮，喉痹，疟疾，癫狂，胃脘痛，咳嗽，潮热，气喘，瘾疹，胸满，胁痛，咯血，贫血，脊背痛。现代又多用膈俞穴治疗贫血，慢性出血性疾患，胃炎，胃癌，食管狭窄，神经性呕吐，膈肌痉挛，心内、外膜炎，胸膜炎，支气管炎，荨麻疹，胃溃疡，肝炎，肠炎，肠出血，心动过速，心脏肥大，食管癌，淋巴结结核，哮喘，小儿营养不良等。

【古文记载】①《素问》："热病气穴，七椎下间主肾热。"②《针灸甲乙经》："凄凄振寒、数欠伸，膈俞主之。背痛恶寒、脊强俯仰难、食不下、呕吐多涎，膈俞主之。咳而呕、膈寒、食不下、寒热、皮肉骨痛、少气不得卧……心痛，膈俞主之。癫疾，膈俞及肝俞主之。"③《类经图翼》："此血会也，诸血病者，皆宜灸之，如吐血衄血不已、虚损昏晕、血热妄行、心肺二经呕血、脏毒便血不止。"

气海俞

【定位】在腰部，当第3腰椎棘突下，旁开1.5寸。

【作用】益肾壮阳，调经止痛。

【主治】腰骶、少腹等疾患，如腰骶疼痛，月经不调，痛经，腰痛，肠鸣，痔疾，痔漏下血，下肢瘫痪，腹胀。现代又多用气海俞治疗腰骶部软组织损伤，骶髂关节炎，异常子宫出血，腰骶神经根炎，坐骨神经痛，末梢神经炎，遗精，阳痿，腰肌劳损，痔疮等。

【古文记载】①《太平圣惠方》："气海俞……理腰痛、痔痛、泻血。通灸之。"②《针灸大成》："针三分，灸五壮。主腰痛痔漏。"

关元俞

【定位】在腰部，当第5腰椎棘突下，旁开1.5寸。

【作用】培补元气，调理下焦。

【主治】少腹、前阴及局部疾患，如腹胀肠鸣，泄泻，痢疾，腰痛，遗尿，尿闭，疝气，消渴，妇人瘕聚，腹胀，小便频数或不利，膀胱炎。现代又多用关元俞治疗慢性肠炎，盆腔炎，腰部软组织损伤，贫血，糖尿病，阳痿，尿潴留，痛经等。

【古文记载】①《备急千金要方》："治消渴，小便数。"②《针灸大成》："妇人瘕聚诸积。"③《太平圣惠方》："理风劳腰痛，泄痢虚胀，小便难，妇人瘕聚诸疾。"

中膂俞

【定位】在骶部，当骶正中嵴旁1.5寸，平第3骶后孔。

【作用】益肾温阳，调理下焦。

【主治】腰骶、二阴等疾患，如腰骶疼痛，痉痉反折，胁痛腹胀，疝痛，腰脊痛，消渴，痢疾，泄泻，腰脊强痛。现代又多用中膂俞治疗腰骶神经痛，肠炎，糖尿病，腹泻，坐骨神经痛等。

【古文记载】①《针灸甲乙经》："腰痛不可以俯仰，中膂内俞主之。"②《铜人腧穴针灸图经》："治肠冷赤白痢。"③《针灸大成》："主肾虚消渴。"

白环俞

【定位】在骶部，当骶正中嵴旁1.5寸，平第4骶后孔。

【作用】益肾固精，调理经带。

【主治】前阴、少腹及骶部疾患，如腰尻疼痛，脚膝不遂，月经不调，血崩，不孕，遗尿，遗精，疝气，尿闭，小便黄赤，大小便不利，带下。现代又多用白环俞治疗腰骶神经痛，腰髋痛，坐骨神经痛，下肢瘫痪，腰腿痛，子宫内膜炎，肛门诸肌痉挛，小儿麻痹后遗症，尿潴留等。

【古文记载】①《铜人腧穴针灸图经》："治腰脊挛急痛。"②《针灸大成》："主手足不仁，腰脊痛，疝痛，大小便不利，腰髋痛，脚膝不遂，温疟，腰脊冷痛，不得久卧。"③《太平圣惠方》："腰脊强痛，不能俯仰，起坐难，手足不仁……腰尻重不举。"

附分

【定位】在背部，当第2胸椎棘突下，旁开3寸。

【作用】舒筋活络，疏风散邪。

【主治】肩臂、上肢等疾患，如肩背拘急，颈项强痛，肘臂麻木。现代又多用以治疗肩背神经痛，冈上肌腱炎，颈椎病，颈部肌肉痉挛，肋间神经痛，副神经麻痹，肺炎，感冒等。

【古文记载】①《备急千金要方》："主背痛引头。"②《铜人腧穴针灸图经》："肩背拘急，风冷客于腠，颈项强痛，不得回顾，风劳臂肘不仁。"③《针灸大成》："主肘不仁，肩背拘急，风冷客于腠理，项痛不得回顾。"

魄户

【定位】在背部，当第3胸椎棘突下，旁开3寸。

【作用】理气降逆，舒筋活络。

【主治】肺脏及局部疾患，如肺痨，咳嗽，气喘，肩背痛，呕吐，感冒，肺结核，虚劳，咯血，项强。现代又多用魄户穴治疗肺结核，支气管炎，肩背神经痛，哮喘，肺不张，胸膜炎，肋间神经痛，肩背上臂部疼痛或麻木等。

【古文记载】①《针灸甲乙经》："项背痛引颈，魄户主之。呕吐烦满，魄户主之。"②《铜人腧穴针灸图经》："呕吐烦满，虚劳肺痿。"③《针灸大成》："主背膊痛，虚劳肺痿，三尸走疰，项强急不得回顾，喘息咳逆，呕吐烦满。"

神堂

【定位】在背部，当第5胸椎棘突下，旁开3寸。

【作用】宽胸理气，宁心安神。

【主治】胸背、心肺等疾患，如咳嗽气喘，脊背强痛，胸闷，腹胀，善噫，背痛，心痛，心悸，胸腹胀满，脊骨疼痛。现多用神堂穴治疗支气管炎，神经衰弱，精神分裂症，肋间神经痛，哮喘，背肌痉挛，肩臂疼痛，心绞痛等。

【古文记载】①《针灸甲乙经》："肩痛胸腹满、凄厥、脊背急强，神堂主之。"②《针灸大成》："主腰背脊强急不可俯仰，洒淅寒热，胸满气逆上攻，时噎。"③《循经考穴编》："一法刺入一分，沿皮向外一寸五分，主腰背脊强，洒淅寒热，逆气喘噎哮嗽痰涎。"

譩譆

【定位】在背部，当第6胸椎棘突下，旁开3寸。

【作用】宣肺理气，通络止痛。

【主治】心胸背腹疾患，如胸痛引背，少腹胀满，肩胛内廉痛，腰胁痛，癫狂，痫病，痴呆，不眠，虚劳烦热，热病汗不出，咳嗽，气喘，呕吐，目痛，目眩，疟疾，肩背痛，热病，胸痛。现代又多用譩譆穴治疗心包炎，支气管哮喘，肋间神经痛，腋神经痛，感冒，腰背肌痉挛，膈肌痉挛等。

【古文记载】①《针灸甲乙经》："喘逆、鼽衄、肩胛内廉痛、不可俯仰、胠季胁引少腹而痛胀，譩譆主之。小儿食晦头痛，譩譆主之。"②《循经考穴编》："诸疟不愈，虚烦劳热，胸痛引脊，膊内廉病。"③《铜人腧穴针灸图经》："肩背痛目眩。"

膈关

【定位】在背部，当第7胸椎棘突下，旁开3寸。

【作用】宽胸理气，和胃降逆。

【主治】膈、胃及局部疾患，如呕吐，噎膈，嗳气吞酸，呃逆不止，胸腹满痛，小便黄赤，脊强背痛，浑身骨节疼痛，食不下，胸闷。现代又多用膈关穴治疗膈肌痉挛，肋间神经痛，胃痛，胃出血，脊背疼痛，肠炎等。

【古文记载】①《针灸甲乙经》："背痛恶寒、脊强俯仰难、食不下、呕吐多涎，膈关主之。"②《外台秘要》："膈关……食不下，呕吐多涎。"③《铜人腧穴针灸图经》："胸中噎闷。"

魂门

【定位】在背部，当第9胸椎棘突下，旁开3寸。

【作用】疏肝和胃，清利头目。

【主治】肝、胃及局部疾患，如脘腹胀满，胸痛彻背，呕吐呃逆，饮食不下，胃脘疼痛，腹中雷鸣，小便黄赤，头痛头昏，黄疸，眩晕，背痛，泄泻，胸胁胀痛，脊背疼痛，食不化。现代又多用魂门穴治疗肝炎，胆囊炎，胸膜炎，胃炎，肋间神经痛，神经衰弱，胃痉挛，食管狭窄，消化不良，神经症，癔症，心内膜炎，肌肉风湿病等。

【古文记载】①《针灸甲乙经》："胸胁胀满、背痛、恶风寒、饮食不下、呕吐不留住，魂门主之。"②《针灸大成》："主尸厥走疰，胸背连心痛，饮食不下，腹中雷鸣，大便不节，小便赤黄也。"③《太平圣惠方》："腹中雷鸣，大便不节，小便赤黄也。"

阳纲

【定位】在背部，当第10胸椎棘突下，旁开3寸。

【作用】疏肝利胆，健脾和中。

【主治】胆、胃、胸、腹等疾患，如饮食不下，黄疸，消渴，不嗜食，身热，胁肋痛，肠鸣，泄泻，腹痛，脘腹胀痛。现代多用阳纲穴治疗肝炎，胃炎，胸膜炎，消化不良，胃痉挛，胆囊炎，胆道蛔虫病，心内膜炎，肌内风湿病，蛔虫性腹痛等。

【古文记载】①《备急千金要方》："肠鸣泄注。"②《铜人腧穴针灸图经》："身热目黄。"③《针灸甲乙经》："食饮不下、腹中雷鸣、大便不节、小便赤黄，阳纲主之。"

意舍

【定位】在背部，当第11胸椎棘突下，旁开3寸。

【作用】健脾和胃，利胆化湿。

【主治】脾、胃、脊背等疾患，如脘腹胀痛，饮食不下，呕吐，黄疸，消渴，身热，咳嗽，腰脊酸痛，恶心，腹胀，肠鸣，泄泻。现代又多用意舍穴治疗胃炎，胃扩张，食管狭窄，消化不良，肝炎，胆囊炎，胸膜炎，糖尿病，肠炎，腹直肌痉挛，进行性肌营养不良等。

【古文记载】①《针灸甲乙经》："腹满胪胀，大便泄。"②《针灸甲乙经》："消渴身热、面目黄，意舍主之。"③《太平圣惠方》："胸胁胀满，背痛恶寒，饮食不下，呕吐不留住。"

胃仓

【定位】在背部，当第12胸椎棘突下，旁开3寸。

【作用】和胃健脾，消食导滞。

【主治】脾胃、脊背等疾患，如呕吐呃逆，胃脘疼痛，腹部膨胀，水谷不消，水肿，肠鸣泄泻，便秘，腹胀满，饮食不下，小儿食积，脊背强痛，背痛。现又多用胃仓穴治疗胃炎，胃或十二指肠溃疡，肠炎，胃痉挛，习惯性便秘，腰背部软组织疾患等。

【古文记载】①《铜人腧穴针灸图经》："背脊不得俯仰。"②《循经考穴编》："恶寒脊痛，气攻腰胁。"③《针灸甲乙经》："腹胀水肿、食欲不下、多寒，胃仓主之。"

肓门

【定位】在腰部，当第1腰椎棘突下，旁开3寸。

【作用】理气和胃，清热消肿。

【主治】胸、腹疾患，如胸腹胀满，胃脘疼痛，气攻两胁，痞块，便秘，腹痛，乳疾。现代多用肓门穴治疗胃炎，乳腺炎，脾肿大，胃痉挛，腰肌劳损等。

【古文记载】①《针灸大成》："主心下痛，大便坚，妇人乳疾。"②《循经考穴编》："心下满，气攻腰胁，肓门主之。"③《铜人腧穴针灸图经》："治心下痛，大（便）坚。"

胞肓

【定位】在臀部，平第2骶后孔，骶正中嵴旁开3寸。

【作用】通肠腑，调二阴，利腰膝。

【主治】前阴、腰骶部等疾患，如腰脊疼痛，骶骨痛，少腹坚满，小便淋沥，大便秘结，肠鸣，腹胀，腹痛，腰痛，阴肿。现代多用胞肓穴治疗尿潴留，睾丸炎，肠炎，坐骨神经痛，膀胱炎，尿道炎，腹直肌痉挛，腰背部软组织疾患等。

【古文记载】①《针灸甲乙经》："少腹满坚。"②《针灸大成》："主腰脊急痛，食不消，腹坚急，肠鸣，淋沥，不得大小便，癃闭下肿。"③《备急千金要方》："秩边胞肓主癃闭下重，不得小便。"

秩边

【定位】在臀部，平第4骶后孔，骶正中嵴旁开3寸。

【作用】调二阴，疏筋脉。

【主治】二便、腰腿等疾患，如腰骶疼痛，下肢痿痹，阴肿疼痛，二便不利，癃闭，遗精白浊，痔疾，坐骨神经痛，腰腿痛。现代多用秩边穴治疗坐骨神经痛，臀肌劳损，膀胱炎，下肢瘫痪，急性腰扭伤，梨状肌综合征，脑血管病后遗症，生殖器疾病，脱肛等。

【古文记载】①《针灸甲乙经》："腰脊骶寒、俯仰急难、阴痛下重、不得小便，秩边主之。"②《备急千金要方》："秩边胞肓主癃闭下重，不得小便。"③《循经考穴编》："腿叉风寒，肾虚腰痛，遗精，带浊。"

飞扬

【定位】在小腿后面，当外踝后，昆仑穴直上7寸，承山外下方1寸处。

【作用】清热安神，舒筋活络。

【主治】腰、腿、踝等疾患，如头痛，目眩，鼻衄，腰腿痛，膝胫无力，足痿，历节痛风，足趾不得屈伸，寒疟，癫狂，鼻塞，腰背痛，腿软无力，痔疾，颈项痛，腰膝疼痛，癫痫，脚气。现代多用飞扬穴治疗风湿性关节炎，肾炎，膀胱炎，坐骨神经痛，下肢瘫痪，痔疮，眩晕等。

【古文记载】①《灵枢·经脉》："足太阳之别，名曰飞扬，去踝七寸，别走少阴。实则鼽窒，头背痛；虚则鼽衄，取之所别也。"②《针灸甲乙经》："下部寒、热病汗不出、体重、逆气头眩痛，飞扬主之。痉、反折，飞扬主之。疟，实则腰背痛，虚则鼽衄，飞扬主之。癫狂疾、体痛，飞扬主之。"③《备急千金要方》："飞扬、太乙、滑肉门，主癫狂吐舌。"

昆仑

【定位】在足部外踝后方，当外踝尖与跟腱之间的凹陷处。

【作用】安神清热，舒筋活络。

【主治】头项、腰腿、膝胫等疾患，如目赤肿痛，鼻塞，鼻衄，齿痛颊肿，项背强痛，腰痛如折，腿股疼痛，腘筋挛急，腨跟痛，浮肿，喘逆，腹满，大便难，疟疾，脚气，癫狂，痫病，胞衣不下，头痛，目眩，肩背拘急，难产，外踝疼痛，癫痫，下肢麻痹或瘫痪，坐骨神经痛，足踝关节及周围软组织疾患。现代多用昆仑穴治疗神经性头痛，甲状腺肿大，腰部软组织损伤，下肢瘫痪，踝关节及其周围软组织炎，坐骨神经痛，眩晕，膝关节炎，踝关节扭伤，膝关节周围软组织疾病，鼻出血，胎盘滞留，痔疮等。

【古文记载】①《针灸甲乙经》："痉、脊强、头眩痛、脚如结、腨如裂，昆仑主之。疟、多汗、腰痛不可俯仰、目如脱、项如拔，昆仑主之。大风、头多汗、腰尻腹痛、腨跟肿、上齿痛、脊背尻重不欲起、闻食臭、恶闻人音、泄风从头至足，昆仑主之。女子字难，若胞衣不出，昆仑主之。"②《铜人腧穴针灸图经》："肩背拘急，咳喘暴满，阴肿痛，小儿发痫瘈疭。"③《针灸大成》："中风转筋拘急，行步无力疼痛，妊娠刺之落胎。"

申脉

【定位】在足外侧部，外踝直下方凹陷中。

【作用】清热安神，利腰膝。

【主治】头、腰腿、神志等疾患，如偏正头痛，目赤肿痛，眩晕，膝部红肿，跟骨痛，足痿不收，霍乱转筋，晕厥，腰腿痛，足踝关节痛，眼睑下垂，癫、狂、痫，失眠，嗜卧，项强。现代多用申脉穴治疗腓肠肌痉挛，精神病，踝关节及其周围软组织炎，内耳性眩晕，精神分裂症，脑血管病后遗症，腰肌劳损，下肢瘫痪，关节炎，踝关节扭伤等。

【古文记载】①《素问·缪刺论》："邪客于足阳跷之脉，令人目痛，从内眦始，刺外踝之下半寸所各二痏，左刺右，右刺左。"②《针灸甲乙经》："寒热颈腋下肿，申脉主之。腰痛、不能举足少坐、若下车踬地、胫中矫矫然，申脉主之。"③《铜人腧穴针灸图经》："腰痛不能举体，足胕寒不能久立坐，若下舟车中痛疾。"

京骨

【定位】在足外侧，当第5跖骨粗隆下方，赤白肉际处。

【作用】清热止痉，明目舒筋。

【主治】头目、背腰、下肢等疾患，如头痛，眩晕，目赤目翳，鼻塞鼻衄，背寒，脊强，腰尻疼痛，髀枢痛，半身不遂，膝胫酸痛，寒湿脚气，两足生疮，心痛，腹满，泄注，便血，癫狂，痫病，疟疾，项强，腰腿痛，踝关节痛。现代又用京骨穴治疗急性腰扭伤，神经性头痛，脑膜炎，脑出血，小儿惊风，心肌炎，佝偻病等。

【古文记载】①《针灸甲乙经》："寒热善唏、头重足寒、不欲食、脚挛，京骨主之。善自啮颊、偏枯、腰髀枢痛、善摇头，京骨主之。癫疾、狂、妄行、振寒，京骨主之。"②《备急千金要方》："主背恶寒痛，脊强难以俯仰。"③《太平圣惠方》："善惊悸，不欲食，腿膝胫痠。"

束骨

【定位】在足外侧，足小趾本节（第5跖趾关节）的后方，赤白肉际处。

【作用】通经活络，清头明目。

【主治】头目、腰背、下肢等疾患，如身热，头痛，目赤，耳聋，眩晕，项强，髀枢痛，脚如结，腨如裂，癫狂，惊痫，泄泻，疟疾，痈疽，疔疮，目眩，腰背痛，下肢后侧痛，腰腿疼痛，癫痫。现代又多用束骨穴治疗神经性头痛，落枕，腓肠肌痉挛，头晕，精神病，眼结膜炎，泪管狭窄，高血压，肛门手术后疼痛等。

【古文记载】①《针灸甲乙经》："暴病头痛、身热痛、肌肉动、耳聋、恶风、目眦烂赤、项不可以顾、髀枢痛、泄、肠癖，束骨主之。寒热腰痛如折，束骨主之。身痛、狂、善行、癫疾，束骨主之。"②《备急千金要方》："狂易，多言不休。"③《铜人腧穴针灸图经》："目眩项不可回顾。"

至阴

【定位】在足小趾末节外侧，距趾甲角0.1寸（指寸）。

【作用】正胎催产，理气活血，清头明目。

【主治】头面、腰膝、胎产等疾患，如头痛，眩晕，目翳，耳鸣耳聋，项背疼痛，胸胁痛，腰胁相引急痛，膝肿，转筋，寒湿脚气，两足生疮，热病汗不出，烦心，瘕疝，小便不利，疝气，失精，疟疾，皮肤瘙痒，死胎，难产，胎位不正，胞衣不下，目痛，鼻塞，昏厥，衄血，滞产。现代又多用至阴穴治疗神经性头痛，胎盘滞留，脑出血，脑血管病后遗症，尿潴留，遗精，眼结膜充血，角膜白斑等。

【古文记载】①《针灸甲乙经》："头重鼻衄及瘈疭、汗不出、烦心、足下热、不欲近衣、项痛、目翳、鼻及小便皆不利，至阴主之。疝，至阴主之。风寒从足小趾起、脉痹上下、胸胁痛无常处，至阴主之。"②《针灸集成》："胞衣不下，足小趾尖三壮、中极、肩井穴主之。"③《医宗金鉴》："妇人横产，子手先出。"

（八）足少阴肾经

涌泉

【定位】足趾跖屈时，约当足底（去趾）前1/3凹陷处。

【作用】泻热宁神，苏厥开窍。

【主治】昏厥、中暑、小儿惊风、癫狂痫等急症，神志病症，头痛，头晕，目眩，失眠，咯血、咽喉肿痛、喉痹等肺系病症，大便难，小便不利，奔豚气，足心热。

【古文记载】①《针灸甲乙经》："热病挟脐急痛，胸胁满，取之涌泉与阴陵泉。"②《医宗金鉴》："主治足心热，奔豚，疝气疼痛，血淋气痛。"③《针灸聚英》："喉闭舌急失音，卒心痛。"

然谷

【定位】在足内踝前下方，足舟骨粗隆下缘凹陷中。

【作用】益气固肾，清热利湿。

【主治】月经不调、阴挺、阴痒、白浊等妇科病症，遗精、阳痿、小便不利等泌尿生殖系疾患，咯血，咽喉肿痛，消渴，腹泻，小儿脐风，口噤。

【古文记载】①《针灸甲乙经》："心如悬、哀而乱、善恐、嗌内肿、心惕惕恐、如人将捕之、多羡出、喘、少气、吸吸不足以息，然谷主之。癃疝，然谷主之。痿厥癫疾、洞泄，然谷主之。小儿脐风、口不开、善惊，然谷主之。女子不字、阴暴出、经水漏，然谷主之。"②《备急千金要方》："妇人绝子，灸然谷各五十壮。"

太溪

【定位】内踝高点与跟腱后缘连线的中点凹陷处。

【作用】滋阴益肾，壮阳强腰。

【主治】头痛、目眩、失眠、健忘、遗精、阳痿等肾虚证，咽喉肿痛、齿痛、耳鸣、耳聋等阴虚性五官病症，咳嗽、气喘、咯血、胸痛等肺部疾患，消渴，小便频数，便秘，月经不调，腰脊痛，下肢厥冷。

【古文记载】①《针灸甲乙经》："热病烦心，足寒清，多汗。"②《针灸大成》："主久疟咳逆，心痛如锥刺，心脉沉，手足寒至节。"③《医宗金鉴》："消渴，房劳，妇人水蛊，胸胁胀满。"

照海

【定位】内踝高点正下缘凹陷处。

【作用】滋阴清热，调经止痛。

【主治】失眠、癫痫等精神、神志疾患，咽喉干痛、目赤肿痛等五官热性疾患，月经不调、带下、阴挺等妇科病症，小便频数，癃闭。

【古文记载】①《针灸甲乙经》："疝，四肢淫泺，心闷，照海主之。卒疝，少腹痛，照海主之，病在左，取右，右取左，立已。惊，善悲不乐，如堕坠，汗不出，面尘黑，病饥不欲食，照海主之。偏枯不能行，大风默默，不知所痛，视如见星，溺黄，少腹热，咽干，照海主之。女子不下月水，照海主之。妇人阴挺出，四肢淫泺，心闷，照海主之。"②《针灸大成》："痫病夜发灸阴跷，照海穴也。"

复溜

【定位】太溪穴上2寸，当跟腱的前缘。

【作用】补肾益阴，温阳利水。

【主治】水肿、汗证（无汗或多汗）等津液输布失调疾患，腹胀、腹泻等胃肠疾患，腰脊强痛，下肢痿痹。

【古文记载】①《针灸甲乙经》："鼻孔中痛，腹中常鸣，骨寒热无所安，汗出不休，复溜主之。腰痛引脊内廉，复溜主之。风逆四肢肿，复溜主之。"②《铜人腧穴针灸图经》："足胫寒，复溜、申脉、厉兑。水肿气胀满，复溜、神阙。"③《针灸大成》："主肠澼，腰脊内引痛，不得俯仰起坐。"

（九）手厥阴心包经

曲泽

【定位】肘微屈，肘横纹中，肱二头肌腱尺侧缘。

【作用】通心气，调肠腑，泻血热。

【主治】心痛、心悸、善惊等心系病症，胃痛、呕血、呕吐等热性胃疾，暑热病，肘臂挛痛。

【古文记载】《针灸甲乙经》："心澹澹然善惊，身热，烦心，口干，手清，逆气，呕血，时瘛，善摇头。颜青汗出不过肩，伤寒温病，曲泽主之。心痛，卒咳逆，曲泽主之，出血则已。"

间使

【定位】腕横纹上3寸，掌长肌腱与桡侧腕屈肌腱之间。

【作用】宽胸和胃，清心安神，祛痰。

【主治】心痛、心悸等心系病症，胃痛、呕吐等热性胃疾，热病，疟疾，癫、狂、痫。

【古文记载】《针灸甲乙经》："热病烦心善呕，胸中澹澹，善动而热，间使主之。卒心中痛，瘛疭互相引，肘内廉痛，心敖敖然，间使主之。胸痹引背，时寒，间使主之。头身风热，善呕吐，怵惕，寒中少气，掌中热，肘挛腋肿，间使主之。心悬如饥状，善悲而惊狂，面赤目黄，暗不能言，间使主之。头大浸淫，间使主之。"

内关

【定位】腕横纹上2寸，掌长肌腱与桡侧腕屈肌腱之间。

【作用】宁心安神，和胃降逆，理气止痛。

【主治】心痛、胸闷、心动过速或过缓等心疾，胃痛、呕吐、呃逆等胃腑病症，脑卒中，失眠、郁证、癫、狂、痫等神志病症，眩晕症，如晕车、晕船、耳源性眩晕，肘臂挛痛。

【古文记载】①《针灸甲乙经》："面赤皮热，热病汗不出，中风热，目赤黄，肘挛，腋肿，实则心暴痛，虚则烦心，心惕惕不能动，失智，内关主之。心澹澹而善惊恐，心悲，内关主之。"②《针灸大成》："中满心胸痞胀，肠鸣泄泻脱肛，食难下膈酒来伤，积块坚横胁抢，妇女胁痛心痛，结胸里急难当，伤寒不解胸膛，疟疾内关独当。"

大陵

【定位】腕横纹中央，掌长肌腱与桡侧腕屈肌腱之间。

【作用】宁心安神，宽胸和胃，清营凉血。

【主治】心痛，心悸，胸胁满痛，胃痛、呕吐、口臭等胃腑病症，喜笑悲恐情志过极、癫狂痫等神志病症，臂、手挛痛。

【古文记载】《针灸甲乙经》："热病烦心而汗不止，肘挛腋肿，善笑不休，心中痛，目赤黄，小便如血，欲呕，胸中热，苦不乐，太息，喉痹嗌干，喘逆，身热如火，头痛如破，短气胸痛，大陵主之。心痛，善悲，厥逆，悬心如饥之状，心憺憺而惊，大陵及间使主之。两手挛不收伸及腋偏枯不仁，手瘛偏小筋急，大陵主之。咳血，大陵及郗门主之。"

劳宫

【定位】掌心横纹中，第2、第3掌骨中间。

【作用】清心安神，除湿和胃，凉血息风。

【主治】中风昏迷、中暑等急症，心痛、烦闷、癫狂痫等神志病症，口疮，口臭，鹅掌风。

【古文记载】《针灸甲乙经》："热病发热，烦满而欲呕哕，三日以往不得汗，怵惕，胸胁痛，不可反侧，咳满，溺赤，大便血，衄不止，呕吐血，气逆，噫不止，嗌中痛，食不下，善渴，舌中烂，掌中热，欲呕，劳宫主之。烦心，咳，寒热善哕，劳宫主之。少腹积聚，劳宫主之。胸胁支满，劳宫主之。风热善怒，心中喜悲，思慕嘘唏，善笑不休，劳宫主之。黄瘅，目黄，劳宫主之。口中腥臭，劳宫主之。小儿口中腥臭，胸胁支满，劳宫主之。"

中冲

【定位】中指尖端的中央。

【作用】苏厥开窍，清心泻热。

【主治】中风昏迷，舌强不语，中暑，昏厥，小儿惊风等急症。

【古文记载】①《针灸甲乙经》："热病烦心，心闷而汗不出，掌中热，心痛，身热如火，浸淫烦满，舌本痛，中冲主之。"②《针灸大成》："惊风，灸中冲、印堂、合谷，各数十壮。"

（十）手少阳三焦经

关冲

【定位】无名指尺侧指甲根角旁0.1寸。

【作用】清热解郁，回阳开窍。

【主治】头痛、目赤、耳鸣、耳聋、喉痹、舌强等头面五官病症，热病，中暑。

【古文记载】①《针灸甲乙经》："肘痛不能自带衣，起头眩，颔痛面黑，风肩背痛不可顾，关冲主之。耳聋、鸣，下关及阳溪、关冲、液门阳谷主之。热病汗不出，天柱及风池、商阳、关冲、液门主之。"②《针灸大成》："主喉痹，舌卷口干，头痛霍乱，胸中气噎，不嗜食，臂肘痛不可举目生翳膜，视物不明。"

中渚

【定位】手背，第4、第5掌骨小头后缘之间凹陷中，当液门穴后1寸。

【作用】清热通络，开窍益聪。

【主治】头痛、目赤、耳鸣、耳聋、喉痹等头面五官病症，热病，肩背肘臂酸痛，手指不能屈伸。

【古文记载】①《针灸甲乙经》："疟，发有四时，面上赤，无所见，中渚主之。狂，互引头痛，耳鸣，目痛，中渚主之。嗌外肿，肘臂痛，五指瘈不可屈伸，头眩，颔额颅痛，中渚主之。耳聋，两颞颥痛，中渚主之。"②《针灸大成》："咽肿，中渚、太溪。"③《医宗金鉴》："主治四肢麻木，战振踡挛无车，肘臂连肩红肿疼痛，手背痈毒等证。"

阳池

【定位】腕背横纹中，当指总伸肌腱尺侧缘凹陷中。

【作用】清热通络，通调三焦，益阴增液。

【主治】目赤肿痛、耳聋、喉痹等五官病症，消渴，口干，腕痛，肩臂痛。

【古文记载】①《针灸甲乙经》："肩痛不能自举，汗不出，颈痛，阳池主之。"②《针灸大成》："主消渴，口烦闷，寒热疟，或因折伤，手腕捉物不得，肩臂痛不得举。"③《外台秘要》："治寒热痎疟，肩痛不能自举，汗不出，颈肿。"

外关

【定位】腕背横纹上2寸，尺骨与桡骨正中间。

【作用】清热解表，通经活络。

【主治】热病，头痛、目赤肿痛、耳鸣、耳聋等头面五官病症，瘰疬，胁肋痛，上肢痿痹不遂。

【古文记载】①《针灸甲乙经》："肘中濯濯，臂内廉痛，不可及头，外关主之。耳焞焞浑浑聋无所闻，处关主之。"②《类经图翼》："凡三焦相火炽盛及大便不通，胁肋疼痛者，俱宜泻之。"

支沟

【定位】腕背横纹上3寸，尺骨与桡骨正中间。

【作用】清利三焦，通腑降逆。

【主治】便秘，耳鸣，耳聋，暴喑，瘰疬，胁肋疼痛，热病。

【古文记载】《针灸甲乙经》："咳，面赤热，支沟主之。马刀肿瘘，目痛，肩不举，心痛支满，逆气，汗出，口噤不可开，支沟主之热病汗不出，互引颈嗌外肿，肩臂酸重，胁腋急痛四肢不举，痂疥，项不可顾，支沟主之。男子脊急，目赤，支沟主之。暴喑不能言，支沟主之。"

肩髎

【定位】肩峰后下方，上臂外展时，当肩髃穴后寸许凹陷中。

【作用】祛风湿，通经络。

【主治】肩臂挛痛不遂。

【古文记载】①《针灸甲乙经》："肩重不举，臂痛，肩髎主之。"②《针灸大成》："主臂痛，肩重不能举。"③《备急千金要方》："臂痛，肩髎、天宗、阳谷。"

翳风

【定位】乳突前下方与下颌角之间的凹陷中。

【作用】聪耳明目，祛风通络。

【主治】耳鸣、耳聋等耳疾，口眼歪斜、面风、牙关紧闭、颊肿等面、口病症，瘰疬。

【古文记载】①《针灸甲乙经》："痓，（喑）不能言，翳风主之。聋，翳风及会宗下关主之。口僻不正，失欠脱颔，口噤不开，翳风主之。"②《针灸大成》："主耳鸣耳聋，口眼歪斜，脱颔颊肿，口噤不开，不能言，口吃，牙车急，小儿喜欠。"

角孙

【定位】折耳郭向前当耳尖直上入发际处。

【作用】清热消肿，散风止痛。

【主治】头痛，项强，目赤肿痛，目翳，齿痛，颊肿。

【古文记载】①《针灸甲乙经》："齿牙不可嚼，龈肿，角孙主之。"②《备急千金要方》："角孙、颊车，主牙齿不能嚼。"③《针灸大成》："主目生肤翳，齿龈肿，唇吻强，齿牙不能嚼物，龋齿，头项强。"

（十一）足少阳胆经

听会

【定位】耳屏间切迹前，下颌骨髁状突后缘，张口凹陷处。

【作用】开窍聪耳，通经活络。

【主治】耳、面颊、口齿等疾患，如耳鸣，耳聋，聤耳，耳底痛，眩晕，口噤，喑哑，齿痛，腮肿，口眼歪斜，面痛等。

【古文记载】①《针灸甲乙经》："目泣出，头不痛者，听会主之。聋，耳癫溲，癫溲者若风，听会主之。"②《铜人腧穴针灸图经》："治青盲目无所见，远视目中肤翳，白膜，头痛，目外眦赤痛。"

上关

【定位】下关穴直上，弓上缘凹陷处。

【作用】开耳窍，疏经络。

【主治】耳、面颊、口齿等疾患，如耳鸣，耳聋，耳痛，聤耳，上齿龋痛，牙关不开，口眼歪斜，目眩，青盲，偏头痛，齿痛，口噤，面痛，癫狂，痫病，惊痫等。

【古文记载】①《针灸甲乙经》："瘈疭，口沫出，上关主之。青盲目，恶风寒，上关主之。耳痛聋鸣，上关主之。上齿龋痛，恶寒者，上关主之。"②《针灸大成》："主唇吻强，口眼偏斜，青盲，眯目……耳鸣耳聋，瘈疭沫出，寒热，痓引骨痛。"

率谷

【定位】耳尖直上，入发际1.5寸。

【作用】疏风活络，镇惊止痛。

【主治】头面部等疾患，如偏正头痛，眩晕，耳鸣，耳聋，呕吐，小儿急慢性惊风，惊痫等。

【古文记载】①《针灸甲乙经》："醉酒风热，发两角眩痛，不能饮食，烦满呕吐，率谷主之。"②《针灸大成》："主痰气膈痛，脑两角强痛，头重，醉后酒风，皮肤肿，胃寒，饮食烦满，呕吐不止。"

风池

【定位】在项部，当枕骨之下，与风府相平，胸锁乳突肌与斜方肌上端之间的凹陷处。

【作用】平肝息风，祛风解毒，通利官窍。

【主治】头目、耳鼻、外感、神志等疾患，如头痛发热，热病汗不出，颈项强痛，头晕，目赤肿痛，迎风流泪，雀目，青盲，面肿，鼻渊，鼻衄，耳鸣，耳聋，瘿气，疟疾，失眠，癫、狂、痫，涎出不语，气厥，肩背痛，伤风感冒，夜盲症，落枕，荨麻疹，丹毒，神经衰弱，高血压，甲状腺肿，电光性眼炎，视神经萎缩，视物不明，鼻塞，咽喉肿痛，热病，脑卒中等。

【古文记载】①《针灸甲乙经》："颈痛，项不得顾，目泣出，多眵，鼻鼽衄，目内眦赤痛，气厥，耳目不明，喉痹伛偻引项筋挛不收，风池主之。"②《针灸大成》："主洒淅寒热，伤寒温病汗不出，目眩苦，偏正头痛，疟颈项如拔，痛不得回顾。目泪出，欠气多，鼻鼽衄，目内眦赤痛，气发耳塞，目不明，腰背俱疼，腰伛偻引颈筋无力不收，大风中风，气塞涎上不语昏危，瘿气。"

肩井

【定位】在肩上，前直乳中，当大椎与肩峰端连线的中点上。

【作用】祛风清热，活络消肿。

【主治】项背、胎产、神志等疾病，如肩背疼痛，手臂不举，腰髋痛，中风痰涌，咳嗽气逆，眩晕，瘰疬，难产，胞衣不下，产后乳汁不下，乳汁少，乳癖，头项强痛，上肢不遂，头痛，颈项强痛等。

【古文记载】①《针灸甲乙经》："肩背痹痛，臂不举，寒热凄索，肩井主之。"②《备急千金要方》："难产，针两肩井入一寸泻之，须臾即分娩。"③《千金翼方》："凡难产，针两肩井一寸，泻之，须臾即生也。上气咳逆，短气，风劳百病，灸肩井二百壮。"

带脉

【定位】在侧腹部，当第11肋骨游离端下方垂线与脐水平线的交点上。

【作用】健脾利湿，调经止带。

【主治】少腹、腰胁、经带等疾患，如妇人少腹坚痛，月经不调，赤白带下，闭经，痛经，不孕，七疝偏坠，腰痛，带下，腹痛，疝气，阴挺，胁痛。

【古文记载】①《针灸甲乙经》："妇人少腹坚痛，水不通，带脉主之。②《针灸大成》：主腰腹纵，溶溶如囊水之状，妇人小腹痛，里急后重，瘕疝，月事不调，赤白带下。"③《医宗金鉴》："主治疝气，偏堕于肾，及妇人赤白带下等证。"

环跳

【定位】在股外侧部，侧卧屈股，当股骨大转子最凸点与骶管裂孔连线的外1/3与中1/3交点处。

【作用】祛风除湿，强健腰膝。

【主治】腰腿、下肢等疾患，如腰胯疼痛，下肢不遂，膝胫酸痛，冷风湿痹，风疹，水肿，半身不遂，下肢痿痹。

【古文记载】①《针灸甲乙经》："腰胁相引痛急，髀筋瘛胫痛不可屈伸，痹不仁，环跳主之。"②《铜人腧穴针灸图经》："冷风湿痹，风疹，偏风半身不遂，腰胯痛不得转侧。"③《针灸大成》："主冷风湿痹不仁，风疹遍身，半身不遂，腰胯痛蹇，膝不得转侧伸缩。"

风市

【定位】在大腿外侧部的中线上，当腘横纹上7寸。

【作用】祛风除湿，通经活络。

【主治】腰腿疾患，如腰尻重痛，下肢痿痹或麻木，膝痛，腨肠冷痛，遍身瘙痒，疠风，疝气，遗尿，半身不遂，脚气，坐骨神经痛，股外侧皮神经炎等。

【古文记载】①《备急千金要方》："主两膝挛痛，引胁拘急。缓纵痿痹，腨肠疼冷不仁。"②《针灸大成》："主中风腿膝无力，脚气，浑身瘙痒，麻痹，厉风疮。"③《医宗金鉴》："主治腿中风湿，疼痛无力，脚气，浑身瘙痒，麻痹等证。"

阳陵泉

【定位】在小腿外侧，当腓骨头前下方凹陷处。

【作用】疏肝利胆，舒筋活络。

【主治】胸胁、下肢等疾患，如胸胁支满，胁肋疼痛，呕吐胆汁，寒热往来，头痛，腰痛，半身不遂，膝股疼痛，下肢麻木，脚胫酸痛，筋挛，筋软，筋痛，虚劳失精，小便失禁，遗尿，颜面浮肿，小儿惊风，口苦，呕吐，下肢痿痹，脚气，黄疸，肩痛，膝髌肿痛。

【古文记载】①《针灸甲乙经》："胆胀者，胁下痛胀，口苦，好太息，阳陵泉主之。胁下支满，呕吐逆，阳陵泉主之。髀痛引膝，股外廉痛，不仁，筋急，阳陵泉主之。"②《针灸大成》："主膝伸不得屈，髀枢膝骨冷痹，脚气，膝股内外廉不仁，偏风半身不遂，脚冷无血色，苦嗌中介然，头面肿，足筋挛。"

悬钟

【定位】在小腿外侧，当外踝尖上3寸，腓骨前缘。

【作用】平肝息风，疏肝益肾。

【主治】头项、胸胁及本经脉所过部位的疾患，如偏头痛，鼻衄，瘰疬，腋肿，胁肋疼痛，四肢关节酸痛，半身不遂，筋骨挛痛，脚气，跟骨痛，浑身疮癞，胸胁胀痛，下肢痿痹，咽喉肿痛，痔疾，颈项强痛，便秘。

【古文记载】①《针灸甲乙经》："腹满，胃中有热，不嗜食，悬钟主之。胫酸痛，按之不可，名曰胕髓病，以镵针针绝骨出其血立已。小儿腹满不能食饮，悬钟主之。"②《备急千金要方》："主风，灸百壮，治风，身重心烦，足胫痛。主湿痹，流肿，髀筋急瘛，胫痛。主膝胫酸摇，酸痹不仁，筋缩，诸节酸折，风劳身重。主五淋。主腹满。"

丘墟

【定位】在足外踝的前下方，当趾长伸肌腱的外侧凹陷处。

【作用】清湿热，通经脉，利关节。

【主治】头项、肝胆、腰腿等疾患，如偏头痛，目疾，齿痛，耳聋，咽肿，项强，腋肿，瘰疬，气喘，胸胁痛，腰膝痛，脚跗肿，足跟痛，寒热往来，浑身瘙痒，疟疾，疝气，颈项痛，下肢痿痹，外踝肿痛，脚气。

【古文记载】《针灸甲乙经》："目视不明，振寒，目翳，瞳子不见，腰两胁痛，脚酸转筋，丘墟主之。疟振寒，腋下肿，丘墟主之。寒热颈肿，丘墟主之。大疝腹坚，丘墟主之。胸满善太息，胸中膨膨然，丘墟主之。痿厥寒，足腕不收，躄坐不能起，髀枢脚痛，丘墟主之。"

（十二）足厥阴肝经

行间

【定位】在足背侧，当第1、第2趾间，趾蹼缘的后方赤白肉际处。

【作用】疏肝泻热，凉血安神，息风活络。

【主治】头目、肝肾、前阴、神志等疾患，如头痛目眩，雀目内障，目赤红肿，迎风流泪，疝气，茎中痛，月经不调，崩漏带下，癥瘕积聚，遗精白浊，遗尿，癃闭，厥证，善惊，癫疾，脑卒中，急慢惊风，厥心痛，咳逆，呕吐，胸胁痛，少腹肿，手足拘急，四肢厥冷，脚气红肿，消渴，便秘，身热，喉痹，口眼歪斜等。

【古文记载】《针灸甲乙经》："溺难痛，白浊，卒疝，少腹肿，咳逆，呕吐，卒阴跳，腰痛不可以俯仰，面黑热，腹中膜满，身热厥痛，行间主之。善惊，悲不乐，厥，胫足下热，面尽热。一渴，行间主之。腹痛，上抢心，心下满，癃，茎中痛，怒瞋不欲视，泣出，长太息，行间主之。癫疾，短气，呕血，胸背痛，行间主之。喉痹，气厥，口歪，喉咽如扼状，行间主之。月事不利，见血而身反败阴寒，行间主之。"

太冲

【定位】在足背侧，当第1跖骨间隙的后方凹陷处。

【作用】平肝泻热，疏肝养血，清利下焦。

【主治】头痛，眩晕，目赤肿痛，口歪，胁痛，遗尿，疝气，崩漏，月经不调，癫痫，呕逆，小儿惊风，下肢痿痹。

【古文记载】①《针灸大成》记载："女人漏下不止：太冲、三阴交。"②《医宗金鉴》："主治急慢惊风，羊痫风证，及咽喉疼痛，心胸胀满，寒湿脚气，行痛步难，小腹疝气，偏坠疼痛，两目昏暗，腰背疼痛等证。"

蠡沟

【定位】在小腿内侧，当足内踝尖上5寸，胫骨内侧面的中央。

【作用】疏肝理气，调理经脉。

【主治】月经不调，阴挺，带下，外阴瘙痒，睾丸肿痛，小便不利，遗尿，疝气，腰痛不可俯仰，足胫疼痛。

【古文记载】《针灸甲乙经》："阴跳，腰痛，实则挺长，寒热，挛阴暴痛，遗溺，偏大虚则暴痒气逆，肿睾，卒疝，小便不利如癃状，数噫，恐悸，气不足，腹中悒悒，少腹痛，嗌中有热，如有息肉状，如著欲出，背挛不可俯仰，蠡沟主之。女子疝，小腹肿，赤白淫，时多时少，蠡沟主之。"

中都

【定位】在小腿内侧，当足内踝尖上7寸，胫骨内侧面的中央。

【作用】疏肝理气，调经止血。

【主治】疝气，遗精，崩漏，产后恶露不尽，少腹满痛，肠澼，手足拘急，脚胫枯瘦，湿痹等。

【古文记载】①《针灸甲乙经》："肠澼，中都主之。崩中，腹上下痛，中郄主之。"②《备急千金要方》："主足下热，胫寒不能久立，湿痹不能行。"③《铜人腧穴针灸图经》："治妇人崩中，因产恶露不绝。"

膝关

【定位】在小腿内侧，当胫骨内上髁的后下方，阴陵泉后1寸，腓肠肌内侧头的上部。

【作用】宣痹通络。

【主治】白虎历节、寒湿走注、下肢疼痛、腰腿不便、浑身风疹、透脑疽等。

【古文记载】①《针灸甲乙经》："膝内廉痛引髌，不可屈伸，连腹，引咽喉痛，膝关主之。"②《备急千金要方》："膝关在犊鼻下三寸陷者中。"③《铜人腧穴针灸图经》："治风痹，膝内痛引髌，不可屈伸，喉咽中痛。"

曲泉

【定位】位于膝部，腘横纹内侧端，半腱肌肌腱内缘凹陷中。正坐或仰卧屈膝取穴。

【作用】清利湿热，调理下焦。

【主治】月经不调，痛经，带下，阴挺，阴痒，阳痿，遗精，小便不利，淋证，癃闭，小腹痛，膝股肿痛。

【古文记载】①《针灸甲乙经》："女子疝瘕，按之如以汤沃其股内至膝，飧泄，灸刺曲泉。少腹肿，阴挺出，痛经水来下，阴中肿或痒，漉青汁若葵羹，血闭无子，不嗜食，曲泉主之。"②《针灸大成》："女子血瘕，按之如汤浸股内，小腹肿，阴挺出，阴痒。"

章门

【定位】在侧腹部，当第11肋游离端的下方。

【作用】疏肝健脾，理气散结，清利湿热。

【主治】脾胃、肝肾等疾患，如食噎，呕吐，饮食不化，脘腹胀满，痞块积聚，肠鸣泄泻，久痢不止，大便秘结，羸瘦，疝气，血尿，白浊，腰痛，脑卒中，胸胁支满，惊风，咳嗽，喘息，四肢懈惰，黄疸，脾痛等。

【古文记载】《针灸甲乙经》："奔豚，腹胀肿，章门主之。腹中肠鸣盈盈然，食不化，胁痛不得卧，烦，热中，不嗜食，胸胁支满，喘息而冲膈，呕，心痛，及伤饱，身黄疾，骨羸瘦，章门主之。腰痛不得转侧，章门主之。腰清脊强，四肢懈惰，善怒，咳，少气，郁然不得息，厥逆，肩不可举，马刀瘘，身瞤，章门主之。"

期门

【定位】在胸部，当乳头直下，第6肋间隙，前正中线旁开4寸。

【作用】健脾疏肝，理气活血。

【主治】脾胃及胸胁部疾患，如心下切痛，饮食不下，呕吐呃逆，伤食腹坚，霍乱泄注，下痢脓血，奔豚上下，消渴，血臌，胸胁支满，积聚痞块，胸中热，卧不安，谵语不止，目眩，面赤，项强，喑不能言，疟疾，伤寒热入血室，癃闭，遗尿，小便难，妇人产后余疾等。

【古文记载】《针灸甲乙经》："痉，腹大坚不得息，期门主之。咳，胁下积聚，喘逆，卧不安席，时寒热，期门主之。奔豚上下，期门主之。伤食胁下满，不能转展反侧，目青而呕，期门主之。癃，遗尿，鼠蹊痛，小便难而白，期门主之。霍乱泄注，期门主之。喑不能言，期门主之。妇人产余疾，食饮不下，胸胁支满，目眩，足寒，心切痛，善噫，闻酸臭胀，痹，腹满，少腹尤大，期门主之。"

（十三）督脉

腰俞

【定位】在骶部，当后正中线上，适对骶管裂孔。

【作用】调经清热，散寒除湿。

【主治】腰腿及两阴等疾患，如腰脊强痛，下肢痿痹，盆腔炎，月经不调，带下赤白，遗尿，癃闭，尿路感染，泄泻，便血，痔疾，癫痫等。

【古文记载】①《针灸甲乙经》："腰以下至足清不仁，不可以坐起，尻不举，腰俞主之乳子下赤白，腰俞主之。"②《针灸大成》："主腰胯腰脊痛，不得俯仰，温疟汗不出，足痹不仁，伤寒，四肢热不已，妇人水闭，溺赤。"

腰阳关

【定位】在腰部，当后正中线上，第4腰椎棘下凹陷中。

【作用】祛寒除湿，舒筋活络。

【主治】前阴及腰腿疾患，如月经不调，赤白带下，异常子宫出血，睾丸炎，遗精，阳痿，肾下垂，膀胱麻痹，脊髓炎，腰骶痛，坐骨神经痛，下肢痿痹，慢性肠炎等。

【古文记载】①《针灸大成》："主膝处不可屈伸，风痹不仁，筋挛不行。"②《循经考穴编》："主劳损腰胯痛，遗精，白浊，妇人月病，带下。"③《针灸聚英》："十六椎节下间，坐取之。"

命门

【定位】在腰部，当后正中线上，第2腰椎棘突下凹陷中。

【作用】补肾壮阳。

【主治】月经不调，痛经，带下，胎屡堕，遗精，阳痿，早泄，小便不利，遗尿，尿频，泄泻，便血，痔疮，脱肛，头痛，头晕，耳鸣，失眠，癫痫，瘛，腰痛，脊强反折，下肢痿痹，小儿惊厥，恶寒，汗不出，疟疾，水肿，疝气。

【古文记载】①《针灸甲乙经》："头痛如破，身热如火，汗不出，瘾疹，寒热，汗不出，恶寒，里急，腰腹相引痛，命门主之。"②《针灸大成》："主头痛如破，身热如火，汗不出，寒热痎疟，腰脊相引，骨蒸，五脏热，小儿发痫，张口摇头，身反折角弓。"

至阳

【定位】在背部，当后正中线上，第7胸椎棘突下凹陷中。

【作用】理气宽胸，疏肝和胃。

【主治】胸肺、肝胃疾患等，如胸胁胀满，咳嗽气喘，腹背相引痛，腰背强痛，四肢重痛，疟疾。

【古文记载】①《针灸甲乙经》："寒热懈懒，淫泺，胫酸，四肢重痛，少气难言，至阳主之。"②《针灸大成》："主腰脊痛，胃中寒气，不能食，胸胁支满，身羸瘦，背中气上下行，腹中鸣，寒热解㑊，淫泺胫酸，四肢重痛，少气难言，卒疰忤，攻心胸。"

身柱

【定位】在背部，后正中线上，第3胸椎棘突下凹陷中。

【作用】宣肺清热，清心安神。

【主治】胸肺、外感及心神疾患等，如咳嗽气喘，肺炎，支气管炎及哮喘，肺结核，百日咳，感冒，身热头痛，癫狂，痫病，小儿抽搐，惊厥，神经衰弱，癔症，胸脊强痛。

【古文记载】①《针灸甲乙经》："身热狂走，谵语见鬼，瘾疹，身柱主之。癫疾，怒欲杀人，身柱主之。"②《针灸大成》："主腰脊痛，癫病狂走，瘾疹，怒欲杀人，身热，妄言见鬼，小儿惊痫。"

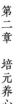

大椎

【定位】在后正中线上，当第7颈椎棘突下凹陷中。

【作用】解表通阳，补虚宁神。

【主治】热病，疟疾，咳嗽，气喘，骨蒸盗汗，癫痫，头痛项强，肩背痛，腰脊强痛，风疹。

【古文记载】《针灸甲乙经》："伤寒热盛，烦呕，大椎主之。痉，脊强互引，恶风时振栗，喉痹，大满喘，胸中郁郁气热，肮，项强，寒热，僵仆不能久立，烦满里急，身不安席，大椎主之。灸寒热之法，先取项大椎，以年为壮数。"

哑门

【定位】在项部，当后发际正中直上0.5寸，第1颈椎下。

【作用】散风息风，开窍醒神。

【主治】头痛，失语，暴喑，喑哑，重舌，舌缓不语，聋哑，癫狂，痫病，瘈疭，癔症，项强，脊强反折。

【古文记载】①《针灸甲乙经》："项强，刺喑门。舌缓，喑不能言，刺喑门。"②《针灸大成》："主舌急不语，重舌，诸阳热气盛，衄血不止，寒热风哑，脊强反折，瘈疭癫疾，头重风汗不出。"

风府

【定位】位于项正中线，入后发际1寸，枕骨粗隆下两侧斜方肌之间凹陷处。

【作用】散风息风，通关开窍。

【主治】头痛，项强，眩晕，咽喉肿痛，失音，癫狂，脑卒中。

【古文记载】《针灸甲乙经》："足不仁，刺风府。头痛项急，不得倾倒，目眩，鼻不得喘息，舌急难言，刺风府主之。狂易多言不休，及狂走欲自杀，及目妄见，刺风府。暴喑不能言，喉嗌痛，刺风府。"

百会

【定位】位于头正中线，入前发际5寸，约当两耳尖连线之中点处。

【作用】醒神苏厥，平肝息风，升阳固脱。

【主治】头面五官、神志及气虚下陷等疾患，如头风，头痛目眩，耳聋，耳鸣，目不能视，鼻塞，鼻衄，口噤不开，角弓反张，小儿惊痫，脱肛，泄泻，痔疾等。

【古文记载】①《针灸甲乙经》："顶上痛，风头重，目如脱，不可左右顾，百会主之。"②《针灸大成》："主头风中风，言语謇涩，噤不开，偏风半身不遂，心烦闷，惊悸，健忘，忘前失后，心神恍惚，无心力，痎疟，脱肛，风痫，青风，心风，角弓反张，羊鸣多哭，语言不择，发时即死，吐沫，汗出而呕，饮酒面赤，脑重鼻塞，头痛目眩，食无味，百病皆治。"

印堂

【定位】在头部，当前发际正中直上0.5寸。

【作用】清头明目，通鼻开窍。

【主治】头痛，头晕，鼻渊，鼻衄，目赤肿痛，重舌，呕吐，产妇血晕，子痫，急慢惊风，不寐，颜面疔疮，三叉神经痛，眩晕，产后血晕，鼻内脓疮疽等。

【古文记载】①《素问·刺疟》："刺疟者，必先问其病之所先发者，先刺之，先头痛及重者，先刺头上及两额两眉间出血。"②《医学纲目》："头重如石，印堂一分，沿皮透攒竹，先左后右，弹针出血。"

（十四）任脉

中极

【定位】位于腹正中线，脐下4寸。

【作用】益肾兴阳，通经止带。

【**主治**】小腹、泌尿及生殖系统等疾患，如小腹热痛，疝气，遗尿，尿频，尿闭，肾炎，尿路感染，水肿，遗精，阳痿，早泄，月经不调，崩漏，阴痒，盆腔炎，附件炎，子宫内膜炎，子宫脱垂，产后宫缩痛，胞衣不下等。

【**古文记载**】《针灸甲乙经》："脐下疝，绕脐痛，冲胸不得息，中极主之。奔豚上抢心，甚则不得息，忽忽少气，已厥，心烦痛，饥不能食，善寒中，腹胀引膜而痛，小腹与脊相控暴痛，时窘之后，中极主之。丈夫失精，中极主之。女子禁中痒，腹热痛，乳余疾，绝不足，子门不端，少腹苦寒，阴痒及痛，经闭不通，中极主之。"

关元

【**定位**】位于腹正中线，脐下3寸。

【**作用**】培补元气，清热利湿。

【**主治**】泌尿、生殖及肠胃疾患，如脐腹绞痛，癥瘕臌胀，小腹胀满，小便赤涩，遗尿，癃闭，水肿，遗精，阳痿，早泄，月经不调，崩漏，赤白带下，阴挺，阴痒，胞衣不下，产后恶露不尽，腹痛泄泻，痢疾，脱肛等。

【**古文记载**】《针灸甲乙经》："奔豚寒气入小腹，时欲呕，伤中溺血，小便数，背脐痛引阴，腹中窘急欲凑，后泄不止，关元主之。石水，痛引胁下胀，头眩痛，身尽热，关元主之。胞转不得溺，少腹满，关元主之。暴疝，少腹大热，关元主之。女子绝子，衃血在内不下，关元主之。"

气海

【**定位**】位于腹正中线，脐下1.5寸。

【**作用**】益气助阳，调经固经（本穴有强壮作用，为保健要穴）。

【**主治**】腹痛，泄泻，便秘，遗尿，疝气，遗精，阳痿，月经不调，闭经，崩漏，虚脱，形体羸瘦。

【古文记载】①《针灸甲乙经》："少腹疝，卧善惊，气海主之。"②《针灸大成》："主伤寒，饮水过多，腹胀肿，气喘，心下痛，冷病面赤，脏虚气惫，真气不足，一切气疾久不瘥，肌体羸瘦，四肢力弱，奔豚七疝，小肠膀胱肾余，癥瘕结块，状如覆杯，腹暴胀，按之不下，脐下冷气痛，中恶，脱阳欲死，阴证卵缩，四肢厥冷，大便不通，小便赤，卒心痛，妇人临经行房羸瘦，崩中，赤白带下，目事不调，产后恶露不止，绕脐疗痛，闪着腰痛，小儿遗尿。"

下脘

【定位】位于腹正中线，脐上2寸。

【作用】健脾和胃，消积化滞。

【主治】脾胃疾患，如胃痛，胃扩张，胃痉挛，胃下垂，消化不良，急慢性胃炎，肠炎，痢疾，腹中痞块等。

【古文记载】①《针灸甲乙经》："食饮不化，入腹还出，下脘主之。"②《外台秘要》："引孕妇不可灸"。③《针灸聚英》："穴当胃下口，小肠上口，水谷于是入焉。"

建里

【定位】位于腹正中线，脐上3寸。

【作用】健脾和胃，通调腑气。

【主治】脾胃疾患等，如胃脘痛，急慢性胃炎，胃神经官能症，胃下垂，消化不良及腹胀身肿，腹痛肠鸣，腹膜炎，腹直肌痉挛等。

【古文记载】①《针灸甲乙经》："心痛上抢心，不欲食，支痛引膈，建里主之。"②《针灸大成》："主腹胀，身肿，心痛，上气，肠中疼，呕逆，不嗜食。"

中脘

【定位】位于腹正中线，脐上4寸。

【作用】和胃健脾，降逆利水。

【主治】腹痛，腹胀，胃脘痛，急慢性胃炎，胃扩张，胃痉挛，胃下垂，消化性溃疡，急性肠梗阻，消化不良，肠鸣，泄泻，痢疾，便秘，失眠，精神病，高血压，黄疸，痞积及虚劳吐血等。

【古文记载】《针灸甲乙经》："心痛身寒，难以俯仰，心疝气冲胃，死不知人，中脘主之。伤忧悁思气积，中脘主之。腹胀不通，寒中伤食，饮食不化，中脘主之小肠有热，溺赤黄，中脘主之。溢饮胁下坚痛，中脘主之。"

上脘

【定位】位于腹正中线，脐上5寸。

【作用】和胃降逆，化痰宁神。

【主治】脾胃及神志疾患，如胃痛，腹胀，反胃，呕吐，呃逆，急慢性胃炎，胃扩张，胃痉挛，消化性溃疡，胃神经官能症，肠鸣泄泻，癫狂，痫病及黄疸等。

【古文记载】《针灸甲乙经》："头眩痛，身热，汗不出，上脘主之。心痛，有三虫，多涎，不得反侧，上脘主之。饮食不下，膈塞不通，邪在胃脘，在上脘则抑而下之。寒中伤饱，食饮不化，五脏䐜满胀，心腹胸胁支满胀，则生百病，上脘主之。心下有膈，呕血，上脘主之。"

膻中

【定位】在胸部，前正中线上，平第4肋间，两乳头连线的中点。

【作用】理气宽胸，清肺化痰。

【主治】心肺及乳房等疾患，如胸痹，心痛，心烦，心律不齐，心绞痛，咳嗽气喘，气管炎，哮喘，咳唾脓血，产后乳汁少，乳腺炎，胸膜炎，肋间神经痛，贲门痉挛，小儿吐乳疾患等。

【古文记载】①《针灸甲乙经》："咳逆上气，唾喘短气不得息，口不能言，膻中主之。"②《难经》："上焦者，在心下，下鬲，在胃上口，主纳而不出，其治在膻中。"

天突

【定位】在颈部，当前正中线上，胸骨上窝中央。

【作用】理气化痰，清咽开音。

【主治】胸肺及颈部等疾患，如咳嗽，哮喘，胸中气逆，肺痈，咳吐脓血，喉痹，咽干，失音，暴喑，呕吐，呃逆，喉鸣，梅核气，瘿瘤，膈肌痉挛及神经性呕吐等。

【古文记载】《针灸甲乙经》："咳上气，喘，暴喑不能言，及舌下挟缝青脉，颈有大气，喉痹，咽中干，急不得息，喉中鸣，翕翕寒热，项肿肩痛，胸满，腹皮热，衄，气梗心痛，瘾疹头痛，面皮赤热，身肉尽不仁，天突主之。"

（周思远，黄成，姚苷文，贺延）

第二章 培元养心法的临床应用

第四节 培元养心法的主治病症

老锦雄教授认为，培元养心的首要任务就是培元，在培元的基础之上再去养心，元气又称为"原气""正气""真气"，培元养心中的培元，培的不仅仅是元气，也是正气，"正气存内，邪不可干。邪之所凑，其气必虚"。百病多因正气虚，故对于大多数疾病，其治疗的第一步就是补益正气，正气为本，气是构成人体的重要物质，正气的盛衰会影响疾病的深浅，病势的逆顺。通过补益正气可防止疾病进一步加重。当疾病处于一个稳定的状态之后，再进行辨证施治。对于疾病的治疗，不可骤发元气，与邪相争，以防损坏根本，应该徐徐而治，先补元气固本，阻止疾病进一步加重，然后进行长期治疗，扶正祛邪。

培元中的"元"代表元气，也指人之根本，是人体生死存亡的重要基础，《难经》曰："脉有根本，人有元气，故知不死。"《灵枢》提出十二经脉有根结，根，即树根，代表着起始的意思，而结代表缔结，也就是归结之意。直到元代窦汉卿在《标幽赋》中提出了新的思想"四根三结"，以四肢的井穴为根，头、胸、腹三部为结。在根结理论的基础之上，老锦雄教授也提出了自己的想法，那就是以元气为根，心为结。许慎《说文解字》谓："元，始也。"元即初始、本始之意。"脐下肾间动气者，人之生命也，十二经之根本也。"由此看出元气是经脉的根本。

老锦雄教授认为元气不仅仅是万物之始，同时也是经脉之始，十二经脉起于元气，循行于三焦，最后归于心。背俞穴可以反映脏腑的盛衰，同时也可以治疗相关脏腑的疾病，与五脏六腑关系最密切的穴位之一就是背俞穴，故对于培元，主要选取的是背俞穴，尤其是以脾俞、肾俞最为重要。肾为先天之本，脾为后天之本，元气的盛衰很大程度上依赖于脾肾两经的充盈。

"培元养心"灸法，适用于一切元气异常所导致的病症，包括元气不足、邪气侵袭导致的疾病，精神因素、劳损或慢性疾病引起的人体元气损伤出现的各种症候群。老锦雄教授强调形神一体，气、神、形三者结合人才得以生存。

一、痛症

痛症主要指的是疼痛的症状，一般是因为各种原因导致的疼痛。西医中将疼痛主要按照为神经学分类和病理学分类，疼痛症状分为短暂性疼痛、急性疼痛和慢性疼痛。

痛症可见于多种疾病，如头部疼痛（偏头痛、脑震荡）、胸部疼痛（急性心包炎、心绞痛）、腹部疼痛（急性胃炎、肠梗阻）以及颈椎腰腿疼痛。痛是某一疾病的重要症状，对于针灸常用于颈椎腰腿疼痛的治疗。西医认为，疼痛可作为机体受到伤害的一种警告，从而引起机体一系列防御性保护反应，而整个疼痛机制分为中枢神经机制和周围神经机制这两个方面。

疼痛形成的神经传导基本可分为4个阶梯：①伤害感受器的痛觉传感；②一级传入纤维、脊髓背角、脊髓-丘脑束等上行束的痛觉传递；③皮层和边缘系统的痛觉整合；④下行控制和神经递质的痛觉调控。

在外周伤害性的刺激传入后，经过中枢系统的调节，痛觉被感知或被抑制。研究表明，大脑对疼痛的抑制作用分为两个方面，一方面是节段性抑制，另一方面是高位中枢的下行性抑制。节段性抑制是通过脊髓不同节段的纤维间节段性联系的反应，它是脊髓内反射弧的组成部分。其主要表现为背角的广动力或特异性伤害性感受神经元的反应，可受到脊髓水平输入的选择性抑制。脑干下行性抑制的中枢结构主要由三部分组成：①中脑导水管周围灰质。②延脑腹内侧头端网状结构。③桥中脑背外侧顶盖。对于脑干下行性痛觉调整系统，其功能的正常发挥主要与去甲肾上腺素能神经元、5-羟色胺能神经元和内源性阿片肽有关。此外，γ-氨基丁酸、生长抑素等也发挥着重要作用。

对于疼痛的治疗，西医从几个方面进行干预：①阻滞痛觉的神经传导通路。②阻断"疼痛→肌紧张或小血管平滑肌痉挛→局部缺血→组织缺氧、代谢产物堆积→致痛物质增多→神经可塑性反应→疼痛加剧"这一恶性循环。③降低交感神经兴奋性，扩张血管，改善血液循环和组织代谢。④抗炎作用，消除局部非菌性和免疫性神经炎症。⑤改善患者的情绪，调整心理状态，提高痛阈。⑥解除颈、腰椎间盘等组织、器官对神经、血管的卡压。

从中医的角度来说，痛症不外乎两个原因，一是不通则痛，二是不荣则痛。血脉不通，气血运行不畅，导致营血不能布达全身，全身的脏腑以及机体失养，从而出现不荣则痛。机体气血瘀阻，脏腑失调，不通则痛。老锦雄教授认为"心主血脉"，心可以化赤生血，心气虚，血液生成不足，同时心气可以推动血液的运行，心气不足，推动无力，血行迟滞，脉络瘀阻，血脉不通就会出现疼痛。与此同时，血脉不通，气血运行不畅，导致营血不能输布全身，四肢脏腑未能得到充养，就会出现"不荣则通"。

从西医角度而言，针刺穴位时，兴奋阈低的不同感受器相对其他感受器而言最容易接受刺激，它有直接作用和放射作用。而针刺治疗疾病的机制就是放射作用。直接作用又分为对机体组织器官的和致病因子的两种。神经反射作用，即针刺对身体的刺激，当其作用于机体时，便引起各种感受器的兴奋，这些兴奋立即传入神经系统，首先是沿着针刺传入神经纤维传到相应的脊髓节段，再由脊髓后索和侧索向上传入脑干或皮质下中枢，最后到达大脑两半球的皮质，再发出离心冲动，沿传出神经传达到躯干、颜面、内脏和腺体等组织，于是达到治疗疼痛的目的。同时也可调节机体体液系统，如血液、淋巴和激素等。机体的反应是靠神经和体液的共同作用实现的，针刺治疗时可扩张血管增加局部循环，使致病的化学介质迅速排出，从而消除疼痛。针灸学认为经络是人体气血津液运行联络的通路，而经络的作用原理与神经系统的整合作用极为相似。穴位可用神经论的反射机制来解释，也可用经络和补泻理论加以阐明来治疗痛症。

《素问》曰"其发痛，其脏心"，指出了痛与心有着密切的联系，心为五脏六腑之大主，所以脏腑疾病都与心有关，痛也是如此，在心的主宰作用之下，机体对于疼痛的敏感度以及耐受程度都会随着心的盛衰有所改变，即所谓"心寂则痛微，心燥则痛甚"。

疼痛，是临床上最常见的自觉症状之一，外邪、气滞、血瘀、痰饮等均可引起。但疼痛的病机不外乎"不通则痛"或"不荣则痛"。这两项病机均可归属于心。因心主血脉，具有推动和维持血液在脉中环流不休、营运周身的功能。若患者由外邪引起血脉痹阻，"血得热则行，得寒则凝"，寒凝经脉，影响血脉中元气的运动，故在心经开阖时发作疼痛。治疗后，血脉通畅，则疼痛消失。

二、失眠

失眠是指以不能获得正常睡眠为特征的一种病症，轻者入睡困难或睡后易醒，醒后不能再睡，也有时睡时醒等，重者整夜不能入眠，严重影响次日精神状态和工作效率，久而久之使人体免疫力下降，诱发其他疾病。据统计，全球约30%的人群有睡眠困难的症状，慢性失眠（入睡或保持睡眠困难）的患病率约10%。

西医认为睡眠约占人一生1/3的时间，是机体整合和复原的过程，其生理重要性仅次于呼吸和心跳。根据脑电图的变化，眼球运动的情况和肌张力的变化，目前国际上将睡眠类型分为两类：非快速眼动睡眠和快速眼动睡眠。

正常成年人睡眠呈周期性规律，首先进入非快速眼动睡眠，其分为浅睡期（Ⅰ期）、轻睡期（Ⅱ期）和深睡期（Ⅲ期），持续时间为60~90分钟。然后进入快速眼动睡眠，持续时间为10~15分钟，如此一个睡眠周期结束。然后又进入非快速眼动睡眠，这样周期性地交替出现非快速眼动睡眠和快速眼动睡眠，一夜出现4~6次，直到清醒为止。

研究表明，浅睡期和轻睡期大约占整个睡眠时间的55%，但对解除疲劳作用甚微，只有进入深睡眠状态的深睡期及快速眼动睡眠，才对解除疲劳有较大作用。在深睡眠状态下，大脑皮层细胞处于充分休息状态，这对于消除疲劳、恢复精力、免疫抗病等都有至关重要的作用。然而这种深度睡眠，只占整个睡眠时间的25%。对睡眠好坏的评价，不能只着重于睡眠总时长，更重要的是看睡眠质量。提高睡眠质量，最终要看深度睡眠时间的长短。

西医研究表明，失眠主要是由交感神经活性增高造成的自主神经功能紊乱引起。松果体在一昼夜中周期性分泌松果体素，影响机体的睡眠与觉醒，受交感神经支配。交感神经紧张性提高导致了松果体素分泌节律紊乱，从而影响睡眠。

西医对于失眠的治疗主要以心理治疗（主要是通过改变患者的思想、认知及对睡眠的态度来改善睡眠，使患者意识到好的睡眠习惯的重要性）、药物治疗（如苯二氮䓬类受体激动剂、褪黑素受体激动剂、食欲素受体拮抗剂、抗抑郁等相关的药物）、物理治疗（如光照疗法、生物反馈疗法、高压氧疗法及电刺激疗法等物理疗法可以通过改善脑循环以及内分泌系统来改善失眠症状）等为主。

"失眠"一词最早见于《外台秘要》，古时多以"不得卧""不得眠""夜不寐""卧不得安""目不瞑"等表述失眠。《难经》最早提出"不寐"，而至明清以后多用"不寐"一词来描述这种不能获得正常睡眠的病症。最早记载治疗失眠的方剂——半夏秫米汤见于《灵枢·邪客》，属《黄帝内经》十三方之一，称为"失眠第一方"。

中医认为，失眠又名"不寐"。在《内经》中又称为"目不瞑""不得眠"。对此，古人提出了很多观点，如情志失调、劳逸失度、饮食不节、脏腑功能受损等，长此以往最易损伤脏腑气血，致阴阳失交，阳不入阴，乃发而为病。《灵枢·营卫生会篇》记载："卫气昼日行于阳，夜半则行于阴，阴者主夜，夜者卧，阳者主上，阴者主下，故阴气积于下，阳气未尽，阳引而上，阴引而下，阴阳相引，故数欠，阳气尽，阴气盛，则目瞑，阴气尽，而阳气盛，则寤矣。"这是最早关于阴阳与正常睡眠的论述。关于不寐的产生，《灵枢·大惑论》曰："卫气不得入于阴，常留于阳。留于阳则阳气满，阳气满则阳跷盛，不得入于阴则阴气虚，故目不瞑矣。"由此可知，"阳不得入于阴"是失眠发病的关键。

其病位在心。不寐的病机关键在于心主神明功能的紊乱。病理变化总属阳盛阴衰，阴阳失交，阴虚不得纳阳，或阳盛不得入阴。《灵枢·口问》曰："阳气尽，阴气盛，则目瞑；阴气尽，而阳气盛，则寤矣。"正常的睡眠与阴阳消长的动态平衡密切相关。影响机体阴阳失衡的病因有很多，血为神之府，其不足或瘀滞与阴阳失衡关系尤为密切。《景岳全书》曰："凡人以劳倦思虑太过者，必致血液耗亡，神魂无主，所以不寐。"

老锦雄教授认为，治疗失眠最好的方法是针、灸结合，既要用针，也不可以忽视灸法。对于失眠，以调和阴阳为主，阴阳平衡，阳能入阴，病自愈已。首先于灸法而言，其温热效应和气味可以对失眠起着一个很显著的作用，艾灸的温热效应可舒张局部血管、增加血流量、改善微循环。与此同时，艾叶燃烧产生的芳香气味通过呼吸进入机体可醒脑安神，放松机体状态。艾灸可刺激相关腧穴，激发经络之气，启动机体内在的整体调节能力，增加下丘脑5-羟色胺和褪黑素含量，降低肾上腺素和多巴胺的含量，减少醒觉。药之不及，针之不到，必须灸之。"虚者灸之，使火气以助元阳也；实者灸之，使实邪随火气而发散也；寒者灸之，使其气之复温也；热者灸之，引郁热之气外发。"（《医学入门》）从这里可以看出，艾灸对于寒热虚实都有着作用，并且艾灸能够治疗针刺所不能治疗的疾病，针灸结合，能够取得更好的疗效。

灸法温热，禀纯阳之性，具温通、温补之效，可疏通十二经脉气血，回垂绝之元阳，可温煦疏通经络、振奋阳气、滋阴养血、促进气血运行、深入渗透肌层，进而祛邪扶正。通过对不同证型失眠的辨证施灸，施以"补""通""散"三法，于脏腑之气聚集部位行灸法，可调节各脏腑之间的功能，使血脉和利、宗气充盈，达养心之功，使寐寤有节。失眠、不寐必求于心，心主藏神，心为五脏六腑之大主，情志所伤，首伤心神，故对于失眠，要首先养心。《难经》云："血气衰，肌肉不滑。荣卫之道涩，故昼日不能精，夜不得寐也。"血气亏虚，营卫失调则不寐，故对此应补益气血。调养气血，血液得以充盈，脉管通利，心神得以濡养，心神有舍可藏，心安则入夜而眠。

三、围绝经期综合征（以绝经后的骨质疏松为例）

围绝经期综合征是指女性绝经前后出现性激素波动或减少所致的一系列躯体及精神心理状态。绝经前后最明显的变化是卵巢功能衰退，随后表现为下丘脑-垂体功能退化，近期症状可表现为月经紊乱、潮热、自主神经失调（如心悸眩晕、头痛、失眠、耳鸣等）、精神神经症状，远期症状可出现骨质疏松、泌尿生殖道萎缩、心血管病变等。

骨质疏松症是最常见的骨骼疾病，是一种以骨量低，骨组织微结构损坏，导致骨脆性增加，易发生以骨折为特征的全身性骨病。其中绝经后骨质疏松属于原发性骨质疏松中较为常见的类型（Ⅰ型）。骨质疏松症多见于绝经后女性和老年男性。有调查显示，我国50岁以上人群骨质疏松患病率为19.1%，其中女性患病率为32.1%，男性患病率为6.0%，65岁以上女性的骨质疏松症患病率更是达到51.6%。从结果可以看出来，随着年龄的增长，老年女性骨质疏松症的患病率高于男性，老年女性是骨质疏松症的高危人群和重点防治对象。西医认为，绝经后骨质疏松是由于绝经后卵巢功能和雌激素水平下降导致骨脆性增加、骨微结构受损及易发生骨折的一种代谢性骨病。绝经后骨质疏松发病隐匿，绝大多数女性从50岁开始出现骨皮质变薄、骨小梁数量减少、骨质流失等改变，随着年龄的增长，骨质流失呈渐进式发展，最终导致骨的抗压能力及承载性能减弱甚至丧失，引发疼痛、脊柱变形和脆性骨折等临床表现。西医上常见治疗方法为补充钙、加强钙的吸收，常见的一些药物如维生素D、口服钙片等，对于严重的骨质疏松疾病，还会使用激素类的药物进行治疗。

绝经后骨质疏松以绝经后出现腰背疼痛为主证，常伴胫酸膝软、头晕耳鸣、发脱齿摇等。根据疾病特点，中医提出，绝经后骨质疏松属于"骨痿""骨枯"等范畴。其病位以肾为主，多见于肝、脾等。病机主要为绝经后肾气衰退，肾精亏虚，骨髓化生乏源，致骨失滋养，髓枯骨脆，筋骨不坚。

绝经后女性肾中阴阳失调，骨髓失养，加之督脉为阳脉之海，肾气衰败，则督脉失充，诸阳失摄，而气血生化乏源。故绝经后骨质疏松多以五脏虚乏、肾虚骨痿为本，督脉失养为次。

"女子七岁肾气盛，齿更发长。二七而天癸至，任脉通，太冲脉盛，月事以时下，故有子……七七任脉虚，太冲脉衰少，天癸竭，地道不通，故形坏而无子也"（《素问·上古天真论》）。围绝经期后女子生理特点表现为肾气渐虚，冲任二脉虚衰，天癸渐竭。以脏腑功能减退、肾气虚衰、天癸衰竭、经血衰少等为病理状态。

肾主骨，骨藏髓，且肾藏先天之精，为脏腑阴阳之本。肾精充实则骨髓化生有源，骨得养则坚固有力。绝经后肾气衰退，肾精亏虚，骨髓化生乏源，致髓枯骨脆，筋骨不坚。而脾为后天之本，气血化生之源，脾气转输水谷精微以滋养肾精，以后天资先天。脾不健运则肾精失充，肝脉失养，肢体失于濡养，筋骨痿弱不用，则周身疼痛，发为骨痿。肝主筋，所谓"精血同源"，即"肝肾同源"，肾精亏虚或肝血不足，均可致筋骨失养。肾虚水不涵木，肝失疏泄，脉道闭阻，气血壅塞不通，血不荣筋，筋病及骨，骨失血养，则致骨脆弱不健。心主血脉，心血是人体血液的重要组成部分。全身各个部分的生理功能均需要血液之濡养。《素问·至真要大论》言："诸痛痒疮，皆属于心。"绝经后骨质疏松以痛为主证，心的生理功能正常与否亦对其产生影响。

《张氏医通·诸血门》言："气不耗，归精于肾而为精。精不泄，则归精于肝而化清血。"心血可由肾精化生，由肝疏泄。绝经后女子肝肾不足，心血不足，或是心血运行不畅，不能濡养筋骨，则为骨痿。

因此，绝经后骨质疏松的治疗应以扶养五脏、补肾壮骨、强督通阳为准则，以收标本兼治之功。

老锦雄教授临床多选取督脉及背部足太阳膀胱经之腧穴施以温针灸，可激发督脉之经气，安养元神，调节全身脏腑神气，充养畅达精血，强督调神，养血荣心。绝经后骨质疏松病机多以五脏虚乏、肾虚骨痿为本，督脉失养为次。通过培元养心灸法能促进绝经后骨质疏松的成骨细胞活性增加及成骨细胞生长，并对其相关的内激素分泌有一定的促进作用，一定程度上可以纠正骨代谢负平衡状态。

四、顽固性面神经炎

面神经炎又称特发性面神经麻痹或贝尔麻痹，是由面神经非特异性炎症所致的急性周围性面瘫。引起面瘫的原因有很多，如气候变化、寒冷刺激、生活工作压力等。调查结果显示，周围性面瘫的患者数量在持续上升，面神经麻痹在我国的发病率为每年（26~34）/100 000人，患病率为每年258/100 000人。

顽固性面瘫一般指患者发生面神经炎，面部神经受损部位较高，治疗不及时，治疗延误，往往发生在发病的3个月以后，疾病仍未痊愈，甚至出现面肌倒错，面肌联动等症状。面神经炎的临床表现为患侧的表情肌瘫痪，前额纹消失或变浅，眼裂增大，闭眼不全，露出角膜下的白色巩膜，鼻唇沟变浅或消失，口角下垂，漏齿时口角偏向健侧，病侧皱额、闭目、漏齿、鼓气和吹口哨不能完成；常可伴发一定的后遗症，对患者日常生活及心理造成严重的影响。

西医对于顽固性面瘫主要是以营养神经、B族维生素、抗病毒药及糖皮质激素进行治疗。这种治疗虽然在一定程度上可以缓解症状，但对于部分面神经受损较严重或年老体虚、延误诊治的患者，治疗效果不佳，甚至很难起效。

中医认为，面瘫往往是患者起居不慎，或平素身体虚弱，或劳累后正气受损，感受风邪，风邪袭络，发为本病，是一种本虚标实的疾病。《素问·刺法论》提出："正气存内，邪不可干。"张仲景在《金匮要略》中指出："浮者血虚，络脉空虚，贼邪不泻，或左或右，邪气反缓，正气即急，正气引邪，㖞僻不遂。"由此可知，正气即元气虚损是面瘫发病的根本原因，假如正气不能恢复，往往导致疾病迁延不愈，拖延3个月以上者称为顽固性面瘫的患者。顽固性面瘫发病一般都是因为患者在发病前劳累，或者其他疾病所致正气受损，脉络空虚，卫气不固，邪气乘虚而入，侵犯面部经络而发病。由于患者元气不足或者受损，身体修复能力下降，疾病迁延不愈，进一步影响心神，神明之官，患者心理负担加重，影响神经的修复。

顽固性面瘫虽然外在表现为风邪侵袭面部经络，但其实质是以本虚为主。无论从其发病的原因或者后期的表现都是元气不足或受损，御外功能下降所致。故对于面瘫的治疗应该是以扶正为主，补益脾胃，使得正气恢复，在扶正的基础之上，再祛邪。

就元气与面瘫而言，顽固性面瘫往往是由于元气不足或受损，从而卫气失调，御外能力下降，邪气侵犯，损伤经脉，而又由于元气的虚弱，疾病迁延日久，未能愈合。"正气存内，邪不可干，邪之所凑，其气必虚"（《素问·刺法论》）。元气是机体的根本，固本培元，恢复元气正常功能，正盛邪自去。

心与面瘫而言，"凡刺之真，必先治神，五脏已定，九候已备，后乃存针"（《素问·宝命全形论》），无论男女患者均为自己容貌的突然改变而表现出情志抑郁，尤其是女性患者发现自己的面容扭曲变形，情志抑郁更加明显。针对患者这一心理问题及心理反应循证施护，通过指导患者进行自我心理康复及中医治疗干预调节患者的心理状态是治疗中不可忽视的重要环节，需逐步消除患者的各种顾虑，使其积极配合治疗直至身心尽早尽快获得最大限度的康复。

顽固性面瘫是目前临床上一种难治性疾病，疗程长，预后欠佳，容易产生后遗症，往往会对患者造成严重的心理影响。培元养心法治疗顽固性面瘫从发病的根源出发，调节患者元气，使用多种灸法以补肾、益气、健脾、补血，固本培元，调节心神，解除患者的心理负担，从而促进神经的生长，恢复受损的经脉，让患者恢复健康。

五、脑卒中

脑卒中是一种脑血管意外事件，发病率高，致残率高，在世界范围内已经成为第二大死亡和致残的原因，每年有超过1 300万的新发病例，且近年来脑卒中在青壮年人群中的发病率呈上升趋势。在我国每年约有200万新发病例（其中缺血性脑卒中占60%以上），其中70%～80%的脑卒中患者因受功能障碍的影响而不能独立生活，1年病死率为14.4%～15.4%，致死/致残率为33.4%～33.8%。据相关研究估计，2030年我国脑卒中的发病率将比2010年增加约50%，严重危害人民健康。

西医中缺血性脑卒中和出血性脑卒中均属于脑卒中范畴。出血性脑卒中如脑出血、蛛网膜下腔出血，缺血性脑卒中如脑栓塞、脑血栓形成（脑梗死），小脑卒中如短暂性脑缺血发作（包括短暂性脑缺血发作）。急性缺血性脑卒中诊断标准：①急性起病；②局灶神经功能缺损（一侧面部或肢体无力或麻木，语言障碍等），少数为全面神经功能缺损；③影像学出现责任病灶或症状体征持续24小时以上；④排除非血管性病因；⑤脑CT/

MRI排除脑出血。对于急性缺血性脑卒中，其诊断的流程主要有以下几步：第一步，是否为脑卒中？排除非血管性疾病。第二步，是否为缺血性脑卒中？进行脑CT/MRI检查排除出血性脑卒中。第三步，卒中严重程度如何？采用神经功能评价量表评估神经功能缺损程度。第四步，能否进行溶栓治疗？是否进行血管内机械取栓治疗？核对适应证和禁忌证。第五步，结合病史、实验室、脑病变和血管病变等资料进行病因分型。

从西医而言，缺血性脑卒中的一般处理原则是给予呼吸与吸氧、心脏监测与心脏病变处理、体温控制、血压控制、血糖控制，以及改善脑血液循环（静脉溶栓、血管内治疗、抗血小板、抗凝、降纤、扩容等方法）及神经保护等。出血性脑卒中，会给予脱水、止血、营养细胞等治疗；如为脑栓塞，则给予抗凝、溶栓等治疗。

中医理论中无脑卒中的病名，根据临床表现及病因当归属于中风。中风的临床表现为可见一侧肢体无力或麻木，一侧面部麻木或口角歪斜，说话不清或理解语言困难；双眼向一侧凝视，单眼或双眼视力丧失或模糊，意识障碍或抽搐，或可见头痛、恶心、呕吐、不同程度的意识障碍及肢体瘫痪等。老锦雄教授认为中风病位在脑，其基本病机总属阴阳失调，气血逆乱。病理基础为肝肾阴虚，病理性质为本虚标实，上盛下虚。风、火、痰、瘀为发病之标，心、肝、脾、肾多脏失调为发病之本，肝主风，肾主水，心主火，脾主湿，气血经络易瘀，五脏易虚，本虚标实，气血逆乱，以致中风。

脑卒中分为3期，但临床多有先兆症状，中医不治已病治未病，故在治疗时亦当考虑先兆期的防治，以截病所传。

先兆症状：手足麻木、肌肉蠕动、头目眩晕、口眼歪斜、耳聋目胀、记忆力减退、言语倒错、心口发空、头项僵直、胃中觉有气上冲等，脉弦硬而长，寸盛尺虚。治法：舒筋活络，固本与祛痰化瘀兼顾。

脑卒中先兆与患者体质及痰、热、虚、瘀等病理因素相关，此时应未病先防。肾为先天之本，元气潜藏之处；脾为后天之本，气血化生之源；

肝为刚脏，肝阴亏则肝阳亢，注重调理肝、脾、肾三脏，以治未病，防止疾病进一步发展。这个时期主要是以培元为主，正气存内，邪不可干，补益元气，元气充盈，那么邪气就不能进一步侵犯机体，能起到一个即病防变的作用，故在取穴方面，先兆期主要以培元的穴位为主。

急性期（发病2周内）风邪已经侵袭人体，正气已虚，此时一定要注重补益元气的重要性，如果不补益元气，那么就会导致疾病进一步发展，甚至出现元气亡脱的现象，元气亡脱，人就危矣。故此时期，应该通过对患者进行大剂量的灸法来达到补元目的的同时，再进行养心、开窍。

恢复期（发病2周后或1~6个月内）表现为半身不遂、口舌歪斜、言语謇涩等证。老锦雄教授主张在此时期亦以培元为主，此时期邪气已去，通过对元气的调节，慢慢地恢复患者的抵抗力，需注意的是培元不可过急，应该缓缓而培之，时间宜长，力度不可过大，1周2次针灸即可。同时应注意避免因急躁恼怒、情志过激而使原有疾病或并发症发作。起居有节，适当休息，避免过度劳累。脾主四肢肌肉，老锦雄教授提出要适当运用"健脾养心"法，积极进行康复功能训练，促进肢体功能恢复，脾为气血生化之源，固护脾气可促进精、气、血、津液等精微物质的布散和转输，以灌于四旁，荣养全身脏腑组织。同时脾为生痰之源，健运脾胃可促进气机升降，避免痰滞中焦、痰凝经脉而致脑卒中再发。

后遗症期（通常在发病6个月之后）患者仍然遗留有半身不遂、麻木不仁、口眼歪斜、言语不利等症状，更有甚者仍然神志不清。此时患者的正邪交争画上句号，正气虚弱，邪气犹存，气虚而血瘀于脉络、痰湿阻于内，可谓百废待兴。老锦雄教授认为此时当结合益气、活血、健脾等养心诸法，通经络、化痰瘀，使肢体筋脉得以濡养，复其位司其职。

脑卒中患者由于平素养生失摄，或七情内伤或酒色过度，而致五脏之阴受损，致患者元气亏虚而发病，这是其发病的主要原因。人体气血亏损、脉络腠理空虚、卫外不固、易致邪乘虚而入；气虚血不升运，瘀血不能化行，痰浊壅塞滞留，多易致缺血性脑血管病发生，此乃血随气下，贫而厥之。此病病因病机虽然复杂，却不离元气亏虚，气血失和，脏腑失养，因此培元为根本大法，以使元气恢复，正气充盛，抗邪能力增强，使气血顺畅，五脏调和，则疾病自消。

脑卒中的临床常见症状有半身不遂、偏身麻木、口眼歪斜、吞咽困难、语言障碍、精神障碍、意识障碍、癫痫、遗忘症、失用症、失认症等。其中精神及意识障碍、癫痫、遗忘症、失用症、失认症均属心主神明的功能失常，心主血脉功能失常则可致筋脉失养，肢体及官窍失用而出现半身不遂、偏身麻木、口眼歪斜、吞咽困难及语言障碍等症状。

后世医家都认为脑卒中属昏瞀猝仆之病，即均有神志失常之证。脑卒中病位在脑，脑为"元神之府"，统归于心，心藏神，统领人的五脏六腑、形体官窍及精神情志活动。"人之神明，原在心与脑两处。一处神明伤，则两处神俱伤"，可见心脑一体，共同主神。脑之神明伤，可累及于心，心之神明伤，可累及于脑。脑卒中发病时有典型的神志异常症状，发病后除神志的失常外，还伴随如言语謇涩的官窍病和血液运行失常的症状。脑病可从心治，且心既主神明，又主血脉，因而治疗中风应养心。

针灸是中医治疗脑卒中的主要疗法，尤其对脑卒中的恢复期，更是必不可少。早在隋代巢元方就用灸法治疗脑卒中："心中风，但得偃卧，不得倾侧，汗出，若唇赤汗流者可治，急灸心俞百壮。"《灵枢·痈疽》曰："中焦出气如露，上注溪谷，而渗孙络，津液和调，变化而赤是为血。"除了肾中精髓化生血之外，血的生成是由水谷精微，经胃消化，散精于脾，再上输于肺，经心的赤化作用才变成血。加之心主脉，是血道的动力，贯通五脏六腑。刘完素认为"神依气往，气纳神存"，主张养心神、调情志以养气。龚廷贤提出"人生以气为本，以息为元，以心为根，以肾为蒂……人呼吸常在心肾之间，则血气自顺，元气自固，七情不炽，百骸之病自消矣"，倡导养心调息以培元。老锦雄教授在临床实践中认为，历代灸法医家都着重于培元扶阳，忽略了"心主血""心藏神"的重要性，未能将"培元"与"养心"结合为一体。无论先天元气肾精，抑或脾胃运化所生的后天元气，都要经过心炼化成血，可见心主在培元中的地位十分关键。

灸法具有温通经脉，行气活血，培补元气的作用。老锦雄教授指出培元养心灸法中的培元，主要是通过温通温补效应起作用，在此基础上，有诸多治法，如通督、健脾、养心、扶阳通脉等，以任督二脉、足太阳膀胱经、足太阴脾经、足阳明胃经为主。艾灸有"补""通""散"三种灸法，于脏腑之气聚集的部位行灸法，可调节各脏腑之间的功能，使血脉和利、宗气充盈，以达养心之功。

《灵枢·刺节真邪》曰："虚邪偏客于身半，其入深，内居营卫，营卫稍衰，则真气去，邪气独留，发为偏枯。"从这里可以看出肾虚与中风的发生有着密切的关系，认为"真元亏虚"是风邪侵袭的内在基础。肾为先天之本，生命之根，受五脏六腑之精而藏之。肾虚则五脏六腑皆虚，从而脏腑功能低下、代谢紊乱，便生诸病。而痰瘀又是脑卒中发病的原因。脑卒中患者在发病前以肾虚为主，肾虚日久，影响五脏六腑功能，导致肾气化失职，致水湿停聚，发生痰饮。肾为先天之本，脾为后天之本，肾虚则不能温煦脾阳，脾失运化，导致气血不足。肾虚则五脏六腑皆虚，导致体内气机不畅，痰湿内停，瘀血内阻，痰瘀互结，导致痹阻脑脉，发为脑卒中。《本草新编》中"中风未有不成痰瘀者"，强调了痰浊和瘀血在脑卒中发病中的地位。肾虚痰瘀在缺血性脑卒中的病程中亦有不同的主次关系。脑卒中先兆期，痰浊瘀血已形成，还处于量变的阶段，此期以肾气亏虚为主，痰瘀还不是主要因素。随着疾病的发展，痰瘀在量变的基础上达到质变，则发为脑卒中。脑卒中急性期，痰瘀互阻，痹阻脑脉，脑髓神机失用是其病机的关键，此期以痰瘀为主要的矛盾，随着病程的治疗及进展，邪正相争，邪去正衰进入恢复期，此期则为元气亏损，血瘀脑脉日久，久病入络，神机失用为其突出病机。故对于这个时期，应益肾，培元。选取肾俞，命门，可以补益肾精，调节肾气，运化痰饮。同时，还可以补益元气，元气化生依赖于肾精的充养，补肾精，从而补益元气，元气充盈，气道通利，病自愈也。

李中梓提出："脾何以为后天之本？盖婴儿既生……安谷则昌，绝谷乃亡。犹兵家之粮道也，饷道一绝，万众立散……后天之本在脾。"可见脾在运化精微、协调脏腑、调和气血方面有重要的作用，若脾常得治，则"气血冲和，百病不生"，阴阳条达，气血相和，脑卒中无从以生。另外，脾为一身气机之枢纽，为生痰之源，与"瘀"的产生有很大的关系，若脾失于治，气机失司，痰瘀内生，瘀血不行，新血不生，闭阻脑之脉络，而发为脑卒中。

故对此，应健脾，使得气血生化有源，气血互生，相合，脾得滋养，化痰，通络，病自愈。选取脾俞，为脾的背俞穴，可以健脾益气，恢复脾的生理功能，足三里、太白分别是脾经和胃经的腧穴，针刺这两个穴位，可以调节脾胃的功能，使得脾胃运化正常，通经活络，经络得通，脏腑得以濡养，气道通畅，病自愈已。

元气亏虚是中风的根本病因。元气亏虚，不能抵御外邪，机体功能下降，脑卒中患者一般多为中老年人，本身即已有元气亏虚的病理改变，《素问·阴阳应象大论》曰："年四十，而阴气自半也，起居衰矣。年五十，体重，耳目不聪明矣。年六十，阴痿，气大衰，九窍不利，上虚下实，涕泣俱出矣。"就男女分而论之，"女子七七，任脉虚，太冲脉衰少，天癸竭，地道不通，故形坏而无子也……男子七八，肝气衰，筋不能动。八八，天癸竭，精少，肾脏衰，形体皆极，则齿发去。"在此基础上，或起居失常，或饮食失节，或劳逸失度，或为情志所伤，而引起气血阴阳失调，发为脑卒中。在脑卒中急性期，医家多用活血化瘀、镇肝息风、清热豁痰开窍等法，至病情迁延进入恢复期及后遗症期，则元气亏损更甚。后遗症期，由于正气未复，邪气残留，血脉不畅而后遗诸症，临床常见半身不遂，肢体屈伸无力，口角歪斜，言语謇涩，伴少气懒言、神疲乏力等症。即如王清任在《医林改错》中曰："夫元气藏于血管之内，分布周身，左右各得其半，人行坐动转，全仗元气……若元气一亏，经络自然空虚，有空虚之隙，难免其气向一边归并。"明代张景岳在《景岳全书》中亦曰："偏枯拘急痿弱之类……夫血非气不行，气非血不化。凡血中无气，则病为纵缓废弛；气中无血，则病为抽掣拘挛……故筋缓者，当责其无气；筋急者，当责其无血。"可见气血亏虚，筋脉失养，致使脑卒中后偏瘫、肢体痿废、拘急等症。故对此，补元气是脑卒中患者必需的一个过程，元气充足，就能驱邪外出，正气存内，邪不可干。

肢体麻木是脑卒中患者的常见症状，麻木之症主要病在血络。少商穴为手太阴肺经的井穴，肺主清肃、主气，血之于气，异名同类，气行血行，少商穴点刺放血可起到导气行血的作用。中冲穴为手厥阴心包经的井穴，患者小便黄，心火旺盛，舌质紫暗，瘀热互结，中冲穴放血可起到泻热启窍、行气化瘀的作用。关冲穴为手少阳三焦经之井穴，主急性热痛，故点刺三焦经井穴出血可奏清热祛湿、活血止痛之功。

脑卒中具有发病率高、致残率高等特点，且严重影响患者预后和生存质量，是当今世界最受重视的疾病之一。"培元养心"灸法利用元气-精血-心神三者的关系，强调养心安神，充养血脉，培补元气，将"培元"与"养心"结合为一体，从根本上调理脑卒中本虚之源，并对神志异常及肢体、官窍失用的中风病症有较大的治疗作用。同时在治未病方面，其培元养心、扶正祛邪的功效尤为突出，可预防疾病的发生，减缓疾病的发展，是一种当代临床值得推广的治疗方法。

六、肿瘤疾病

肿瘤，中医学中称"岩"，是指由于控制细胞生长的增殖机制失常而引起的疾病。癌细胞除了生长失控外，还会局部侵入周遭正常组织甚至经由体内循环系统或淋巴系统转移到身体其他部位。西医指出癌症（恶性肿瘤）病因是机体在环境污染、化学污染（化学毒素）、电离辐射、自由基毒素、微生物（细菌、真菌、病毒等）及其代谢毒素、遗传特性、内分泌失衡、免疫功能紊乱等各种致癌物质、致癌因素的作用下导致身体正常细胞发生癌变，常表现为局部组织的细胞异常增生而形成的局部肿块。癌症是机体正常细胞在多原因、多阶段与多次突变所引起的一大类疾病。

癌细胞的特点是无限制、无止境地增生，使患者体内的营养物质被大量消耗；癌细胞释放出多种毒素，使人体产生一系列症状；癌细胞还可转移到全身各处生长繁殖，导致人体消瘦、无力、贫血、食欲不振、发热以及严重的脏器功能受损等。肿瘤若为良性则容易清除干净，一般不转移、不复发，对器官、组织只有挤压和阻塞作用；若为恶性肿瘤则可破坏组织、器官的结构和功能，引起坏死出血合并感染，患者最终多因器官功能衰竭而死亡。恶性肿瘤已成为严重威胁人类生命健康的主要疾病之一，其发病率与病死率呈逐年上升趋势，据世界卫生组织统计，2020年近1 000万例（或近1/6）死亡由癌症导致。目前对于癌症的治疗，西医主要采取的是手术治疗、放疗、化疗、介入治疗、分子靶向治疗、免疫治疗等。这些疗法对癌症患者虽有疗效，但副作用较大，很多癌症患者在治疗的同时，身心也受到了巨大的摧残。

老锦雄教授提出，肿瘤一病有其自身特点，一旦失治，则传变迅速，若到了中晚期，没有一种方法能完全治愈，每一种方法均有其局限性，要根据患者病位、病理性质、疾病分期、当前的体质状况等认真评估，制订合理的治疗方案。中西医各有所长，中医长于扶正，西医长于消瘤，需要优势互补。癌症的预后转归与早期发现及合理治疗相关。早期发现，少不了西医现代化检查仪器的确诊，对于早期发现的乳腺肿瘤、甲状腺肿瘤等，适合手术者要尽早手术切除，快速截断病势，然后结合中医治疗扶正固本，防止转移传变。对于癌性疼痛的治疗，除轻度癌痛外，中、重度癌痛要以西医治疗为主，中医以行气活血、疏经活络、解毒抗癌、补益气血为法则。

另外，对手术治疗、放疗、化疗等产生的毒副作用，要对症处理，"化疗药物多伤阳，放疗多伤阴"。随着抗癌新药的临床应用，新的不良反应开始出现，中医药方面也要采取相应措施，需对症治疗。因此，不存中西医高下之分，也是"中和"思想的具体体现。

近年来，针灸在肿瘤治疗过程中的作用越来越被重视。疼痛往往被视作癌症治疗过程中必然产生，也必须承担的代价，但事实往往并非如此。随着癌症治疗方式的进步，早期患者及癌症幸存者越来越多，癌症患者生存质量的管理，就显得越来越重要，症状管理已和肿瘤治疗处在同等重要级别。而中医可以很大程度上避免西药的副作用，结合西医治疗可给予患者更好的疗效。

临床上，癌症患者中常出现的症状有恶心呕吐，谵妄失眠，疼痛幽闭，恐惧焦虑，抑郁疲乏，厌食。随着抗癌药物在临床上的应用，癌症的确是得到了一定的控制，但是新的不良反应也开始出现，比如肺癌的靶向药易瑞沙、特罗凯，患者长期使用会出现皮疹，培美曲赛则会引起严重乏力等不良反应，而对于这些不良反应，针灸可以缓解甚至治愈，且又不干扰肿瘤的放化疗及手术过程。

"诸痛痒疮，皆属于心"出自《素问·至真要大论》，为病机十九条之一，是中医诊断和治疗疾病的基本准则。这里的诸痛痒疮不可以单独理解为疼痛、瘙痒、疮痈这种外科疾病。针灸对于癌症的作用，其根本就在于扶正。长期的化疗、放疗，损失了人体的阳气，患者的机体免疫功能已经严重受损，此时，扶正就显得尤为重要，正气存内，邪不可干，通过培元，来补益患者的正气，正气充足，肿瘤的临床症状自然就可以缓解。

老锦雄教授认为人体发生疾病的过程实际是人体正气与邪气相互斗争的过程。正与邪是矛盾对立的两面，疾病的发生、发展及预后是由正邪双方的消长而决定的。治疗的最终目的是重新恢复人体阴阳平衡。因此，扶正和祛邪是治疗疾病的基本原则之一，也是治病求本的体现。扶正祛邪的应用是"谨察阴阳所在而调之"，治疗上，或以扶正达到祛邪，或以祛邪达到扶正，或并行兼施等，采用双向与多向调节，目的是使机体处于"阴平阳秘"的稳态之中。因此在使用祛邪扶正治疗癌症时，一定要统筹兼顾，反复衡量患者的邪正虚实状态，选择恰当的治疗方案，所谓攻癌忌峻猛，以防玉石俱焚；扶正莫纯补，以防助长病邪。要根据患者的临床变化不断进行调整，即根据不同时机而实施扶正祛邪之法，做到祛邪而不伤正。而在扶正方面，老锦雄教授有着自己的灸法创新，灸法具有温通经络，行气活血，培补元气的作用。历代医家多用灸法以扶阳培元，却忽略了养心的重要性。刘完素认为"神依气往，气纳神存"，主张养心神、调情志以养气。龚廷贤提出"人生以气为本，以息为元，以心为根，以肾为蒂……人呼吸常在心肾之间，则血气自顺，元气自固，七情不炽，百骸之病自消矣"，倡导养心调息以培元。

老锦雄教授总结三十多年的临床经验，提出将"培元"与"养心"结合为一体的学术思想，在培护元气的基础上利用元气-精血-心神三者的关系，强调养心安神，充养血脉，培补元气。不仅能用于治疗上述讲到的"痛、痒、疮"病，还能很好地彰显灸法在治疗心脑血管病、内分泌疾病、妇科病中"心主"的作用，在治未病方面，培元养心、扶正祛邪的功效尤为突出，大大拓展了灸法在多种疾病中运用的范围。

老锦雄教授在临床实践中认为，历代灸法医家都着重于培元扶阳，忽略了"心主血""心藏神"的重要性，未能将"培元"与"养心"结合为一体。《灵枢·痈疽》曰："中焦出气如露，上注溪谷，而渗孙络，津液和调，变化而赤是为血。"除了肾中精髓化生血之外，血的生成是由水谷精微，经胃消化，散精于脾，再上输于肺，经心的赤化作用才变成了血。加之心主脉，是血道的动力，贯通五脏六腑。无论先天元气肾精，抑或脾胃运化所生的后天元气，都要经过心炼化成血，可见心在培元中的地位十分关键。灸法之培元，主要是通过温通温补的效应起作用，以任督二脉、足太阳膀胱经、足太阴脾经、足阳明胃经为主。

"久病多虚"是老锦雄教授一直强调的，肿瘤患者经过手术及化疗等治疗，正气虚衰，阴阳失调，阳虚，就会畏寒，同时，元气不足，不能运行气血于全身，脏腑得不到充养，出现全身乏力，心得不到濡养，出现失眠焦虑。元气不足，不能抵御外邪，自然容易出现外邪致病，故对于癌症患者，不论是早期、中期或者晚期，都需要补益元气，扶正祛邪。从中医角度来说，扶正和祛邪是治疗疾病的基本原则之一，也是治病求本的体现。"久病多虚"，肿瘤患者在疾病整个治疗的过程之中，一直存在着正气亏损、阴阳失调等问题，而选择培元养心，可以补益患者正气，使得患者在肿瘤的治疗过程之中可以做到元气充盈，祛邪而不伤正。对于癌症的治疗"保得一分元阳，便有一线生机。元阳强一分，瘤即消一分"，只要元气在，那么治疗就依然有着希望和机会。

《景岳全书》曰："盖寐本乎阴，神其主也，神安则寐，神不安则不寐。"《血证论·卧寐》提出"寐者，神返舍"。清代林珮琴《类证治裁》曰："精者身之本，气者神之主，形者神之宅。"精乃构成人身之根本，为生命之本源。《理虚元鉴》云："精生气，气生神。"人身之精充盛，先天之精化生元气，后天之本运化水谷之精，化生水谷之气，故气为"神之主"，或称"神之母"。《素问·八正神明论》曰："血气者，人之神。"心神失养，或脏腑功能失调，邪扰心神而致心神不能敛藏，神不守舍则表现为神思恍惚、失眠等。心神安宁，机体功能协调，作息规律，昼则心神觉醒而寤，夜则心神潜藏而寐；心神不宁，不能敛藏于内，机体保持觉醒状态，涣散于外，主要表现为入睡困难、易醒、寐浅，甚至彻夜难寐。肿瘤患者素体虚弱或久病耗伤气血，心神失养；外感邪气侵袭，或是放疗带来的放射线之热毒，或是化疗带来的药邪致心神受扰；情志饮食所伤，或兼夹他病日久不愈，脏腑功能失调，痰浊、瘀血、湿邪、热毒、癌毒等扰乱心神致使心神不宁，神不守舍。故对于肿瘤患者，以"补不足，损有余"为治疗原则，治以养心清心安神，化瘀解毒安神；虚证治以养心安神。

肿瘤放化疗后肢体肿胀，失眠、疼痛、焦虑、厌食、抑郁、疲乏、恶心呕吐是常见的症状，临床上用单一对症处理的方法效果欠佳。中医辨证施治的整体观念有突出的优点，特别是针灸这种非药物疗法有独特优势。

在临床实践中，应用"培元养心灸法"改善肿瘤放化疗后的副作用取得了明显疗效。同时，癌症放化疗患者多出现明显的疲乏症状，在癌症患者常见症状调查中发现癌因性疲乏的发生率最高，达89.4%。全世界的调查结论几乎是一样的，但在现阶段临床上，对癌因性疲乏的诊断还处于模糊状态，很多医生对疲乏的发生、发展和治疗没有足够重视。针灸治疗很好地缓解了这一症状，故用培元养心灸法及扶阳通脉介入癌因性疲乏的治疗值得探讨。

七、月经病

月经病，又称月经不调，是妇科常见病种，临床常见青年女性前往中医院就诊调理经事。月经不调是指月经周期、经期或经量异常而出现的月经先期、月经后期、月经先后不定期、经期延长、月经过多及月经过少等现象。患者月经前、经期或伴有腹痛、头晕、乏力等症状，对女性的学习、工作及生活均造成严重的影响。

老锦雄教授认为，女子月经周期是一个阴阳消长平衡的过程。行经期，血海由满而溢，血室正开，子宫泻而不藏，经血下泻，元气随经血的排出由盛转衰，故此期患者血海亏虚，元气损耗。经后期，子宫、胞脉相对空虚，阴血不足，故子宫藏而不泻。经后期多气血亏虚，机体在后天充养下滋生新血，处于"阴长"阶段。经间期在肾阳的鼓动下，阴阳转化，阴精化生阳气以培元，元气渐复。此期阴阳并长，相互扶持，由衰转盛，顺势流转，出现絪缊之候。经前期，阳气渐至"重阳"状态。此期阴精、阳气皆充盛，胞宫、胞脉气血充盈，元气能量充足且以阳为主导，元阳携元阴而动，太冲脉渐盛，为月经来潮做准备。具体论治如下。

行经期：月事以时下，而后血海逐渐空虚，气亦随血脱，心主血脉，心气易耗。老锦雄教授认为该期论治应注意，来潮早期当疏肝养心，肝主疏泄，经水来潮为正常现象，当畅通无阻，否则旧血瘀阻胞宫则新血难生，同时血络不通亦引发经痛。中期、末期气血渐亏，气虚则血行无力，易致瘀阻，当益气养心，同时活血调经，祛瘀与培元兼顾。若素体湿困，当兼顾利湿排浊（天癸阳长至重，则水湿津液亦随之高涨，随着经血流出，水湿津液随经血排泄）。

常用穴位：心俞、内关、神门、巨阙、肝俞、关元、气海、足三里、气海俞、关元俞、太溪、阴陵泉。

经后期：血室空虚，阴血渐长，老锦雄教授认为此期论治当顺其势，顺水推舟。此期为血、阴、精恢复的重要时期，法宜补血养心、健脾养心。初期，阴长水平低，滋阴养血，以阴扶阴；中期，阴长运动达到中等水平，佐以助阳；末期，阴长达近高水平，且波动起伏较大，阴阳并调。

常用穴位：肾俞、心俞、肝俞、膈俞、脾俞、内关、神门、巨阙、足三里、血海。

为何健脾养心？一是脾胃为后天元气的生发之根本，为气血化生之源，心主血脉，心脾在血液生成的过程中起主导作用。二是若患者因证服用补阴药物，而补阴药性多滋腻，亦引起或加重脾胃痰患，易生湿浊或湿热，故健运脾阳可助水谷精微运化，促其化赤为血。

经间期：此时为絪缊之际，阴阳转换之时。老锦雄教授认为经间期与行经期气血下行相反，此时重在生新，补益心肾阳气，培元阳以鼓动阴精向阳气转化；同时按西医来说，此时为排卵期，当促使卵泡破裂，卵子从卵泡排出，调摄心肝，活血行血，以促肝主疏泄之功。治当补肾活血，重在促新，法以补肾养心、活血养心、疏肝养心。

常用穴位：心俞、膈俞、肝俞、肾俞、关元俞、三阴交。

经前期：此时为阳长的重要时期，当助阳以致重阳，促进孕育，为月经来潮做准备。此期患者常常表现为阳气的不足，所以此期的治疗应扶助阳长，保持阳气与阴精的充盛、气血的充盈。故治宜补肾助阳，扶助阳长，取助心火以补肾阳之意，法以益肾养心、调任养心。

常用穴位：肾俞、心俞、内关、神门、巨阙、神阙、命门、太溪、中极、关元、膻中、三阴交。

老锦雄教授认为若患者伴有子宫肌瘤、卵巢囊肿、子宫内膜异位症等血瘀癥瘕，当得阳才能消散。

八、慢性疲劳综合征

慢性疲劳综合征（chronic fatigue syndrome，CFS）是一个涉及多系统、多脏器的慢性疾病，患者表现为持续的反复发作的疲劳、睡眠紊乱、注意力不集中、劳累后不适，也可能包括直立不耐受、自主神经功能障碍、神经肌肉症状、无炎症性躯体疼痛等表现。CFS发病具有明显的地域、人群和职业特点，如发达国家、女性、高学历或脑力劳动者（军人、医护人员、教师、白领等）发病率高，主要发病年龄集中在30～50岁。发病率逐年上升，尤其近年发现术后、重大疾病康复后的患者亦会表现出CFS相关症状。而CFS病因及发病机制尚未明确，可能与病毒感染、化学毒素、过敏、遗传、免疫异常及社会环境等多种因素有关。学术界基本认同生理疲劳、心理疲劳和不健康生活方式是CFS的主要诱因。

现代研究认为CFS与免疫的关联较大。CFS大鼠模型外周血中与免疫相关的T细胞中$CD4^+/CD8^+$比值较正常组显著降低，且Th1/Th2比值失衡，而针刺可明显升高$CD4^+$T细胞含量，改善大鼠免疫功能。针刺还可以提高CFS患者的免疫球蛋白，调整紊乱的下丘脑-垂体-肾上腺轴（HPA轴）功能。CFS患者疲劳、疼痛状态还可能与自由基产生过多、抗氧化能力下降、机体不能有效清除自由基有关，针刺可以提高CFS大鼠机体抗氧化能力，从而减轻疲劳以及改善大鼠的空间学习记忆能力。目前用以治疗CFS仍无较好的疗效，西医常用疗法是分级运动、认知行为疗法以及对症药物治疗，对症药物治疗包括抗焦虑抑郁药、安眠药、营养补充剂、类固醇及止痛药物等，而以上疗法均不能较好地改善患者的身体功能。而临床研究发现中医疗法对CFS症状有较好的改善作用。

CFS是一个现代病名，根据患者长期疲乏、四肢沉重、四肢劳倦、体力较前明显下降、失眠、记忆力减退、注意力不集中、情绪不稳定等症状表现，中医可以将CFS归类为"虚劳""郁证""百合病"等范畴。先天禀赋不足是发病的根本原因。明代汪绮石所著《理虚元鉴·虚症有六因》云："因先天者，受气之初，父母或已衰老，或乘劳入房，或病后入房，或妊娠失调，或纵欲过度，此皆精血不旺，致令所生之子夭弱，故有生来而或肾，或肝心，或脾肺，其根蒂处先有亏，则至二十左右，易成劳怯。无过神倦、气短。"五志过极是发病的诱因。《灵枢·百病始生》云："喜怒不节则伤脏，脏伤则病起于阴也。"现代社会生活节奏快，压力激增，容易劳伤心神、忧思过度、五志过极，从而导致五脏虚损。过劳亦是虚劳的主要病因。劳包括劳力过度、劳伤心神以及房劳过度。"久视伤血，久卧伤气，久坐伤肉，久立伤骨，久行伤筋，是谓五劳所伤。"大病久病后脏器虚损、正气未复，若失于调养，或失治误治，导致病情迁延不愈，阴精阳气受损难复，亦会导致虚劳。

CFS一般从肝、脾、肾论治。肝主疏泄，条畅一身气机，肝气易郁，气机不畅，则易情绪失常，焦虑、抑郁；肝血濡养筋脉，则肢体活动流利，肝血亏虚则筋脉失养，四肢劳倦、疲乏困顿。脾主运化，水谷精微化生之源，在体合肉。人体的五脏六腑、形体官窍均由脾胃运化之水谷精微所濡养，若脾失健运、胃失通调，则气血生化乏源，形体失养，肌肉痿弱、身体疲乏、困倦嗜睡等。肾主藏精，是先天之本。叶天士《临证指南医案》邹滋九按云："肾藏精，精血相生，精虚则不能灌溉诸末，血虚则不能营养筋骨。"此外，若肺主气功能失常，则清气吸入减少，宗气生成不足，导致一身之气衰少。肺虚则上气不足，亦可表现为神疲体倦、少气懒言。

老锦雄教授认为CFS以本虚为主，要从"元"从"心"论治，患者疲乏、嗜睡困倦均是元气亏虚之外症，因此根本之法是固本培元。心为君主之官，主藏神，主宰人体五脏六腑、形体官窍等一切生理活动和人体精神意识思维活动。CFS患者病程日久、思维迟钝、失眠嗜睡、肢体疼痛等均是心神受损的表现。CFS患者病在心，而非脑，因此治疗要重"养心安神"；部分患者有食欲减退、腹痛、肌肉酸痛等表现，归因于脾胃功能受损，因此要顾及健脾养胃，以"培元养心，健脾益气"为治则。"五脏之俞，本于太阳，而应于督脉。"足太阳经别"散之肾""当心入散""任督二脉，人身之子午也，此元气之所由生，真息之所由起。"因足太阳经与元气之根及心均有密切联系。因此，老锦雄教授治疗CFS以任督二脉、足太阳膀胱经、足太阴脾经、足阳明胃经穴为主，选取肺俞、心俞、肝俞、脾俞、肾俞、中脘、关元、足三里为主穴；疗法上以灸法为重。"灸则强食生肉"，《扁鹊心书》云："真阳元气虚则人病，真阳元气脱则人死。保命之法，灼艾第一。"灸法具有培补元气，预防疾病；健脾益胃，补助后天；温通经脉，行气活血等作用，可以推动机体生长发育、增强体质抗邪，灸法对于CFS有较好的临床疗效，可改善CFS患者的疲劳状态，缓解疼痛，提高生活质量。因此老锦雄教授在治疗CFS及虚症时均强调重用灸法。

（周思远，老洁慧，李倩，冯嘉欣）

第二章　培元养心法的临床应用

第五节　临床医案

一、经络病症

（一）颈椎病案

患者张某，女，40岁。初诊日期：2016年5月19日。发病节气：立夏。

主　　诉　反复颈项部疼痛1年余。

现 病 史　患者1年来反复出现颈项部酸痛不适，活动轻度受限，伴头晕、头胀，工作时加重，仰头可缓解，无上肢麻木感，平素自觉身体困重乏力，口淡，纳可，眠差，入睡困难，易醒。查体：颈2～颈7、胸1～胸3椎体棘突及两旁均有压痛，双侧肌肉紧张，头颈部俯仰活动稍受限；舌质红、苔黄腻，脉弦滑。

辅助检查　颈椎MRI片示颈4～颈6椎间盘膨出。

中医诊断　项痹。

证候诊断　湿热阻络。

西医诊断　颈椎病。

治　　法　清热利湿，活血通络。

针灸处方　主穴：脾俞、肾俞、大杼、颈5～颈7夹脊。配穴：风池、颈百劳、天宗、膈俞等穴，隔日1次。上述穴位在针刺平补平泻得气之后，主穴施以温针灸，配穴施以电针断续波治疗，均留针30分钟，取针后配合大杼、风门穴拔罐，留罐10分钟。以上治疗隔日进行1次。3次治疗为1个疗程。

治疗经过　患者经1个疗程后，自觉颈部疼痛程度减轻，发作次数较前较少。效不更方，按前方继续治疗3个疗程后，颈项部疼痛基本消失，活动度如常。

心得体会 此例主要是由于患者长期伏案工作导致颈椎局部的软组织炎症水肿压迫脊神经根引起的。中医学认为，此属劳倦调理不慎，遭受风、寒、湿侵袭，痹阻经络，致经脉失荣，筋骨失养而成，证属本虚标实。治法以清热利湿，行气活血通络为主，同时兼顾元气的培固。颈夹脊为颈椎病必取之穴，可以通调局部经脉，风池位于枕骨之下，胸锁乳突肌与斜方肌上端之间的凹陷处，对于颈项强痛有着非常好的疗效；颈百劳为经验效穴；天宗为手太阳小肠经穴，其经从缺盆循颈，上颊，《针灸甲乙经》云："肩重，肘臂痛不可举，天宗主之。"故临床上，老锦雄教授对于颈肩背疼痛患者，常用天宗；大杼为八会穴中"骨会"，用于针对颈椎间盘已经产生器质性病变的患者，《针灸甲乙经》谓之："主颈项痛不可俯仰。"患者居于岭南，湿气重而易生湿热之邪，阻于经络，其治重在清热化湿，兼以行气活血，以助祛邪，故主穴施以温针灸以驱湿邪，加用"血会"膈俞以调血。患者病势迁延，久病耗伤气血，心神失养，故见失眠易醒；脾胃中焦气机阻滞，碍于湿邪，故见自觉身重，口淡，苔黄腻，脉弦滑。治疗当标本兼顾，局部通经络（道路）的同时取脾俞、肾俞培元气以荣气血。气血充盛则心神得养，眠自安。同时脾为生痰之源，脾主升清，主肌肉，健脾则水谷精微得以正常输布，肌肉四肢得以濡养则身重自除，亦可化湿。捻转法缓慢进针的特点在于选定穴位后，针具其本身物理刺激首先传到皮肤表层的感受器，形成针感传导，然后逐层深入，寻找最佳针感，配合温针灸疗法，抑制其炎症，促进局部微循环等作用，消除局部的炎症等刺激因素，从而缓解其症状。

（二）肩周炎案

患者王某，女，28岁。初诊日期：2016年1月28日。发病节气：大寒。

主　诉 反复右侧肩背部疼痛2年余，再发加重2个月。

现 病 史 缘患者2年前无明显诱因下出现右肩背疼痛，伴有活动受限。在外院诊断结果为"肩周炎"。经针灸、理疗治疗及功能锻炼后，症状明显缓解。2个月前患者因劳累后再次出现右肩背疼痛，伴活动受限遂在外院以"肩周炎"做针灸、理疗治疗1月余，症状时轻时重，又经朋友介绍在某私人诊所施以针灸推拿治疗，半月余后症状仍未缓解，且劳累或情绪激动时症状加重，平素纳差，不欲食，眠一般，偶见难以入睡。查体：患者右侧肩关节活动范围受限，疼痛呈烧灼样由右肩向肢体放射；舌淡红、苔薄白、边有齿痕，脉弦。

中医诊断 肩痹。

证候诊断 气血失调，湿邪阻络。

西医诊断 肩周炎。

治 法 疏肝理气活血，健脾除湿养心。

针灸处方 主穴：大杼、心俞、膈俞、肝俞、脾俞、胃俞。配穴：天宗、肩四针（肩前、肩髃、肩髎、肩贞）、后溪、悬钟、委中。上述穴位在针刺平补平泻得气之后，主穴施以温针灸，配穴施以电针断续波治疗，均留针30分钟。以上治疗隔日进行1次。3次治疗为1个疗程。

治疗经过 患者经1个疗程后疼痛缓解，但偶有头痛、项强，遂在原方基础上加刺风池、大椎、颈夹脊等穴，用电针断续波治疗，共经过6个疗程后基本痊愈。随访2个月，未见复发。

心得体会 肩周炎，又名"寒凝肩"，其发病多与外感风、寒、湿邪相关，邪实体虚。"扬刺者，正内（纳）一，傍内（纳）四而浮之，以治寒气之博大者也"，是在穴位正中先刺1针，然后在上下左右各浅刺1针，刺的部位较为分散，故称扬刺。《黄帝内经太素》中，将"扬刺"作"阳刺"，与阴刺对举，本法适用于治疗寒气浅而面积较大的痹症。古法如此，针刺当正中病所，并截病邪循经络而传变。病邪面积广而涉及经络多，故取肩四针诸经通调，取骨会大杼加强局部止肩背部痛之功。同时患者纳差，舌边有齿痕为脾虚之象，脾为生痰之源，脾不运化则痰湿生；疾病反复，患者心神为之所困，故患者劳累或情绪激动时症状加重，遂辅以疏肝、健脾养心之法。心主血而行血，脾主生血又统血，二者在血液运行中相互协同，使得气血通畅，濡养四肢筋骨，同时疏肝行气，气为血之帅，气畅则血行，更能缓解患者情绪问题，对于慢性肩周炎的患者，调理体质有时候比缓解局部的疼痛更加重要，而调心养心则是不可忽略的一环，正是如此，才能收到长足稳定的疗效。

（三）急性腰扭伤案

患者王某，女，50岁。初诊日期：2016年5月11日。发病节气：立夏。

主　　诉　突发腰痛1天。

现 病 史　患者今早因搬重物时不慎扭腰致腰部疼痛，牵扯痛，行走艰难，活动严重受限，无法转侧、俯仰和下蹲，坐轮椅来诊，起身缓慢，纳眠可，二便如常。查体：局部无肿胀，腰部有广泛明显压痛；舌红、苔薄白，脉弦。

中医诊断　腰痛。

证候诊断　气滞血瘀证。

西医诊断　急性腰扭伤。

治　　法　固本培元，行气导滞。

针灸处方　运动针疗法：取左侧后溪穴、腰痛点穴（手背侧，第2、第3掌骨及第3、第4掌骨之间），用1.5寸毫针快速破皮，进针大约1寸，平补平泻得气后，先令患者活动腰部5分钟，再使针尖略向上，使针感直达病所，留针20分钟，每5分钟行针1次，过程中让患者持续活动腰部。拔针后选取患者双侧肾俞、气海俞、大肠俞、关元俞、秩边、环跳施以温针灸，留针30分钟。

治疗经过　患者自诉在留针的前5分钟，自觉腰部逐渐松软，腰痛程度逐步降低。待30分钟取针后，患者腰痛消失。治疗后嘱咐患者要注意腰部保暖，禁止做大幅度运动。随访1个月，未见反复。

心得体会 患者因搬运引起腰部肌肉、筋膜、韧带过度牵拉引起的急性损伤，呈强迫体位并伴有腰部活动受限，可见局部肌肉的紧张痉挛。对于本例患者，在明确其病因后，老锦雄教授先用运动针法来缓解患者的症状。顾名思义，运动针法是针灸疗法和运动疗法的结合，在《黄帝内经》中也有提及，该刺法更注重"针刺得气"，在得气基础上指导患者活动患处或相关部位，有疏经通络、调整阴阳、促进气血流通的效果，在缓解患者的症状后，再行下一步的治疗方案。随后老锦雄教授依据患者受损部位为腰部肌肉且为两侧膀胱经循行之所，故选取双侧肾俞、气海俞、大肠俞、关元俞、秩边、环跳等穴。中医观点中，腰为肾之府，肾的位置在于腰部，腰是肾之精气所覆盖的区域。肾精充足，则腰脊有力，肾精不足，就会出现腰脊不举，足不任地。肾阳虚，腰部脉络失于温煦、濡养，可致腰部冷痛；肾阴不足，腰部脉络失于濡养，可致腰膝酸软无力。取膀胱经诸穴在疏通局部气血的同时，兼顾益肾培元之效，旨在培护元气以固腰府。《灵枢·经脉》云："足少阳胆经之脉……其直者，从缺盆、下腋，循胸，过季胁，下合髀厌中。"即从京门到居后，还要向后会长强（与足太阳、督脉相通），再合髀厌中（环跳），故曰"亦为足少阳循行之域"，多为医者所不察。本病通过其足太阳经来疏利少阳，太阳经气，消络中之瘀滞。在临床上亦常用风市来治疗急性腰扭伤，每奏捷效。

（四）踝关节扭挫伤案

患者杨某，女，45岁。初诊日期：2016年2月18日。发病节气：立春。

主　诉 扭伤致右踝关节疼痛1月余。

现病史 患者右踝关节扭伤疼痛1月余，伴局部活动受限，之后每因用力不当或负重而复发。查体：受伤部位轻微肿胀，肤色正常，有压痛；舌红苔白，脉细涩。

中医诊断 筋伤。

证候诊断 气滞血瘀，经气受阻。

西医诊断 右踝关节扭挫伤。

治　　法 健脾益气疏经，活血散瘀止痛。

针灸处方 取局部穴位昆仑、阿是穴、三阴交、申脉、丘墟，远端取阳陵泉、足三里、梁丘、血海毫针刺，平补平泻得气之后，施以温针灸，并留针30分钟。以上治疗隔日进行1次。

治疗经过 患者经2次治疗后踝关节肿胀疼痛消失，活动正常，痊愈。随访至今未复发。

心得体会 在治疗各种扭伤中，局部穴位是首选，根据扭伤部位就近取穴原则，以达到行气血通经络的目的。阿是穴以痛为腧。而除了局部、阿是穴取穴外，还可以考虑加入阳陵泉，阳陵泉为八会穴中的筋会，是筋的精气所会聚的腧穴。肝胆相表里，肝主筋，又足少阳之筋结于此，对于筋伤有着独特的调节作用，阳陵泉穴治疗与筋伤有关的疾患，如软组织损伤、关节扭伤等均取得事半功倍的疗效。同时，脾胃为水谷之海，主运化水谷精微而化生气血从而滋养全身，正所谓："五脏六腑、四肢百骸，受气皆在于脾胃。"老锦雄教授秉承了中医整体的观念，在原有的筋伤处方基础上加足阳明经穴，以达到健脾胃气之功，脾健则元气生化有源，元气充足则肌肉筋脉得水谷精微充养而速愈。

（五）顽固性面瘫案

患者赵某，男，51岁。初诊日期：2016年1月16日。发病节气：小寒。

主　　诉 左侧口角歪斜，眼睑闭合不全4月余。

现 病 史 4个月前患者吹风受凉后出现左侧口角歪斜，眼睑闭合不全等。曾在省某医院诊治，给以激素、维生素等口服药物及静脉滴注治疗，未接受针灸、理疗等治疗，效果欠佳。刻诊：左侧额纹变浅，眼裂增大，闭眼不能，抬眉困难，左鼻唇沟变浅，口角偏向右侧，左侧腮颊滞留食物，鼓腮漏气，刷牙漏水；舌暗淡、苔薄白，脉弦细。

中医诊断　顽固性面瘫。

证候诊断　气虚血瘀。

西医诊断　面神经炎。

治　　法　益气养心，祛风活血。

针灸处方　针刺疗法：第一组穴位为左侧头维、阳白、太阳，双侧迎香、地仓、夹承浆、合谷、足三里、阳陵泉、申脉、照海；第二组穴位为心俞、肝俞、脾俞、肾俞、气海俞。令患者取仰卧位，进行常规消毒后，针刺第一组穴位，针后得气，用强刺激法使患者左侧面部开始出现温热感遂停止施术，红外线照射左侧面部，留针30分钟后取针；再令患者取俯卧位，取第二组穴位，平补平泻得气之后，施以温针灸，并留针30分钟。

麦粒灸：用艾绒制成麦粒状，并放在面部相应针刺过的穴位上燃烧，烧到患者感到微烫时，将未燃烧完的艾炷去掉，另换一炷继续燃烧，每个穴位灸5炷，应注意邻近重要器官或动脉的穴位不宜灸。以上治疗隔2天进行1次，3次为1个疗程。

治疗经过　患者经3个疗程后，眼裂缩小，但仍闭合不全，口角歪斜及漏水、漏气有不同程度好转。效不更方，按前方继续治疗6个疗程后，面部表情基本与常人无异。随访半年，未见反复。

心得体会　面瘫在临床上较为常见，中医称其为"吊线风""口僻"，是由于风寒侵袭经络后，使经气受阻，筋脉失养，致局部肌肉迟缓，与对侧的面部失去平衡而发病。西医认为其是由面神经炎所致的一种常见病。而对于顽固性面瘫的治疗，老锦雄教授特别注重背俞穴的使用，其缘由是"邪之所凑，其气必虚"。面瘫顽固者正邪交争，病程反复迁延，正气亏虚，无力驱邪外出。故治之当培元以扶正。老锦雄教授认为，选取合适的背俞穴有极佳的调理五脏、补益正气作用，古云"正气存内，邪不可干"。针刺之后针对病变具体部位的神经走行分布，选取面部的腧穴，进行麦粒灸，刺激量大，层次深透，调整局部气血，采用综合疗法治疗顽固性面瘫，由于增加了扶正祛邪的力度，故取得较满意的疗效。

（六）面神经损伤案

劳某某，男，45岁。初诊日期：2017年12月15日。发病节气：大雪。

主　　诉　舌体麻木2周。

现 病 史　2周前患者左侧头面不适，继而左面部皮肤及头皮麻木，舌体亦麻木，舌根灼热感，但左侧肢体活动及感觉均正常，眠差，食少纳呆；苔黄厚腻，脉滑。

既 往 史　无。

过 敏 史　无药物食物过敏史。

辅助检查　CT检查无异常，纤维镜鼻咽部检查正常，脑电图正常。

中医诊断　口僻。

证候诊断　痰瘀阻络。

西医诊断　舌体麻木待查，面神经损伤？

治　　法　固本培元，养心安神。

针灸处方　主穴：脾俞、胃俞、肾俞、心俞、颈夹脊穴。配穴：局部颊车、廉泉、承浆。远取足三里、丰隆、合谷。取上述穴位，平补平泻得气之后，主穴施以温针灸，配穴只需针刺，均留针30分钟。以上治疗隔日进行1次，3次为1个疗程。

治疗经过　患者经2个疗程后面部及舌体麻木情况明显好转。效不更方，按前方继续治疗4个疗程后痊愈。随访半年，未见反复。

心得体会　本案患者，由于外邪侵袭，导致正气损伤，故对此以补益正气为主，驱邪外出，法当培元祛邪，益气扶正。麻木为自身感觉，"所以任物者谓之心"，心主神，司人体感知，同时开窍于舌，舌根灼热，为肾阴虚火旺之象。取心俞、肾俞复水火即济，交之若泰之效。治"麻"难于治"痛"，《景岳全书·非风诸证治法》言："非风麻木不仁等证，因

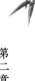

其血气不至，所以不知痛痒，盖气虚则麻，血虚则木。"故此类证当调畅营卫之气。脾胃为水谷之海，营卫之气皆赖水谷之气充养，水谷之气亦为元气后生充养之物，故取脾、胃俞通调营卫的同时培固元气，以扶正祛邪。临床上面神经损伤患者，面部感觉、运动功能受损，情志多焦虑，而患者焦虑会影响疗效，此外，患者证见眠差，故对此取心俞、肾俞，来平复阴阳、养心安神，神定则针灸收效益佳。对于患者食少纳呆、苔黄厚腻、脉滑的内在脏腑病机，亦是合脾俞、胃俞、足三里及丰隆诸穴之效，功专于化中焦痰湿。同时，老锦雄教授临床擅用颈夹脊穴，颈部为经气上传于脑之枢纽，脑为元神之腑，散动觉之气于筋而达百节，为周身连接之要领，而令之运动。关于脑主神还是心主神的争议，《医学衷中参西录·人身神明诠》有言："脑中为元神，心中为识神。元神者，藏于脑，无思无虑，自然虚灵也。识神者，发于心，有思有虑，灵而不虚也。"老锦雄教授认为脑主元神，人始生先成精，精成而脑髓生。人出生之前随形而具备生之神，即为元神。元神藏于脑中，赖以元气濡养。心主神明，脑为元神之府；心主血，上供于脑，血足则脑髓充盈，故心与脑相通。临床上脑病可从心论治，或心脑同治。除本例之外，还擅长用夹脊穴治疗周围性的肢体麻木，如颈、腰椎增生导致的四肢麻木。

（七）脑卒中案

患者冯某，女，62岁。初诊日期：2017年1月23日。发病节气：大寒。

主　　诉　右侧肢体活动不利2年，加重伴语言欠利6小时。

现 病 史　患者脑梗死病史2年，遗留右侧肢体活动不利，6小时前无明显诱因出现右侧肢体活动不利加重伴语言不利，门诊检查CT示右侧额颞区新鲜梗死灶，遂来我处治疗。自诉病后出现小便频数，每30分钟一行；尿急，如厕不及时即发生漏尿。舌暗淡、少苔，脉细涩。

辅助检查　查膀胱彩超示膀胱充盈差，无显著异常，残余尿340 mL。

尿常规化验示无尿路感染。

中医诊断 中风-中经络。

证候诊断 气机阻遏，膀胱气化失调。

西医诊断 缺血性脑卒中。

治 法 调神通窍，补益肾气。

中药处方 济生肾气丸基础方加减，具体方药如下：熟地黄、山药、土牛膝根各30 g，附子、茯苓各15 g，山茱萸、泽泻、车前子各10 g，肉桂6 g，每天1剂，去滓温服。

针灸处方 主穴：肺俞、心俞、肾俞、气海俞、中膂俞（施以温针灸）。配穴：头部针刺百会、四神聪、印堂（斜刺0.3寸，行小幅度捻转补法）；双侧风池（直刺0.8寸，行平补平泻法）；腹部取中极、关元，双侧水道、大赫（直刺或斜刺2寸，行提插补法）；下肢取双侧血海、足三里、三阴交、太溪（直刺0.8～1.2寸，行提插补法）；同时采用醒脑开窍针法。上述穴位均留针30分钟。以上治疗隔日进行1次。

治疗经过 患者经1次治疗后，自觉尿急症状明显好转。第2次复诊，患者憋尿时间延长，无漏尿发生但小便仍急迫，排尿后有尿不尽感。第3次复诊，患者发生漏尿，量较少，考虑病情出现反复，反映肾气仍不充足，但可继续依此法治疗。第4次复诊，患者诉排尿间隔时间明显延长，无漏尿。第5次复诊，患者自诉无尿不尽感，略有尿急。第6次复诊，患者自觉无尿急感，查膀胱彩超示膀胱充盈尚可，排尿后未见残余尿。

心得体会 此案例中患者在脑卒中后出现尿失禁、尿急迫、大量残余尿等神经源性膀胱疾病症状。中医病机为痰浊之邪瘀阻脑络，窍闭神匿，神不导气，发为中风，以致神机失用，影响肢体运动和膀胱气化功能。针对病因病机，治疗宜调神通络，益肾培元。肺为水之上源，取肺俞有"提壶揭盖"之妙，使小便轻松自然，减少残余尿；心主神志，取心俞可调摄心神；取肾俞、气海俞、中膂俞可增益肾气，肾气复开阖之功则水液代谢平衡自固。腹部取中极、关元调任脉，关元为小肠募穴，温小肠火，使太阳水不寒，加强膀胱气化之力；取膀胱募穴中极配合局部的水道、大赫穴可加强膀胱经气，通利下焦。加用下足三里立意于"治痿独取阳明"，取三阴交、太溪穴加强肾经经气；局部配以醒脑开窍针法，调神治疗为主，针刺头部诸穴以疏通脑络，确可收奇效。

（八）偏头痛案

患者王某，女，60岁。初诊日期：2016年4月15日。发病节气：清明。

主　诉　左侧偏头痛4年。

现病史　患者4年前无明显诱因出现左侧头痛，呈搏动样疼痛为主，伴畏光、畏声等表现，情绪变化剧烈时加重。初期时症状较轻，后逐渐加重，近期每日须服止痛片才缓解，情绪时刻紧张、焦虑，纳眠差。刻下症见：左侧头痛较甚，呈跳痛、抽掣痛，连及双眼球胀痛，舌质偏红、苔薄白，脉弦滑。

中医诊断　头风。

证候诊断　肝阳夹风痰上扰清阳。

西医诊断　偏头痛。

治　法　疏风平肝潜阳，化痰养心安神。

针灸处方　针刺疗法，以背俞穴为主。主穴：双侧厥阴俞、心俞、肝俞、胆俞、脾俞、胃俞。配穴：合谷、太冲。背俞穴针刺得气后，于针柄处夹持1 cm艾条，使患者感觉温热而不至烫伤为度，平补平泻得气之后，施以温针灸，留针30分钟。头部选取额中、额旁线、顶中线、顶旁线、颞前线，选用20 mm×20 mm规格毫针与皮肤水平倾斜30°，快速进针至帽状腱膜下层，平补平泻得气之后，留针30分钟。以上治疗隔日进行1次。

治疗经过　患者当日针后即感头痛明显减轻，双眼球胀痛缓解，当晚没有服止痛片即能入睡。经针刺10次，头痛基本痊愈。

心得体会　本例为左侧偏头痛，按经络辨证属少阳头痛，故疏肝养心为法。取背俞穴中的肝俞、胆俞，肝胆相表里，共同疏通本经的经气。患者头痛多年，头痛如裹，时时身感疲倦，脉弦滑，为湿邪阻于经络，脾俞、胃俞，调理中焦气机枢纽，以运化痰湿；"诸痛痒疮，皆属于心"，取心俞、厥阴俞以安心养心，沟通内外，调节患者情绪；合谷、太冲相配称为"四关"穴，为止痛对穴，相配具有镇痛、镇静、镇痉、疏肝利胆的作用，对治疗胆、肾的绞痛及高血压头痛的疗效较显著。在患者头部选取额中、额旁线、顶中线、顶旁线、颞前线，具有缓解血管紧张痉挛、抑制血管活性物质、减少神经有害刺激等作用，对于偏头痛发作期的症状缓解有明显的疗效。

（九）三叉神经痛案

患者赵某，女，62岁。初诊日期：2016年5月12日。发病节气：立夏。

主　　诉　右面部疼痛1年。

现 病 史　患者1年前右侧面部出现阵发性抽痛，疼痛剧烈，至某医院求治，诊断结果为三叉神经痛。予卡马西平、苯妥英钠等镇痛解痉药物治疗，症状未缓解。其间多处求治未果。近3个月来发作频率增加，疼痛程度加重，某医院建议手术治疗，但患者想保守治疗，经人介绍，前来我院求治。患者情绪低落，痛苦面容，平素纳眠差，食少，入睡困难，大便质软，易沾壁，小便正常。舌质淡、舌体胖大、苔白滑，脉滑。

辅助检查　2015年7月23日外院头部CT示三叉神经血管受压。

中医诊断　面痛。

证候诊断　心脾两虚，痰浊阻络。

西医诊断　三叉神经痛。

治　　法　化痰通络，健脾养心。

针灸处方　以针灸疗法为主，选取四白、翳风、下关、地仓、听宫、太阳、合谷、太冲，用20 mm×20 mm规格毫针捻转进针后，平补平泻，配合红外线照射，留针20分钟。后取厥阴俞、心俞、脾俞、胃俞、关元俞，平补平泻得气之后，施以温针灸，留针30分钟。以上治疗隔日进行1次。

治疗经过　患者治疗5次后，诉面部疼痛发作次数较前减少。效不更方，继续按前方治疗5次，疼痛消失。随访半年，未见反复。

心得体会　三叉神经痛的病因，中医将其分为内因和外因，内因包括性别、年龄、性格、家族遗传等与自身相关的易感因素；外因包括人际关系、生活质量、居住环境、睡眠环境、经济条件等。而在西医的认识中，三叉神经痛的成因尚存在争议，目前主流的声音集中在三叉神经血管学说。该学说认为是三叉神经末梢释放的神经递质引起血管扩张而致头痛。老锦雄教授认为，该患者长期纳眠差，致心脾两虚，脾虚生痰，痰浊阻络，经络不通，恶性循环致成顽疾。对于久病顽疾，除调整阴阳，扶正祛邪外，还需疏通经络。经络畅通，气血运行，方利于调整阴阳，补虚泻实。老锦雄教授提出，疏通经络先开四关效果最佳。合谷为手阳明大肠经原穴，太冲为足厥阴经原穴，二穴均为元气输注之所，元气为三焦之别使，肾间动气，乃十二经络之根，五脏之本。手阳明经多气多血，以气为主，足厥阴经多血少气，以血为主，二穴一上一下，一阴一阳，一主气一主血。针刺二穴开四关，可激发元气，鼓动气血运行，从而达疏通经络之功。配合面部腧穴四白、下关、地仓、听宫，具有调理面部肌肉平衡，降低神经敏感性的作用，再配合翳风穴，调节局部气血。《针灸甲乙经》谓之"手足少阳之会"，疏通少阳经气，而患者本身心脾俱虚，平素纳眠不佳，《素问·阴阳应象大论》说"治病必求其本"，因此选取了厥阴俞、心俞、脾俞、胃俞、关元俞行温针灸，起到健脾养心的作用。在临床中，老锦雄教授一直秉承中医整体观念，讲究节气与人机体的协调统一。在给该患者脉诊时，老锦雄教授注意到，虽然其脉滑，但尺肤按之冰凉，《黄帝内经》中岐伯说过："络气不足，经气有余者，脉口热而尺寒也，秋冬为逆，春夏为从，治主病者。"春夏阳气旺盛，故而为顺其治之，工当寻其至应以施针艾，故患者久疾可痊。

（十）带状疱疹案

患者叶某，男，70岁。初诊日期：2016年4月23日。发病节气：谷雨。

主　　诉 左侧胸胁部疼痛3月余。

现 病 史 患者左侧胸胁部沿第4、第5肋间疼痛，疼痛如针刺状、抽掣样疼痛，终日无休止，触之痛甚，需服止痛药缓解。查体：左侧胸胁部条形红疹，沿第4、第5肋间走行；舌质红、苔薄黄，脉弦。

中医诊断 蛇串疮。

证候诊断 湿热蕴郁肝胆之经，气血运行不畅。

西医诊断 带状疱疹。

治　　法 疏肝利胆，清热利湿。

针灸处方 主穴：腰背部的肝俞、胆俞、心俞、厥阴俞。配穴：左支沟、阳陵泉，局部沿原疱疹周围刺。背俞穴平补平泻得气之后，施以温针灸；支沟、阳陵泉直刺1～1.5寸，用泻法，使针感尽可能上传；胸胁局部围刺，平补平泻；留针30分钟。以上治疗隔日进行1次。

治疗经过 经10次治疗，患者局部抽痛、跳痛已止，局部疱疹愈后的色素沉着已明显变浅。继续针治5次以巩固疗效。

心得体会 本例属中医"蛇串疮"范畴。该病好发于腰部及胁肋部，多因肝气郁结，日久化火或脾经湿热内蕴，外溢皮肤而生；也有因感染毒邪，引起湿热火毒蕴积肌肤而发病；年老体弱患者，常由于血虚肝旺、湿热毒盛、气血凝滞，致使疼痛剧烈。胁肋部为少阳经循行所过之处，结合脏腑辨证来看，本例患者为湿热之邪蕴结肝胆两经，治疗关键在于清热利湿，疏肝养心。支沟穴疏通三焦气机，阳陵泉清泻肝胆郁热，二穴相配能清除肝胆之湿热，疏通三焦之气机，特别是对胆道疾病有其特殊功效，从而治疗胸胁部疼痛。患者肝气郁滞日久，肝气疏泄不及可致气机郁滞，瘀血停滞心脉，则会出现胸胁肋刺痛的表现，而肝脏生理功能的正常推动离不开心气的运行，《春秋繁露·循天之道》曰："心，气之君也。"而心主血脉，气血之运行，仰心气之波动。心俞、厥阴俞可以治疗胸壁疾病、胁肋部疼痛，增强心主血脉的功能，从而行气泻热，取得立竿见影的效果。局部围刺以截病所传，若为新发疱疹，亦可于疱疹生长方向的新生端行麦粒灸之法，痛者灸至无痛为效。

（十一）类风湿关节炎案

患者严某，女，48岁。初诊日期：2016年12月2日。发病节气：小雪。

主　　诉　双手指间关节胀肿疼痛2个月。

现 病 史　患者有类风湿关节炎病史6年余，近2个月双手广泛指间关节疼痛症状持续并加重，伴有明显的晨僵症状。双侧食指、中指、无名指指间关节对称性肿胀，压痛较为明显，部分指间关节畸形，关节屈伸活动轻度受限。舌淡、胖大，苔白腻，脉细数。

中医诊断　尪痹。

证候诊断　脾肾阳虚。

西医诊断　类风湿关节炎。

治　　法　固本培元，补肾健脾。

中药处方　黄芪、海桐皮、海风藤、皂角刺、生地黄、当归各15 g，川芎、防风、防己、赤芍、鹿角霜、海藻各12 g，忍冬藤20 g。7剂，水煎服，每天1剂。

　　针灸处方　主穴：肝俞、脾俞、关元俞、气海俞、肾俞、大肠俞。配穴：合谷、阳池、外关、局部阿是穴。针刺上述穴位，平补平泻得气之后，主穴施以温针灸，配穴单纯针刺，留针30分钟。以上治疗隔日进行1次。3次治疗为1个疗程。

　　治疗经过　患者治疗1个疗程后，诉双侧手部肿胀有所消退，疼痛亦明显减轻，但仍有关节僵硬等不适症状。中药予原方加元胡15 g继服，针刺同前。经10个疗程后，患者症状控制较好，病情稳定。

心得体会 类风湿关节炎是一种以关节滑膜及关节软骨损害为特征的全身性免疫性疾病。根据临床症状属中医学"寒湿痹证"范畴。老锦雄教授认为，其发病与素体禀赋不足、后天气血亏虚有关，同时复感风寒湿邪而致病，正如《黄帝内经》所云"风寒湿三气杂至，合而为痹也"。因而治疗时，健脾益气养血贯穿始终，同时配以祛风、化湿、祛痰、活血。中药以黄芪健脾益气，防风祛风胜湿，防己利水消肿，当归养血活血，赤芍凉血，海桐皮、海风藤、忍冬藤化湿通络止痛，海藻化痰，皂角刺消肿，鹿角霜补肾消肿。诸药合用，共奏健脾益气化湿、祛风通络止痛之功。而针灸的运用在此病中也是必不可少之法，常用背俞穴配合手足三阳经穴为主治疗，可取得较好疗效。针灸方面，以健脾益肾，培元固本为主，取脾俞、肾俞、关元俞、气海俞补其元气，元气盛，气血化生有源，脏腑得养。此外，元气盛，正气充足，"正气存内，邪不可干"，则驱风、寒、湿邪外出，疾病自愈。肝主藏血，气血不足，与肝有关。取肝俞可调节气血运行，辅助气血的生成。

（十二）痛风性关节炎案

患者张某，男，58岁。初诊日期：2017年6月20日。发病节气：芒种。

主　诉	右踝部红肿、疼痛1年余。
现 病 史	患者右踝部反复疼痛1年余，现右踝部疼痛难忍，伴右踝关节、足背部肿胀明显，局部皮温高，踝关节局部压痛明显，踝关节跖屈，背伸活动轻度受限。舌红、苔黄腻，脉滑数。
辅助检查	2017年5月22日外院血尿酸540 μmol/L。
中医诊断	热痹。
证候诊断	湿热阻络。

西医诊断 痛风性关节炎。

治　　法 固本培元，健脾化湿。

中药处方 山楂、车前草各15 g，苍术、白术、茯苓、猪苓、百合、秦艽、防风、防己、黄柏、生地黄、当归、赤芍、三叶青各12 g，神曲6 g，白芷10 g，决明子20 g。7剂，水煎服，每天1剂。

针灸处方 主穴：脾俞、肾俞、胃俞、关元俞、气海俞、太溪。配穴：昆仑、悬钟、合谷、局部阿是穴，平补平泻得气之后，主穴施以温针灸，配穴单纯针刺。上述穴位均留针30分钟。以上治疗隔日1次。3次治疗为1个疗程。

治疗经过 患者治疗1个疗程后，诉踝部肿胀较前明显消退，疼痛较前有所减轻。中药予上方加忍冬藤20 g，7剂，继续以上穴位针刺治疗，经5个疗程后，患者踝部疼痛基本消失，予参苓白术散内服以巩固疗效。随访3个月，未见反复。

心得体会 本病之发病与素体禀赋不足、过食厚味有关，后因湿热壅滞，经脉痹阻不通而致。对此，针灸攻补兼施，患者素体禀赋不足，故以固本培元，健脾益肾为法，取脾俞，肾俞补其元气。此外，患者过食肥厚制品，损伤脾胃，故针刺脾俞、胃俞来健脾祛湿泻热。再增加关元俞、气海俞，进一步巩固元气的化生，加强脾俞、肾俞的作用。配穴方面，根据病痛关节，循经取穴。根据关节部位的不同而选用相应的穴位。一般远端穴位以合谷、外关、曲池、复溜、太溪、阳陵泉为主，以达到清热祛风利湿、通利关节的作用。而于中药方面，以苍术、白术健脾燥湿，猪苓、茯苓、车前草健脾利水，秦艽、防风、防己祛风化湿，黄柏清热化湿，生地黄、赤芍清热凉血，当归养血。诸药合用，共奏健脾祛湿、清热止痛之功。在此病的治疗中，以健脾祛湿贯穿始终，不管是急性期还是在缓解期，同时配伍可清热、祛风、凉血、解毒。

（十三）双下肢乏力案

患者胡某，男，20岁。初诊日期：2016年2月21日。发病节气：雨水。

主　　诉　突发双下肢软弱无力，不能站立行走1日余。

现 病 史　患者就诊前一日因上体育课时运动强度过大，当晚双下肢软弱无力不能站立行走。今早由同学背来我院就诊。查体：双下肢筋肉弛缓，软弱无力，不能站立行走，双膝关节无力弯曲，双踝关节不能随意运动，痛觉存在，上下床活动不能独立完成；舌红苔白，脉细弱。既往体健，家族中无类似疾病患者。患者精神尚可，饮食、睡眠、二便均正常。

中医诊断　痿证。

证候诊断　气血亏虚，经脉肌肉失养。

西医诊断　双下肢乏力。

治　　法　健脾补气生血，强筋健骨养心。

针灸处方　针刺2次，首先取俯卧位。取穴心俞、脾俞、胃俞、大肠俞、肾俞、气海俞、关元俞，平补平泻得气之后，施以温针灸，留针30分钟。后取仰卧位，取穴足三里、解溪、昆仑、阳陵泉、伏兔、风市、血海、太溪，毫针行强刺激手法，并在双侧足三里穴处使用当归针加维生素B_{12}进行穴位注射，每穴注射药液1 mL，针刺留针30分钟。以上治疗隔日进行1次。

治疗经过　次日前症有好转，双下肢能站立1~2分钟，治疗方案同前。第3次治疗，患者可无人搀扶独自步行至门诊，但双下肢肌力与发病前相比仍然较差，针刺取穴及穴注用药同前，针刺时用平补平泻手法。继续经治疗3次后，患者感觉双下肢活动已恢复正常，行走自如，临床痊愈。

心得体会　《素问·痿论》曰"治痿独取阳明"，取足阳明胃经穴，是因为阳明为多气多血之经，又主宗筋，本例"痿证"治疗时在阳明经基础上加用背俞穴，背俞穴联系体表与脏腑，具有沟通内外、调节脏腑功能之效。本病在筋、肉，与肝、脾密切相关，在调节元气，濡养经脉的同时内调诸脏。配合足太阴脾经血海穴，加强脾主四肢肌肉、气血生化之功；加足少阳胆经风市、阳陵泉穴，肝胆相表里，风市疏利胆经经气，阳陵泉为筋会，同治下肢痿痹，合足少阴肾经太溪穴共奏肝肾同源，滋水涵木，濡养筋骨之效。《素问·痿论》曰："肝主身之筋膜。"筋膜是一种联络关节、肌肉，专司运动的组织，而筋膜有赖于肝血的滋养，只有肝血充盈，才能"淫气于筋"，使筋膜得到濡养而维持正常的运动。本例"痿证"，取足阳明胃经穴、足太阳膀胱经穴、足太阴脾经穴、足少阳胆经穴、足少阴肾经穴针刺，加上当归针养血活血、通经络，维生素B_{12}起营养局部神经肌肉、调节神经肌肉应激、神经冲动的传导等生理功能的作用，合用穴位注射加针刺治疗，使本病例取得如鼓应桴的效果。

二、脏腑病症

（一）上呼吸道感染案

患者张某，女，18岁。初诊日期：2016年2月6日初诊。发病节气：立春。

主　　诉　发热，恶寒2天。

现 病 史　患者2天前受凉后出现发热恶风，伴精神萎靡、头晕、头痛、咽痛、身痛、汗出体倦、心烦、少寐、恶心呕吐，自服退烧药后，体温控制不佳，遂来诊。查体：体温38.5℃，咽部充血，双侧扁桃体肿大，舌尖红、苔薄黄，脉浮数。

中医诊断　感冒。

证候诊断　风热阻络。

西医诊断　上呼吸道感染。

治　　法　　祛风清热，补肺养心。

针灸处方　　患者取俯卧位，穴位选取：主穴为肺俞、心俞、厥阴俞，平补平泻得气之后，施以温针灸，留针30分钟。配穴为风池、大椎、风府、合谷、曲池，针刺得气后留针30分钟。针刺结束后，给予患者背部膀胱经走罐治疗。具体方法是充分暴露背部，局部涂上伤科油，将罐吸于背上，沿着膀胱经背部第一和第二侧线的循行上下推动火罐，火罐吸附的强度和走罐的速度以患者耐受为度。左右交替进行刺激，致使其走行部位的皮肤潮红、充血为度。然后，沿着膀胱经分布从上往下拔罐，拔8～10个罐，留罐10分钟，起罐后用卷纸清洁患者背部。

治疗经过　　治疗1次后，患者即自感病症大减。翌日复诊，自诉是夜安然入睡，晨起如常人矣。

心得体会　　中医学认为本病主要是由于起居不慎或平素身体较弱、寒暖失常、过度劳累等因素使机体抵抗力下降，人体卫气不固，腠理不密，六淫邪气从鼻或从皮毛入内致肺气不宣，外则膀胱经络受阻，出现感冒症状。老锦雄教授认为治疗感冒，祛风逐邪，应当从太阳经脉入手。因背部为阳，风为阳邪，易犯阳位。若风邪侵入，当从其侵犯的部位着手治疗。所以，着重选取背部足太阳膀胱经治疗感冒。而太阳主表，为一身之藩篱，其背部膀胱经络走行上分布着五脏六腑的背俞穴等多个穴位，沿膀胱经络针刺及走罐可调和营卫、解表散寒，温针、拔罐结合以驱邪外出，邪去而正安。在外为机体受邪，在内则本质在于正气不足，肺气不充，而腠理疏松，卫气不御，邪气有机可乘，因此老锦雄教授提倡在祛风清热的基础上，要补肺益气，肺气充、卫气固则皮毛充实而邪无以至，这就是老锦雄教授对于外感风热不仅要祛邪，同时也要适当补正的理解，而补的方式和时机就显得尤为重要，补之过早则易留邪，补之过晚则正气虚而无力祛邪，唯一的方法就是熟悉外感病的传变规律及其周期，方能成竹在胸，针到病除。

（二）哮喘案

患者刘某，男，39岁。初诊日期：2017年11月15日。发病节气：立冬。

主　　诉　咳嗽，咯吐稀痰，胸闷1周。

现 病 史　患者1周前出现咳嗽，咯吐稀痰，胸闷。现呼吸急促，喉间有哮鸣声，苔薄白，脉浮紧。

既 往 史　哮喘病史。

过 敏 史　无药物食物过敏史。

中医诊断　哮喘。

证候诊断　风寒实证。

西医诊断　哮喘。

治　　法　固本培元，益气平喘。

针灸处方　取颈夹脊穴、肺俞、脾俞、肾俞、关元俞，采用温针灸，留针30分，同时配合艾灸膻中穴，每周2次。嘱患者回家后，可自行以艾条悬灸膻中穴15分钟，以穴位泛红为度。

治疗经过　患者按期治疗1个月后咳嗽消失，随访至今，哮喘未复发。

心得体会　风寒外邪袭肺，肺脏失于肃降，肺气不宣，津液凝滞成痰，使肺经蕴伏之痰饮阻塞气道，肺气升降失调更甚，气不下行，肾不纳气，故发为哮喘。治疗当以补肺益肾培元之法。肺主呼吸，为气之本；肾主纳气，为气之根。肺肾同治，则呼吸自如，清气徐入而宗气生，宗气沿三焦下行的方式布散全身，行血气而资先天。故取肺俞穴，属足太阳经而位近肺脏，有宣肺祛风之效。采取温针灸肺俞穴，可加强宣肺平喘、温肺化痰止咳之效果。喘多因肾虚，针刺肾俞可益肾，加强肾纳气之功。脾为元气化生的后天之源，取脾俞以化生元气，元气盛，正气足，外邪不可侵袭肺脏，疾病自愈；取关元俞补益元气，元气盛，充盈肺肾之气，使得脏腑协调。膻中穴为气之会穴，灸之能起到顺气化痰的作用。二穴合用提高疗效，使病速愈。喘证在于阳虚寒盛，针灸调补阳气之后又加以穴位敷以温阳行气、散寒化痰之中药，共奏扶阳气，祛病邪之效，而且分别于夏至、冬至阳气消长之季，抓住时机施治以利于补益阳气，起到冬病冬治、冬病夏防的作用。

（三）呃逆案

患者邓某，男，70岁。初诊日期：2018年5月5日。发病节气：立夏。

主　　诉　呃逆1周。

现 病 史　患者因心脏手术后引起血胸，再次手术止血，发生呃逆不止，不能入睡，不能进食，用镇静药无效，靠补液维持，已有1周。在外院康复科就诊，医生以针刺内关、足三里治疗，加耳针膈、神门，呃逆未止。呃逆时头胀痛，口苦。苔淡、苔黄腻偏干，脉弦滑数。

中医诊断　呃逆（心脏术后）。

证候诊断　肝气犯胃，胃有湿热。

西医诊断　继发性膈肌痉挛。

治　　法　益气和胃，养心平肝。

针灸处方　主穴：胃俞、脾俞、肝俞、肾俞、三焦俞、心俞、颈背部夹脊穴。配穴：行间、太冲、足三里、内关。上述穴位均用泻法得气后，加用电针，主穴施以温针灸，均留针30分钟。每日治疗1次。

治疗经过　治疗结束后呃逆停止6小时，至夜间呃逆又出现，但程度较前减轻，已能稍进流食。效不更方，依前处方治疗4次后，呃逆未再发作。

心得体会　呃逆，俗称打嗝，古称"哕"，是胃气上逆，失于和降所致。老锦雄教授认为此病症多因肝气犯胃，胃失和降，气机上逆，或可发为泛酸，而由于肝气偏盛见脉弦；肝气上逆见头痛、呕吐；口苦、苔淡黄腻，为胃中湿热。老锦雄教授取胃经的背俞穴，调治其腑，复胃腑降气之功以除呃逆。考虑患者术后多虚多瘀，元气外泄，较常人已是不足，中

第二章　培元养心法的临床应用

焦主运化水谷，散精于五脏六腑，濡养四肢百骸，为后天之本，肝失疏泄，其肝气犯于脾胃，中焦气机紊乱，肾气无力纳气归于下焦，和降之气逆转于上，由口腔而出，故发呃逆，对此呃逆在降逆的同时也要取脾肾之背俞穴给予扶正，充养元气，脏腑协调，疾病自愈。肝气犯胃是肝之经脉夹胃故也，法当平肝和胃，故选取肝俞，降逆止呃，此外，还可以针取足厥阴肝经荥火穴行间，及肝经原穴太冲。呃逆多为胃气上逆最多见。《灵枢·口问篇》云："谷入于胃，胃气上注于肺。今有故寒气与新谷气，俱还入于胃，新故相乱，真邪相攻，气并相逆，复出于胃，故为哕。"刺原、荥两穴以挫肝气横逆之势，泻足三里以清胃中湿热，加内关以降逆，理气宽胸。另取三焦俞，意在三焦是气机的通道，胃气上逆，多与三焦这一通道有关，针刺三焦俞，使得三焦通畅，和胃降逆。患者心脏术后且多发呃逆则心神难定，故可取心俞，补益心神，守神则脏腑之气安。

（四）急性胆囊炎案

患者李某，女，45岁。初诊日期：2017年8月17日。发病节气：立秋。

主　诉　右胁疼痛伴有恶心欲吐半天。

现病史　患者有胆囊结石病史多年，今早进食油腻食品后，自觉右胁疼痛，并向右肩胛放射，伴有恶心欲吐。体温正常，腹软，右上腹有明显压痛感；舌红、苔薄黄，脉弦。

中医诊断　胁痛。

证候诊断　湿热郁滞。

西医诊断　急性胆囊炎。

治　法　固本培元，疏肝利胆。

针灸处方　主穴：肝俞、胆俞、心俞、脾俞、肾俞。配穴：太冲、阳陵泉。主穴用平补平泻针法，配穴用泻法，均留针30分钟。每日治疗1次。

治疗经过　患者经3次治疗后，诸症状消失，病愈。经随访，至今未复发。

心得体会　患者胁痛，属于肝胆疾病，故治以疏肝利胆，养心安神之法。穴位选取其脏腑所属背俞穴，肝俞、胆俞也可治疗相关的肝胆器官疾病。患者胁痛，属于痛症，《素问·至真要大论》云："诸痛痒疮，皆属于心。"疼痛，与心有关，心俞治疗疼痛，故选取心俞。此外，患者胆囊结石病史多年，久病多虚，在泻热利胆的同时，要兼顾补益元气。取脾俞、肾俞调先后天之本，以扶正气，"正气存内，邪不可干"，补益元气，调节脏腑。见肝之病，当知传脾，取脾俞亦有实脾土，截病所传之妙用。根据《灵枢·九针十二原》中"五脏有疾，当取之十二原"，故配肝的原穴太冲、胆的合穴阳陵泉，以加强疏泄肝胆经气，使气血通畅，则胁痛速愈。肝、胆位于胁部，其脉分布两胁，若络脉受阻，经气运行不畅，发为胁痛。针刺肝俞、胆俞，施用泻法，以疏泻肝胆之湿热。另外，针刺背俞穴时，其操作手法应不同于四肢部穴位，不宜大幅度提插、捻转，应适可而止，以免刺伤内脏，造成不良后果。

（五）慢性萎缩性胃炎案

患者龙某，女，62岁。初诊日期：2018年8月10日。发病节气：立秋。

主　　诉　胃病反复发作3年余。

现 病 史　患者3年前无明显诱因出现反复腹胀腹痛，痛势绵绵，每次持续约30分钟，喜揉喜按，可自行缓解，夜间胃中难受，自觉有胃胀、灼热感，已有1年多，长期便秘。2018年6月23日曾于中山大学附属第一医院就诊查胃镜提示十二指肠球部炎症及慢性萎缩性胃炎伴糜烂，予抑酸护胃类药物口服，服药后症状稍缓解，空腹饥饿时仍有腹痛；舌红、苔腻，脉细软。

辅助检查　胃镜检查示轻中度慢性萎缩性胃炎，轻中度肠化，糜烂；十二指肠球部炎症，浅表性胃炎伴糜烂；幽门螺杆菌（＋）。

中医诊断　胃痞。

证候诊断　胃失和降。

西医诊断　①十二指肠球部炎症；②慢性萎缩性胃炎伴糜烂。

治　　法　和胃通腑，益气培元。

针灸处方　主穴：胃俞、脾俞、肝俞、肾俞、大肠俞。配穴：中脘、梁门、足三里、上巨虚。上述穴位在针刺平补平泻得气之后，主穴施以温针灸，配穴施以电针断续波治疗，均留针30分钟。以上治疗隔日1次。3次治疗为1个疗程。

治疗经过　患者在治疗3个疗程后做呼气试验示阴性，胃痛胃胀基本消失。继续针药同治1个疗程后，症状基本消失，无其他不适。

心得体会　老锦雄教授认为胃病多与情志失和、饮食不节、精神紧张和疲劳有关。本病的关键是虚实夹杂，脾胃虚损为本，气滞湿热蕴阻为标。在治疗上以健脾助运，理气和胃为主。同时，疏肝理气，固本培元。针刺取穴局部配远道。故取脾胃之背俞穴，脏腑之气输注于腰背之处，针刺之以平调脏腑，复脾胃气机升降之功。取肝俞以调节肝主疏泄之功，促进脾胃的消化功能，兼调畅气机，对于胃胀，取肝俞，可行气导滞。老锦雄教授认为久病多虚，患者胃病3年余，久病其气必虚，对此在调和脏腑的同时应兼顾补虚，通过补益元气，正气盛壮，可进一步调理机体全身。肾为先天之本，脾为后天之本，取脾俞、肾俞以资元气。患者长期便秘，取大肠俞可起通便的作用。

中脘属任脉，胃之募穴，八会穴之腑会，具有和胃、宽中、消食作用。梁门属胃经穴，具有健脾消胀作用。足三里为胃经之合穴，具有益胃补脾、调补气血作用，能调整胃肠功能，增强机体的免疫力，调节胃酸和胃蛋白酶的分泌，使胃黏膜得以修复。上巨虚属胃经，为大肠下合穴，调节肠胃、利气，能清胃中之热。上巨虚与足三里同用，促使胃肠蠕动，健脾和胃，清热通腑。温针灸能增加得气感，改善局部血液循环，起到温经通络，健脾和胃的作用。

（六）慢性结肠炎案

患者朱某，女，48岁。初诊日期：2017年10月10日。发病节气：寒露。

主　　诉　腹痛泄泻2个月。

现 病 史　患者近2个月每天排便2～3次，且稀薄，伴腹痛，多隐痛。神疲肢软，面色萎黄，不思饮食，喜暖畏寒，手足不温；舌淡、苔白，脉弱。

辅助检查　2017年9月12日广州市第一人民医院肠镜提示结肠炎。

中医诊断　泄泻。

证候诊断　脾胃虚寒。

西医诊断　慢性结肠炎。

治　　法　固本培元，健脾止泻。

针灸处方　主穴：脾俞、胃俞、肾俞、大肠俞；配穴：足三里。上述穴位施以温针灸，留针30分钟，隔日治疗1次。

治疗经过　患者第1次针灸治疗结束后，自觉腹部有暖流产生，腹痛减轻，遂继续按前方治疗10次，大便转为正常，病愈。

心得体会　老锦雄教授认为佛山地处岭南，多湿邪，易损及脾胃，《素问·玉机真藏论》："脾为孤脏，中央土以灌四傍。"张景岳注："脾属土，土为万物之本，故运行水谷，化津液以灌溉于肝心肺肾之四脏者也。"岭南之地患者多中焦失职，运化不能，食物难以消磨，不能腐熟水谷，导致慢性泄泻。针灸脾俞、胃俞及胃经合穴足三里，孙思邈于《千金翼方》中指出："一切病皆灸三里三壮，于此穴施以针补艾灸，使脾阳得神、运化有权、水精四布、小溲通利，则湿滞化而大便转正常，泄泻止。"大肠俞，大肠之背俞穴，针刺可起止泻的作用，调理大肠的功能，使得大肠传化糟粕功能正常。老锦雄教授认为背俞穴是治疗脏腑病的有效穴位，且优于其他穴位，其皆因背俞穴为脏腑之气转输流注于全身的枢纽区域。明代张介宾在《类经》中说："十二腧皆通于脏气。"可见，背俞穴与脏腑有直接的联系，针刺之能直接调整脏腑功能的盛衰。故针刺、艾灸背俞穴治疗脏腑病，临床疗效令人满意，应引起重视和加以推广。此外，泄泻为虚寒，故在止泻的同时也要补虚，要培元来补益正气，选取脾俞、肾俞来培元，调理脏腑之气，从而止泻。

（七）梅尼埃病案

患者张某，女，38岁。初诊日期：2017年3月25日。发病节气：春分。

主　　诉　眩晕近2个月，加重3天，伴耳鸣、呕吐。

现 病 史　初诊症见患者间歇性眩晕，头痛，呈胀痛感，遇劳烦加重，耳鸣，口苦，心悸失眠，胸满痞塞，泛泛欲吐。查体：血压为120/80 mmHg；舌质红、苔黄厚，脉弦数。

中医诊断　眩晕。

证候诊断　痰浊中阻，肝阳上亢。

西医诊断　梅尼埃病。

治　　法　平肝潜阳，健脾渗湿。

中药处方　五苓散合天麻钩藤饮合仙方活命饮加减。猪苓15 g，泽泻20 g，白术10 g，茯苓15 g，桂枝15 g，天麻10 g，钩藤15 g，牛膝10 g，杜仲10 g，桑寄生10 g，黄芩10 g，金银花10 g，归尾10 g，赤芍10 g，白芍15 g，天花粉6 g，皂角刺6 g，甘草10 g。7剂，水煎服，每天1剂。

针灸处方　主穴：心俞、肝俞、胆俞、脾俞、胃俞（施以平补平泻）。配穴：风池、玉枕、完骨、内关、太冲、合谷、足三里、丰隆穴（施以泻法）。上述主穴施以温针灸，配穴单纯行针刺，均留针30分钟。隔日治疗1次。

治疗经过　中药7剂，针灸3次后患者即感头痛眩晕减轻，耳鸣声较前减低。继续上述针刺7次，耳鸣消失，诸症明显缓解。

心得体会　西医认为梅尼埃病是耳鼻喉科十分常见的耳源性眩晕疾病，因其人体平衡器官出现了病理改变，从而以眩晕为主症，又称"内耳眩晕症"。中医称其为"耳眩晕"，属于中医文献中的"眩晕""眩冒"

等，其记载最早出现于《黄帝内经》，如"诸风掉眩，皆属于肝"的观点。而《寿世保元》云："眩者言其黑，晕言其转，冒言其昏，眩晕之与冒眩，其义一也。其状目闭眼暗，身转耳聋，如立舟车之上，起则欲倒。"对于眩晕和耳鸣两症结合有了详尽的记载。老锦雄教授在多年临床实践中发现有此病的患者不在少数，而其证却各不相同，必须针对病因病机，分证论治。本案患者眩晕头痛，呈胀痛感，遇劳烦加重，口苦，可见肝失疏泄，情志不畅郁而化火，肝阳上亢；心悸失眠，可见心神受扰；胸满痞塞，泛泛欲吐，舌质红、苔黄厚，脉弦数，为痰湿热阻于内。平肝潜阳是治疗本病的重要环节，可多以针药并用进行治疗。故选穴首当疏泄过剩之肝阳，调补缺损之肝阴及心气，利用五脏自身生克制化，调节阴阳平衡。选穴以胆经四透为主，清疏肝胆，明目止眩；配风池、玉枕、完骨以清头开窍，疏泄浮阳。此外，足三里与丰隆合用可健脾渗湿，开四关以醒脑开窍、镇心安神、行气止痛。中药处方中五苓散温阳利水以消痰饮；天麻钩藤饮以平肝阳、补肝肾；仙方活命饮用以清热解毒。针药并用，以期阴阳调和，标本兼治。

（八）幻觉症案

患者周某，男，43岁。初诊日期：2017年7月27日。发病节气：大暑。

主　　诉　嗅觉、视觉、听觉异常半年余。

现 病 史　患者素有头痛病史，又因丧偶，精神受损，头痛频发，影响睡眠，每次发作需服用止痛药才能缓解。夜间梦多易醒，次日头晕目眩，嗅觉有异味，眼前有人影晃动，甚至耳闻谈话之声，数分钟后，眩晕渐止，异味、人影、声音也顿失，导致患者疑神疑鬼，情绪不宁。经当地医院门诊检查，诊为"慢性头痛"。后因服药不当，引起大脑皮层功能紊乱，导致一过性嗅觉、视觉、听觉异常。舌质红、苔厚腻，脉弦数。

中医诊断　幻觉症。

证候诊断　肝郁痰结。

西医诊断　精神分裂症。

治　　法　行气化痰定志，疏肝养心安神。

针灸处方　主穴：肝俞、胆俞、心俞、脾俞、肾俞。配穴：风池、太冲。上述穴位施以捻转针法，平补平泻得气后，主穴施以温针灸，配穴单纯针刺，均留针30分钟。

治疗经过　患者经首次治疗后头痛有所减轻，后诉仍出现有幻觉。嘱患者适当运动，补充营养，定期复诊治疗，每周治疗2次，治疗4周后头痛减轻，治疗15次后，头痛基本缓解，幻觉出现频次减少，时间缩短，转瞬即逝，继续针刺2月后，头不痛，幻觉消失，神志如常，痊愈。

心得体会　患者因生活剧变，遭受打击，过度损耗心气，而心为五脏六腑之首，主神志，因而心气受损，则神志改变，五脏六腑随之产生影响，此症在中医属于癫病、狂病之列，《黄帝内经》谓之曰："邪入于阳则狂……搏阳则为癫疾。"西医对于幻觉这一单一症状没有明确的界定，一般属于精神科疾病，为精神分裂症的表现之一，有致残率高、伴发疾病多、预后差、社会负担重等特点，治疗上也是以精神类药物控制为主，并没有很好的根治性治疗手段，患者长期服药所产生的副作用也难以避免。而老锦雄教授则认为该病外在表现为行为情志异常，内核却是思维逻辑的障碍，是脏腑虚衰的外在表现，其病位在脑、在心，该患者始为长期头痛，为肝阳偏亢、肝胆之火上移之实，后其妻离世，再受重创，心气大泄，情志改变，加之服药不当，绵延至今，久病必虚，气虚则痰邪滋生，上壅清窍，虚实夹杂十分棘手，老锦雄教授坚持认为应该分清标本，从患者根本之体虚入手，故选取肝俞、胆俞，泻肝胆火热的同时可有补益肝胆脏腑的作用。此外，考虑患者中年丧妻，情志失畅，郁而化火，上扰空窍，幻觉丛生，此病位在心，选取心俞，养心安神，神安病自除。对于虚证，在补其脏腑的同时，也要注重补其元气，而脾、肾两脏是元气的来源，故针刺脾俞、肾俞补益元气。治疗以潜阳治标，养血治本，故取风池、太冲两穴。肝胆互为表里，风池穴为足少阳、阳维脉、阳跷脉三经之会，有清头明目、平肝息风、降火利窍之功效；太冲为足厥阴肝经之原穴，具有养血滋阴、疏肝解郁、镇逆安神之作用，两穴同用，相辅相成，再施以相应之针刺手法，虚实坚固，终获殊效。该病例独辟蹊径，运用表里经上下配穴法，是根结、标本理论在临床中的具体应用。

（九）盆腔炎案

患者刘某，女，32岁。初诊日期：2016年5月12日。发病节气：立夏。

主　　诉　白带过多2年余，加重5个月。

现 病 史　患者2年前出现月经不调、白带量多，并伴有腰膝酸软、少腹胀痛。经用中西药调治，月经基本正常，但白带时多时少，尤其近5个月白带量多，淋漓不断，虽经多方治疗，效果不明显。现症白带量多，其质稀薄，气味不大，腰酸如折，小腹发凉，喜暖喜按。体质较瘦，面色苍白无华，舌淡苔白，脉沉细。

中医诊断　带下病。

证候诊断　脾肾亏虚。

西医诊断　盆腔炎。

治　　法　益气培元，温肾健脾，固摄任带。

针灸处方　主穴：脾俞（双）、胃俞、肾俞、白环俞、八髎。配穴：中极、关元、三阴交（双）、带脉。上述穴位用平补平泻法针刺得气后，除带脉穴位外均施以温针灸，留针30分钟。隔日治疗1次。

治疗经过　10次治疗后，患者白带减少，腰酸腹凉症状基本消失。效不更方，继续守前方治疗共30次，带下转为正常。随访半年，未见复发。

心得体会　中医学认为带下病发生多与感受湿邪、饮食不洁、劳倦体虚等因素有关。其病位在胞宫，与带脉、任脉及脾、肾关系密切。《傅青主女科》有云："夫带下俱是湿证……夫白带乃湿盛而火衰，肝郁而气弱，则脾土受伤，湿土之气下陷。是以脾精不守，不能化荣血以为经水，反变成白滑之物。"带下病临床多见于脾肾亏虚证与湿热下注证。无论是脾肾亏虚，内生湿邪，还是外感湿邪或湿邪郁而化热，其治疗皆应从"湿"论治。

临床上带下病多见于经产女性，经产女性体质偏虚，元气亏损，机体脏腑失于温煦。老锦雄教授常强调要重视脾胃，脾胃受元气濡养、激发生理功能的同时又是人体充养元气的后天之本。重视脾胃即代表了重视后天的滋养，发挥脾主运化的功能，使人体摄入的水谷精微依靠脾阳升清之力布散五脏六腑。而肾为水脏，具有主宰人体水液代谢的功能，同时，肾阳为元阳、真火，对在水液代谢中起主导作用的肺、脾、肾、三焦、膀胱，起推动和温煦作用。当元气亏损，脾肾亏虚，机体的水液运化、代谢功能障碍，故内生湿邪。本例患者证属元气亏损，脾肾亏虚引起任脉不固、带脉失约。治疗时宜益气培元，温肾健脾，固摄任带。穴取脾俞、胃俞、肾俞、白环俞、八髎、中极、关元、三阴交、带脉。脾俞、胃俞可温补脾胃，充养后天之本以资元气，关元、三阴交二穴可理脾肾、调冲任。同时，中极、关元为任脉经穴。中极可利湿化浊，清理下焦；关元可补肾培元、温阳固脱。二穴合用，加强任脉总任一身之阴经而调节阴经气血之功。带脉穴是胆经与带脉的交会穴，带脉起于胁下，环行腰间一周，络胞而过，具有约束诸经之功。带脉穴可固摄带脉，调理冲任。白环俞则内应精室，为人体精气输注之处，主治女性白带过多，男子遗精白浊。若治疗脾虚甚者配足三里、阴陵泉以健脾除湿止带；肾虚者配肾俞、次髎，补益肾气，温暖下焦，固摄带脉。若湿热下注所致可配阴陵泉、行间以清热利湿，调理任带。唯有切实辨证得当，针下有神，方能信手取效。

（十）闭经案

患者张某，女，23岁。初诊日期：2016年1月13日。发病节气：小寒。

主　诉　停经6月余。

现 病 史　患者15岁月经来潮，既往周期规律。6个月前患者正值月经来潮，淋雨受寒后，经量突然减少，随后月经一直未至。患者平素偶有少腹冷痛，喜温喜按，形寒肢冷，纳眠可，二便正常。末次月经：2015年7月9日。舌暗淡、苔白，脉缓。

中医诊断　经闭。

证候诊断　寒凝胞脉。

西医诊断　闭经。

治　　法　温经活血，行气调经。

针灸处方　患者取俯卧位，常规消毒后，取穴（均双侧）心俞、肝俞、胆俞、脾俞、胃俞、肾俞、大肠俞施以温针灸，关元、三阴交、血海采用泻法，归来采用平补平泻法，留针30分钟。隔日治疗1次。

治疗经过　患者针灸3次后少腹冷痛症状明显改善，遂继续治疗10次，至下个月经周期，患者月经来潮正常，无冷痛及其他不适感。随访半年，周期正常。

心得体会　女子年逾18周岁，月经尚未来潮，或月经来潮后又中断6个月以上者，称为"闭经"，古代又称其为"女子不月""月事不来""经水不通""经闭"等。妊娠期、哺乳期或围绝经期的月经停闭属生理现象，不作闭经论，有的少女初潮2年内偶尔出现月经停闭现象，可不予治疗。老锦雄教授多年临床总结发现，闭经的病因不外乎天癸不足、瘀血闭经、痰致闭经、气愆成病，"第人禀不同，亦如其面。有终身月汛不齐而善生育者"，临床中诊断必须先辨患者体质异禀，再辨脏腑虚实。清代医家王孟英曾主张对异禀之人以及"不足"的患者不可妄用攻通之品，而针药不二，毫针属金，而金主从革和收敛、肃杀之意，天癸不足、胞宫空虚者难以耐受；而对于血瘀型患者，则慎用温补之品，凡医者皆悉血虚乃是血枯之象，却鲜闻血得热则瘀，妄用温补之品，如何治得血瘀之证？故老锦雄教授强调多次，临床必须重视脉诊，正所谓"须以脉证互勘自得"，该患者病脉症三者合参，可知其寒凝胞脉，取腰背部背俞穴及关元补益脏腑之气，以后天滋先天，腑气充沛，则肾气无亏，肾气旺则精血自充；再取三阴交，其乃三阴经交会之枢纽，可调脾、益肾、疏肝，为妇科病之要穴，下焦病之核心，有健脾和胃，调补后天，益生化之源之效；针血海为调血气、理血室，血府之门开合有度，则经血循期，来取有度，三穴伍用使肾气旺，脾气充，化源足，冲任通，月事自可来潮。归来穴为治疗闭经之经验效穴，本穴之气取自水道穴传来的地部经水，至本穴后因受冲脉外散之热，经水故可复来，化气延胃经上行，如流去之水转而复归。

（十一）垂体微腺瘤致月经不调案

患者李某，女，30岁。初诊日期：2016年8月18日。发病节气：立秋。

主　　诉　月经不调5年。

现 病 史　患者月经不调5年，末次月经2016年8月6日，行经1～2天，量少，伴疲乏腰酸。2016年5月28日于佛山市第二人民医院行脑部MRI示垂体微腺瘤4.6 mm×2 mm。拟诊"垂体微腺瘤"，服用甲磺酸溴隐亭片（CB-154）2年，患者分别于2016年1月16日、3月5日、4月10日、5月14日及7月1日行经。舌淡红，脉弦细。

月 经 史　14岁初潮，行经天数2～4天，行经周期28～31天。

婚 育 史　已婚5年，孕0产0。

中医诊断　月经不调。

证候诊断　肾虚肝脾不调。

西医诊断　垂体微腺瘤。

治　　法　补肾疏肝健脾。

中药处方　柴胡、当归、牡丹皮、白术各10 g，川芎、干姜、甘草各6 g，熟地黄、茯苓各15 g，薄荷（后下）4.5 g，知母、旱莲草各12 g。连服7剂，每周复诊，中药以上方加减。

针灸处方　关元、归来、百会、心俞、脾俞、肝俞、肾俞、足三里，均双侧电针，施以温针灸，留针30分钟。上述治疗每周进行2次。

治疗经过　治疗2个月后，患者诉月经周期基本正常，无疲乏腰酸症状，舌淡，脉沉弦细。随证变方如下：柴胡、白芍、当归、白术、山药、制香附各10 g，茯苓、菟丝子、熟地黄各15 g，薄荷（后下）4.5 g，女贞子、旱莲草、丹参、肉苁蓉各12 g，甘草6 g。针灸处方依前法不变。2016年12月18日查泌乳素水平已降至正常（检查时已停用甲磺酸溴隐亭片3～4个月）。

心得体会　西医认为，垂体位于脑，垂体微腺瘤的具体发病原因尚不清楚，可能与遗传因素、物理和化学因素及生物因素有关。根据是否分泌激素可以分为功能性及非功能性。多数无内分泌功能，为无功能腺瘤。少数功能性腺瘤可以导致内分泌激素水平升高而引起临床症状，最常见的为泌乳素升高导致的停经、泌乳及不孕症。老锦雄教授则认为良性肿瘤应该归属于"癥瘕"，多是由气机不调，痰湿内阻或瘀血内停所导致。本案患者月经不调继发于垂体微腺瘤之后，故治当主以肝、脾、肾三经同治。故中药以柴胡、制香附、薄荷疏肝，白芍、当归、熟地黄、川芎等养肝柔肝，白术、茯苓等健脾化湿，女贞子、旱莲草、菟丝子等补肝肾。老锦雄教授认为，针灸当以通调脏腑，调督任，引气归元为治疗核心，取心俞、肝俞、脾俞、肾俞以散气机之郁结，调营血，健水液之运化，滋元阴元阳；以百会醒脑开窍，以关元、归来引气归元，又因阳明经多气多血，故予足三里以资气血生化之源。元气足则肝肾得益，冲任得实，督脉阳气充实，脏腑功能复常则元神责司所在，中枢得主，其病可愈。此案例所用西药甲磺酸溴隐亭片为治疗垂体微腺瘤及高泌乳素血症常用药物，也有促排卵作用，但副作用较大，治疗应尽量以短期、少量、渐撤、必要为原则。应最大程度发挥针药结合的中医优势，逐渐减量至停用，坚持针灸和中药治疗可以降低泌乳素分泌，缩小垂体微腺瘤，直至受孕。

（十二）产后月经不调案

患者李某，女，26岁。初诊日期：2016年9月1日。发病节气：处暑。

主　　诉　顺产后恶露不尽47天。

现 病 史　患者曾于2016年7月2日因足月顺产，产后恶露不尽47天，在外院予以益母草片、肾上腺色腙片等治疗，无明显好转，8月17日查B超示宫内强光团声像，考虑宫内残留胎盘可能。并在外院注射缩宫素，口服米索前列醇片、益母草片、桂枝茯苓胶囊等后稍好转，但致月经不调，遂来本院求治。症见：月经延期7～14天不等，伴经期间出血，腰酸，无腹痛；舌淡暗、苔白，脉沉弦。

中医诊断　月经不调。

证候诊断　肝肾亏虚夹瘀。

西医诊断　月经不调。

治　　法　补益肝肾、活血通络。

中药处方　柴胡、白芍、香附各10 g，茯苓、当归各12 g，益母草、枸杞、桑寄生、续断、丹参、王不留行各15 g，菟丝子、肉苁蓉各20 g，甘草、川芎各6 g。7剂，水煎服，每天1剂。

针灸处方　主穴：双侧心俞、膈俞、肝俞、脾俞、肾俞、归来、气海、中极、关元。配穴：双侧足三里、三阴交、太冲、合谷。主穴用补法得气后，施以温针灸；配穴施以电针疏密波，均留针30分钟。每周治疗2次。

治疗经过　患者诉经过上述的针药结合治疗后，从2016年11月开始，月经周期正常，前后相差最多2天，不再出现经间期出血的情况。12月29日复查B超示子宫大小正常，宫内回声均匀，原宫内残留胎盘组织及宫腔粘连症状均消失。

心得体会　本案中疾病为产后子宫内膜脱落过程中经过阴道排出的宫腔渗出物及坏死的脱膜组织残留时间过久，一般临床认为产后血性恶露持续渗出超过21小时，后续可发展为产褥感染、晚期产后出血、慢性疲劳综合征等。该患者产后出现月经不调，经期延长、经间期出血等症状，伴随腰酸，食欲减退等兼症，结合舌淡、脉弦，可认定为肝肾亏虚之征象，舌色偏暗为瘀阻胞宫，胎盘残留乃是血瘀而血不归经。一诊时老锦雄教授采用逍遥散加香附、丹参、王不留行、川芎，以催动上下之气共行，促久瘀之血消散。二诊变方为丹栀逍遥丸为主方，加肉苁蓉、菟丝子，行气主旨不变，调经疏肝，畅通情志，考虑患者妊娠十月加之恶露散血耗气，胞宫肾精亏耗日久，增以补益之物，实其根本。二方均从调经入手，调经可从疏肝益肾切入。针灸思路从调任、补血、养心三个角度入手，主穴取膀胱经之诸五脏俞，刺激脏腑自身调节经气；配合上气海、关元、中极、三阴交等穴——气海为肓之源，冲脉起于关元，中极、关元为足三阴、任脉之会，三阴交为足三阴经之会，合足阳明经之归来、天枢、足三里，以起到调冲任，健脾养血调经之功；配合四关穴以益气调气、活血通经。针药结合，并注意气血与肝肾之间的关系，故取效甚捷。

（十三）月经后期案

患者罗某，女，16岁。初诊日期：2016年9月22日。发病节气：秋分。

主　　诉　月经后期2年。

现 病 史　患者月经周期30～33天，量少色偏黑，近2年来因学习紧张，每年行经1～2次，量少色黑，脱发，腰酸痛，纳差，入睡困难；舌淡、苔少，脉弦沉细。

既 往 史　否认结核病、乙肝、贫血史。

辅助检查　内分泌六项正常；双卵巢子宫B超示双卵巢内多个液性暗区，拟多囊卵巢综合征。

中医诊断　月经后期。

证候诊断　肝肾不足。

西医诊断　多囊卵巢综合征。

治　法　补益肝肾，培元固本。

中药处方　泽兰、当归、牡丹皮、制香附各10 g，川芎6 g，赤芍、生地黄、女贞子各12 g，肉苁蓉、益母草、茺蔚子、山萸肉各15 g，鸡血藤30 g，甘草3 g。7剂，水煎服，每天1剂。

针灸处方　主穴：双侧心俞、膈俞、肝俞、脾俞、肾俞、气海俞、归来。配穴：气海、中极、足三里（双）、三阴交（双）、太冲（双）。主穴用补法得气后，施以温针灸；配穴施以电针疏密波，均留针30分钟。每周治疗2次。

治疗经过　患者诉连续治疗3个月后，在12月20日行经时，月经量已正常，7天干净，伴手出汗，舌淡红、苔黄，脉弦略数。更改中药处方为柏子仁、肉苁蓉、续断、山茱萸、当归各15 g，女贞子、旱莲草、桑寄生、生地黄、山药各12 g，菟丝子20 g，甘草6 g。连服7剂，水煎服，每天1剂。针灸守前方。继续治疗2个月后，患者行经恢复正常。

心得体会　多囊卵巢综合征是一种多因素、多样态的内分泌疾病，是人体内分泌功能紊乱、代谢异常的综合性疾病，在女性中发病率高，且呈逐年增高的趋势，是导致女性闭经的常见疾病之一。中医认为闭经的病因无外乎两点，不通与不足，不通为血瘀、气滞、痰阻，或者其他病邪壅塞不通使本行于经脉之血困阻，溢出脉外或者滞为瘀血，不足为气虚、血枯，是先天禀赋不足，或因后天失养，为天癸不至，肾气不充，冲任失涵。出现月经量少、不行，或者行而又闭，目前检查手段以超声检查为主，通过妇科彩超可以准确判断女性卵巢中的结构，以及卵泡情况，卵泡直径在8 mm以下，子宫内膜薄，幼稚型子宫，常见内分泌检测睾酮升高，雌二醇下降，孕酮偏低。西医以戊酸雌二醇片、去氧孕烯炔雌醇片或黄体酮胶丸等治疗，但是人工周期无法从根本上解决问题，以致久不能受孕。中医古籍记载道："月事经水一年一行是谓'避年'，可见于常人；亦有终身不行经事而可孕育者，是谓'暗经'"。本例患者问诊可知后天情志不畅日久，压力过多，情绪常年处于紧张焦虑之中，经水长期不行且量少色黑，是肝肾亏虚，精血无源、血虚寒凝，瘀血内阻，故经血长久不下。《傅青主女科》载有："盖（经水）后期之多少，实有不同，不可执一而论。盖后期而来少，血寒而不足；后期而来多，血寒而有余……治宜补中温散……"本治疗以补益肝肾，培元固本为治法，方药以振奋肾气，充实冲任；针灸主方取背部五脏俞合关元俞以温针灸法进补调培五脏，女之经事亦取任脉气海（或关元）、中极（亦可以归来或子宫代之），以补法为主，得气后全腹有舒适针感或气感，电针时间30分钟为宜，不超过40分钟。配多气多血胃经合穴足三里、足三阴经交会处三阴交、肝经原穴太冲可行气调血，加强经脉循行联系。若针而不药或药而不针，效果均会受影响，针药结合事半功倍。

（十四）月经过多案

患者刘某，女，51岁。初诊日期：2016年6月12日。发病节气：芒种。

主　　诉　月经过多4年余。

现 病 史　月经过多已4年余，每行超前并延绵10日方去，经色红，伴口唇及上肢桡侧、足内侧筋脉抽掣，口轮匝肌痉挛为甚，亦有3年，鼻流涕；舌红、少苔，脉沉细。

中医诊断　月经过多。

证候诊断　气血两虚。

西医诊断　异常子宫出血。

治　　法　补益气血，佐以息风。

针灸处方　主穴：膈俞、肝俞、脾俞、肾俞。配穴：关元、手三里、足三里、合谷、太冲、风池、阳陵泉；面部：地仓、颊车、水沟、迎香。上述穴位均为双侧取穴。主穴及足三里穴针刺得气后，施以温针灸，其余穴位电针疏密波治疗，留针30分钟。取针后，在面部的穴位上进行麦粒灸治疗，每个穴位均灸3壮。以上所有治疗每周2次，每4周为1个疗程。

治疗经过　患者经3个疗程治疗后，月经周期基本恢复正常，行经时间6~7天，量较前减少，口痉挛的症状发作次数大大减少。按前治疗方案再巩固治疗2个疗程后，诸症皆愈。

心得体会 异常子宫出血的病因较多，除外器质性病变，如子宫肿物、黄体破裂、异位妊娠等，多数由内分泌功能异常引起，临床主要表现为月经周期、经期、经量不同程度的紊乱，而中医思想中，诸多医家皆有提及女性以血为主，女性的生理特点经、带、胎、产数伤于血。《傅青主女科》载有："经水过多，人多以为血热有余之故，殊不知血虚而血不归经……倘若血旺，自是体健之体，须当一行即止，精力如常……。"本例患者经水过多，绵延超10天，行而复行，当属血虚。月经过多、血不归经当属脾失统摄，脾为血液后天生化之源，血虚则阴虚不能制阳，阳升无制，故出现动摇、眩晕、抽搐、震颤等症状。血虚则肝藏血无源，肝经失养，肝主筋，筋失濡养，而见筋脉抽掣。精血同源，血虚则精亏，肾精无从以化，舌红、少苔，脉沉细，为阴血亏虚之象。老锦雄教授治以肝俞、脾俞、肾俞调补肝、脾、肾，关元是肝、脾、肾三阴经在腹部的交会穴，属任脉经，有调冲任、益肝脾肾三经之功，四穴合用可培元气、固先后天之本；口唇及上肢桡侧、足内侧筋脉抽掣，口轮匝肌痉挛，鼻部流涕可见内风与外风合而致病，取合谷、太冲、风池、阳陵泉着重息风的同时，祛除外感风邪，配方合理，辨证治疗，针见速效。面部加地仓、颊车、水沟、迎香局部取穴，疏通面部经络气血。气血来源于脏腑，在脏腑中，心主血，肝藏血，脾统血，肾藏精，精化血，肺主气，气帅血，脾与胃又为生化气血之源。以先天领后天，后天资先天，周而复始。所以五脏安和，气血通畅，则血海满盈，血满而溢，经候如常。

（十五）原发性痛经案

患者王某，女，20岁。初诊日期：2016年4月13日。发病节气：清明。

主　诉 痛经7年，加重伴经量少、有血块3年余。

现病史 患者诉自12岁月经初潮时即有小腹作痛，经期第1~2天较明显，小腹疼痛性质为隐痛，痛处较固定，热敷可缓解，未引起重视。近3年来痛经加剧，平素月经规律，经期4～5天，经量少，日用1块卫生巾，色暗红，有血块，虽服止痛片可暂缓疼痛，但月经再潮仍疼痛不已。平素纳眠可，二便正常，舌体瘦，舌质暗红、苔薄白，脉细涩。

中医诊断 痛经。

证候诊断 气滞血瘀证。

西医诊断 原发性痛经。

治　　法 补肾温经散寒，理气化瘀止痛。

针灸处方 主穴：肝俞、脾俞、胃俞、肾俞、大肠俞、关元俞、次髎。配穴：三阴交、关元、血海、地机。上述穴位针刺平补平泻得气后，主穴施以温针灸，配穴施以电针疏密波，均留针30分钟。每周治疗2次，4周为1个疗程。

治疗经过 患者经过2个疗程后，自诉痛经程度较前明显减轻。效不更方，按前方继续治疗2个疗程后，患者自诉最近1次月经无痛经表现。后续随访半年，患者痛经未见反复。

心得体会 原发性痛经好发于青春期与青年女性，临床表现为下腹痉挛性疼痛、头晕、乏力等，可对患者生活质量带来严重影响。中医观点认为，女性痛经与冲任、胞宫的周期性生理变化密切相关，主要病机在于邪气侵扰或素体亏虚。女性经期前后正是冲任二脉气血急骤变化的节点，胞宫的气血运行不畅，"不通则痛"，或胞宫失于濡养，"不荣则痛"，故使痛经发作。老锦雄教授建议每次月经来潮前3～5天开始针治，对冲任经脉和气血的调理表现出较强的针对性。患者自初潮起开始痛经，根据外院检查可排除器质性病变，考虑原发性痛经。《上古天真论》有云："二七，而天癸至，任脉通，太冲脉盛，月事以时下，故有子。"《难经·三十九难》曰："五脏亦有六脏者，谓肾有两脏也，其左者为肾，右为命门，命门者精神之所舍也，男子以藏精，女子以系胞，其气通于肾，

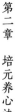

故言脏有六也。"女性月经与妊娠、冲任气血的运行有着不可分割的关系，体现的是肾气-天癸-冲任-子宫的生殖轴，而在西医中，往往与下丘脑-垂体-卵巢生殖轴相对应。老锦雄教授认为在治疗痛经时，患者的年龄因素不可不仔细考量，患者年近三七，正当肾气充实之际，但考虑患者痛经已有7年，素体偏瘦，治疗方向考虑以理气化瘀为主，兼补肾散寒。次髎为月经不调之经验穴；关元可补益肾元、温散寒邪，理气调经；三阴交能健脾理肾、活血调经；血海、地机为足太阴脾经经穴，脾主统血，脾气收敛控制血液运行于脉中而不外溢，且为后天气血生化之源，可以理气活血。各穴配伍调补兼施，相互为用，相得益彰。结合老锦雄教授本身培元养心的理论，加入肝俞、脾俞、胃俞、肾俞、大肠俞、关元俞等背俞穴调理脏腑的应用，能很好地起到调理脾胃、温肾散寒、通络止痛的功效。

（十六）崩漏案

患者王某，女，43岁。初诊日期：2016年5月6日。发病节气：立夏。

主　　诉　崩漏10余年，加重伴淋沥不尽半年余。

现 病 史　患者月经量多已有10余年，近半年月经来潮第2天，血流如注，后则时多时少，淋沥不尽10余天。曾服用西药（药名不详）无效，故前来要求针灸治疗。患者平素头晕、心慌，周身乏力，腰背酸冷疼痛，纳差。查其面色苍白，目光无神，舌淡苔薄，脉沉细无力。

中医诊断　崩漏。

证候诊断　脾肾阳虚。

西医诊断　功能失调性子宫出血。

治　　法　培元固本，温肾健脾。

针灸处方　主穴：膈俞、肝俞、脾俞、肾俞、命门、腰阳关（以上穴位施以温针灸）、关元、三阴交、隐白。配穴：足三里、气海。针用补法，留针30分钟，加悬灸。1个月经周期为1个疗程，于经前3天调治，每日治疗1次。

治疗经过　患者经过1个疗程后，诉月经量明显减少，行经时间缩短为7天。效不更方，按前法继续治疗3个疗程后，患者月经基本恢复正常，无血块，量适中，一般4～5天干净。随访半年，未见反复。

心得体会　《素问·上古天真论》有云："二七而天癸至，任脉通，太冲脉盛，月事以时下。"《诸病源候论》云："崩中者，脏腑损伤，冲脉任脉血气俱虚故也……若劳动过度，致脏腑俱伤，而冲任之气虚，不能制约其经血，故忽然暴下，谓之崩中。"故崩漏的发生主要由冲任二脉损伤，气血固摄无权所致，病机则含有虚实之分：因血瘀阻滞冲任、血热妄行致血不归经是实，因脾肾亏虚、冲任不顾致血失统摄是虚。故可见冲任受损是本病的主要原因。

冲脉，又称"伏膂之脉""伏冲之脉"，循经上至头，下至足，后行于背，前布于胸腹，可谓贯穿全身，分布广泛。冲脉之循行不论有千变万化，然其本体"伏膂之脉"不变，其生于"肾间动气"。也正是其错综复杂的循行，致使冲脉可集诸脏之功于一生，为一身气血之要冲，通受十二经气血。任脉，"任"通"妊"，古人认为此脉与妊娠、胞胎有关。随着中医理论系统的完善，古人意识到月经与胎孕的关联，月经为冲脉所主，于是原本独立"主胞胎"的任脉，便与冲脉共主。任脉循行于腹部正中，腹为阴，说明任脉对一身阴经脉气具有总揽、总任的作用。同时，足三阴经在小腹与任脉相交，手三阴经借足三阴经与任脉相通，因此任脉对阴经气血有调节作用，故有"总任诸阴"之说。由此途径，任脉发挥着调节月经，妊养胎儿的作用。

正所谓"一源三歧"。冲、任、督三脉皆起于胞中，同源而生，互相影响，虽走向不同，但彼此之间的联系千丝万缕。胞中，乃《难经·六十六难》所说的"脐下肾间动气"之所在，一般称为"丹田"，督、任、冲脉之气均发源于此。无论冲任之脉走行如何，其经气之源本于元气。故培本固元在治疗冲任受损疾病时是不可或缺的一环。

本案来诊患者，平素头晕、心慌，周身乏力，腰背酸冷疼痛，纳差，面色苍白，目光无神，舌淡苔薄，脉沉细无力，一派虚象。脾失统摄，血溢于脉外，故月事量多、淋漓不止，平素头晕、心慌、面色苍白；脾为后天之本，主四肢，肌肉充养皆有赖脾阳生清，脾虚则周身乏力；肾阳虚衰，命门火微则腰府寒，表现为腰背酸冷疼痛。故治疗当培元固本，温肾健脾。对其治疗主穴为背俞穴之膈俞、肝俞、脾俞、肾俞，任脉之关元、足三阴经之交会穴三阴交，足太阴脾经之井穴隐白。背俞穴取穴会膈俞可活血补血；肝俞可调节肝脏藏血之功并可通过疏泄之功辅助脾胃运化，加强后天因素对元气的滋养；脾俞、肾俞可调摄脾肾，肾为先天之本，脾为后天之本，二穴同用温针可进一步激发其生理功能。辅以任脉之关元能培肾固本，激发肾间动气，调经理宫；三阴交可通调肝、脾、肾，具有摄血凉血，补益血分之亏虚的作用；隐白是脾经井穴，具有扶脾益胃，收敛止血之功。三穴伍用，酌情补泻，针灸得当，其效益彰。若血热配太冲、血海以清热止血；血瘀配血海、合谷以活血祛瘀止血；血虚配脾俞、足三里、气海以资气血生化之源；肾阳虚配命门、腰阳关温通督脉，激发一身阳气；肾阴虚配太溪、复溜可滋阴补肾。

（十七）外阴瘙痒案

患者秦某，女，40岁。初诊日期：2016年6月8日。发病节气：芒种。

主　诉　阴部瘙痒1年余，加重2个月。

现病史　患者1年前因带下较多而引起阴部瘙痒，经服药和熏洗后，病情有所控制。但近2个月阴痒加重，常常坐立不安，甚则夜卧难眠，再用药物治疗效果不明显。现阴痒较剧，性情急躁，大便干，小便黄，查舌苔稍腻，脉弦数。

中医诊断　阴痒。

证候诊断　脾虚湿盛，肝郁化热。

西医诊断　阴道炎。

治　　法　健脾利湿，疏肝清热，祛风止痒。

针灸处方　主穴：心俞、膈俞、肝俞、脾俞、血海、三阴交。配穴：曲泉、蠡沟（双侧）、关元、中极。上述穴位在针刺平补平泻得气之后，主穴施以温针灸，配穴施以电针断续波治疗，均留针30分钟。以上治疗隔日1次。

治疗经过　患者治疗1次后复诊时自诉阴痒明显减轻，效不更方，继续治疗10次后，患者诉阴痒完全消失。为巩固疗效继续针灸5次，病愈而归。随访1月余，未有复发。

心得体会　阴道炎是女性常见疾病，多因清洁不当，感染细菌、真菌所致，复发率高，反复发作，对女性的工作及正常生活产生极大负担，中医中属于"带下病""阴痒"，中医认为，带下病在冲任、胞宫、下焦，机体外感六淫、内伤七情，饮食不节导致肝郁脾虚及湿浊下注，伤及任带二脉，也可由素体虚弱、精血不足、血虚生风化燥、外阴失濡或湿虫侵袭而成。治疗宜健脾利湿，疏肝清热，祛风止痒。《素问·至真要大论》中论及病机十九条有载："诸痛痒疮，皆属于心。"患者夜卧难眠，性情急躁易怒亦是心肝火旺，取心俞、肝俞调摄情志，宁心安神。《妇人大全良方》曰："治风先治血，血行风自灭。"痒症可见血热生风或血虚生风，风胜作痒，取膈俞、血海可活血祛风。关元、中极位居少腹，内应胞宫，均为任脉穴。任脉起于胞中，出于会阴，二穴同取可调血室，理下焦，清热利湿。肝经循行上能"循股阴，入毛中，环阴器"，足太阴脾经、足少阴肾经分别循膝股内前廉、股内后廉上行联系于躯干脏腑。经络所到，主治所及，故足三阴经皆主治妇科、前阴病症。三阴交是肝脾肾三经交会穴，能调理肝肾，健脾利湿；曲泉是足厥阴肝经之合穴，具有平肝息风，清利湿热，理下焦，止阴痒的作用，与任脉关元、中极四穴伍用，标本兼治，功效卓著。本例患者起初因脾虚湿盛致带下量多，后肝经郁热致湿热下注，配阴陵泉、蠡沟以健脾利湿，泻肝止痒。若带下色黄配阴陵泉、太冲以清热利湿；外阴营养不良配照海可补精血；心烦配大陵以宁心安神。

（十八）产后恶露案

患者王某，女，22岁。初诊日期：2016年7月24日。发病节气：大暑。

主　　诉　产后恶露，伴小腹隐痛30天。

现 病 史　患者2个月前顺产第1胎后，阴道时有出血，量少，色暗红，伴有少量组织及黏液样物，小腹隐隐作痛，曾用止痛片无效。农村通常用红糖冲酒亦无效。外院查妇科彩超提示子宫内有残留胎盘或胎膜影像，伴轻微炎症。纳可，眠差，舌淡黯，脉细涩。

中医诊断　产后恶露。

证候诊断　瘀血内阻证。

西医诊断　子宫复旧不全。

治　　法　行血祛瘀，培元固冲任。

针灸处方　取心俞、膈俞、肝俞、脾俞、肾俞（均双侧，施以温针灸），留针30分钟；关元、中极、合谷、三阴交悬灸，艾灸时间为40分钟。每日治疗1次。

治疗经过　经过2次治疗后，患者诉腹痛症状减轻，且阴部会排出黑褐色物质，量不多但持续排出。继续针灸治疗10次后，腹痛不再发作，阴部不再有异常分泌物。为巩固疗效，继续守前方治疗，隔日治疗1次，经过3次治疗后，病愈而归。随访3月余，未有复发。

心得体会　中医称本病为"枕痛"，认为儿在母腹内枕久之故。随着中医理论体系的发展，古人对妇人产后恶露给出了更完善、更系统的认识。《诸病源候论》有"产后崩恶露不尽候"，指出本病可由"虚损"或"内有瘀血"所致。对有瘀血患者"不可断之，断之终不止"。《胎产心法》对本病的病因病机有了较全面的论述："产后恶露不止……由于产时伤其经血，虚损不足，不能收摄，或恶血不尽，则好血难安，相并而下，日久不止。"西医认为，本病其实是孕妇临产之后子宫收缩恢复孕前状态的过程不顺所表现出来的一种以腹痛、持续排出混有血的恶露为主要症状的疾病，又称复旧不全，属于产后子宫收缩痛。本案患者恶露不多，但小腹隐痛，缘血被寒凝，瘀阻胞脉，不通则痛，证属瘀血内阻。《医学心悟·恶露不绝》载："产后恶露不绝……若瘀血停积，阻碍新血，不得归经者，其症腹痛拒按……先去其瘀而后补其新，则血归经矣。"治则行血祛瘀，培元固冲任。予温灸之法，补益冲任。穴取心俞、膈俞、肝俞、脾俞，膈俞可活血祛瘀；心俞、脾俞共用调摄心脾，为生血之源；肝俞加强肝主疏泄之功，气行则血运通畅，不致瘀阻。诸背俞穴合用培元气以资养胞宫，化瘀血而生新血。关元、中极为任脉穴，可加强与胞宫之联系，温通胞宫而止痛。合谷为手阳明经原穴，属气；三阴交为足三阴交会，属血，故当补合谷，三阴交先泻而后补，两穴合用有补气调血，祛瘀生新，下胎之效。

（十九）产后身痛案

患者李某，女，30岁。初诊日期：2016年9月22日。发病节气：白露。

主　　诉　腰背酸痛2月余，流产后加重1周。

现 病 史　患者2个月前无明显诱因出现腰背部酸痛，以右侧腰部为主，受风或者劳累后酸痛加重，经休息或者推拿后症状有所缓解。1周前，患者在接受药物流产后，腰部酸痛加重，甚至腰痛如折，且伴感冒，得冷饮则泄泻。舌红、苔薄黄，口干，脉濡。

中医诊断　产后身痛。

证候诊断　血虚证。

治　　法　健脾调经。

西医诊断　腰痛。

中药处方　熟地15g，炒白芍15g，砂仁10g，太子参20g，炒白术20g，焦六曲20g，桑寄生20g，杜仲15g，炒续断15g，炒山楂20g，石斛20g，黄芪25g，防风30g，鹿角霜15g，干姜20g，大枣30g。7剂，每日

1剂，去滓温服。

针灸处方 主穴：风池、肺俞、心俞、膈俞、肝俞、脾俞、肾俞、关元俞、命门、腰阳关。配穴：天枢、中脘、足三里、阴陵泉、三阴交。上述穴位在针刺平补平泻得气之后，主穴施以温针灸，配穴施以电针断续波治疗，均留针30分钟。隔日治疗1次。

治疗经过 患者经过1次针灸配合服用2剂中药后，复诊诉腰痛症状明显减轻，并且感觉腰部自觉有热感。效不更方，按前方继续针灸治疗10次，患者身痛不再。随访半年，病情未再反复。

心得体会 产后身痛指在产褥期，出现肢体、关节酸痛、麻木、重着，亦称"产后关节痛""产后遍身疼痛""产后痹证""产后痛风"，俗称"产后风"。西医诊断复杂，病因繁多，如"多发性肌炎""耻骨联合分离征""坐骨神经痛""产后栓塞性静脉压"，而中医中对此病早有相关记载。《诸病源候论·妇人产后病》曰："产则伤动血气，劳损脏腑，其后未平复，起早劳动，气虚而风邪乘虚伤之，致发病者，故曰中风。若风邪冷气，初客皮肤经络，疼痹不仁，若乏少气。"即本病多由产妇产后失血过多而致血虚，经脉失养亦有因肾虚而致胞脉失养者。本病患者素有腰痛，药物致小产后症状加重，缘患者素体肾虚，产时失血过多，四肢百骸空虚，筋脉骨节失于濡养，不荣则痛，女子腰肾，胞脉所系，去血过多，则胞脉虚，虚则肾气益虚，故腰痛甚。又症见感冒，得冷饮则泄泻，盖因患者小产后，气血亏虚，营卫失调，腠理不密，若起居不慎，则风、寒、湿邪乘虚而入，留着经络。本案患者药物小产后冲任受损，涉及督脉，均系奇经，故总谓奇经受损。但用药物效果不显，该患者此前经其他医师治疗少效，故来我处针灸。老锦雄教授认为当以调任、健脾、益肾为治法，养心安神为主旨，取背俞穴之肺俞、心俞、膈俞、肝俞、脾俞、肾俞、关元俞，调五脏使之安和，培元固本；取风池合肺俞祛风宣表；督脉取命门、腰阳关温通腰府；任脉取关元，多气多血足阳明胃经之血海，合血会膈俞共奏调节胞宫血室之功；三阴交通调肝、脾、肾经，加强阴经与胞宫联系；中脘、足三里、阴陵泉三穴温灸可温补脾胃，渗利湿邪。数穴共下，以燃烧的艾炷升温针体，助针感深传，直抵脏腑，健脾益气，补肾助阳，养心安神，效大力专，故而患者收效迅速，病愈而归。

（二十）更年期综合征案

患者张某，女，52岁。初诊日期：2016年9月27日。发病节气：秋分。

主　　诉　经断后出现瘦弱，疲倦，难寐，咽干，易感冒，烘热汗出阵阵发作，全身筋脉不舒，纳差，便溏2年。

现 病 史　患者50岁时月经已绝，进入围绝经期。今瘦弱，疲倦，难寐，咽干，易感冒，烘热汗出阵阵发作，全身筋脉不舒，纳差，便溏。目睛伴有白内障及飞蚊症。舌胖色暗，苔薄腻，脉沉细。

既 往 史　曾经患肺结核并切除第2肋骨结核。

西医诊断　更年期综合征。

证候诊断　肾阴虚。

中医诊断　绝经前后诸症。

治　　法　调和五脏。

针灸处方　主穴：大椎、肺俞、心俞、肝俞、脾俞、肾俞（均双侧）。配穴：中脘、天枢、足三里、三阴交（均双侧）。上述穴位在针刺平补平泻得气之后，主穴施以温针灸，配穴施以电针断续波治疗，均留针30分钟。以上治疗隔日进行1次。3次治疗为1个疗程。

治疗经过　患者治疗1个疗程后，自诉入睡较前容易，烘热的情况有所好转。效不更方，按前方继续治疗8个疗程后，烘热已愈，胃纳睡眠好转，予内服六味地黄丸巩固疗效。随访2个月，烘热症状未再反复。

心得体会　围绝经期是每一位女性的必经阶段，在这个阶段，卵巢功能会逐渐衰退，体内的激素水平下降，相反的促激素分泌激素会相应增加，导致体内内分泌紊乱，从而引发一系列临床症状，被称为更年期综合征，中医称之为"绝经前后诸症"。如《黄帝内经》所言七七任脉虚，太冲脉衰少，天癸竭，月经将断而至绝经，在此生理转折时期，受身体内外环境的影响，如素体阴阳有所偏衰，宿性抑郁，宿有痼疾，或家庭、社会等环境变化，易导致肾阴阳平衡失调而发病。"肾为先天之本"，且"五脏相移，穷必及肾"，故肾之阴阳失调，每易波及其他脏腑。而其他脏腑病变，久则必然累及于肾，故本病之本在肾，常累及心、肝、脾脏等，致使本病症候复杂。针灸取穴肺俞、心俞、肝俞、脾俞、肾俞，五脏通调，复五脏阴阳之平衡。同时肺俞可调和营卫，密腠理；心俞、肝俞可调节情志。肾俞、三阴交可滋阴补肾，清虚热；泻大椎既可泻实热亦可清骨蒸劳热、补关元可调阴脉之海，二穴可通过任督脉联系阴经与阳经，调节阴阳平衡。中脘、天枢、足三里可复戊土、己土之功；三阴交以调气血，温之亦可使肾水不寒，得以上济。针后至效，考虑其体质偏于虚弱，遂拟中药方以四物汤、四君子汤加重镇收敛药，如牡蛎、龙骨、石决明，以及糯稻根、黑大豆、五味子、沙苑子补肝肾之气，效果甚好。俯瞰此病，临床出现诸多症状，如烦躁易怒，精神疲惫，烘热汗出，头晕目眩，心悸失眠，口干咽燥，纳谷不香，五心烦热，耳鸣健忘，血压偏高，腰背酸痛，皮肤瘙痒，甚至精神失常等。这些症状往往多少不定、轻重不一，有的迁延数月，有的甚至数年之久。其症状中的烘热汗出较为常见，针药治疗相结合则效果益佳。

（二十一）小儿遗尿案

患者薛某，男，8岁。初诊日期：2017年9月9日。发病节气：白露。

主　　诉　遗尿1年余。

现 病 史　患儿近1年来每晚遗尿1~2次，从未间断。经多方治疗，均无好转。形体消瘦，面色不华，手足不温，小便清长；舌淡、苔薄白，脉细弱。

中医诊断　遗尿。

证候诊断 肾气不固。

西医诊断 小儿遗尿。

治　　法 培元温肾，固摄膀胱。

针灸处方 主穴：脾俞、肾俞、膀胱俞、关元俞、气海俞。配穴：关元、中极、足三里，阴陵泉、地机。上述穴位在针刺平补平泻得气之后，主穴施以温针灸，配穴施以电针断续波治疗，均留针30分钟。以上治疗隔日进行1次。5次为1个疗程。

治疗经过 患者经1个疗程治疗后，自诉晚上只是偶尔会有遗尿的症状，遗尿量很少，且自觉手脚较前温暖。效不更方，按前方继续治疗3个疗程后，遗尿不再发生，予内服金匮肾气丸巩固疗效。经随访半年，至今未复发。

心得体会 小儿遗尿，俗称"尿床"，表现为睡眠中不自觉排尿，醒后方止，可谓遗尿。幼儿肾气未充，肾失封藏，无法司膀胱之开合，为正常生理情况，随着年龄的增长，一般这种情况会逐渐减少至消失，而如果遗尿频率过高，或并没有随年龄增长而减少，则为疾病。《灵枢·九针论》曰："膀胱不约为遗溺。"《素问·宣明五气》曰："膀胱不利为癃，不约为遗溺。"《诸病源候论·小儿杂病诸侯》记载："遗尿者，由膀胱有冷，不能约于水故也。"以上都表明，遗尿病位在于膀胱，与肺、脾、肾相关，肺为水之上源，主一身水液代谢、分布与运行，排泄水液于外为汗，于下为尿；而脾运化水液，与胃共为中焦之枢纽，上腾下达，将水液布散全身。《杂病源流犀烛》曰："脾虚则不能为气化之主，故溺不禁也；肾为水脏，主津液，司固藏，主气化，调节尿液的生成和排泄。"《素问·金匮真言论》曰："肾……开窍于二阴。"这指出尿液的排泄与膀胱开阖、前阴相关。膀胱有贮藏与排泄小便的功能。肾气不足、下元不能固摄，致膀胱约束无权，而发生遗尿。老锦雄教授认为，以针刺背腧穴的方式去调节脏腑功能，对于治疗小儿遗尿可谓是效如桴鼓，针刺肺俞，调理水之上源，控制多余下行之水液，可从毛孔排出，脾俞运化摄入食物中的水液，分至大肠、小肠之中，肾俞，从阳引阴，可补益肾气，固摄下元。因其病变部位在膀胱，故取穴膀胱俞与中极，属俞募配穴法，可以振奋膀胱的约束功能，再结合艾灸的温补作用效果更佳。遗尿是肾气不固的表现，故在治疗相应脏腑疾病时，也要补益元气，气可摄津，元气盛则疾病自愈，而脾俞、肾俞、关元俞、气海俞都有助于津液的固摄。《灵枢·背俞》曰："以火补者，毋吹其火，须自灭也。以火泻者，疾吹其火，传其艾，须其火灭也。"此后，历代针灸医家都强调灸法治病的重要作用。在针刺背俞穴治疗脏腑病时，临床上常结合艾灸或拔火罐（其作用与艾灸相似之处），这样可加强背俞穴的治病作用，提高疗效。

（二十二）过敏性紫癜案

患者孟某，男，9岁。初诊日期：2018年4月11日。发病节气：清明。

主　　诉　腹痛2周。

现 病 史　患儿痛苦面容，腹软，压痛，脐周痛重，无反跳痛，双下肢散在褐色紫癜，舌红，脉细数。

既 往 史　既往体健，家族中无类似疾病患者。

过 敏 史　否认药物食物过敏史。

辅助检查　2018年3月29日于广州市中医医院血常规：血小板201×10^9/L，白细胞12.4×10^9/L；尿液检查：尿蛋白阴性。

中医诊断　腹痛。

证候诊断　气虚血瘀型。

西医诊断　过敏性紫癜。

治　　法　培元益气，活血止痛。

针剂处方　主穴：脾俞、肾俞、膈俞、关元俞、气海俞。配穴：天枢、气海、足三里。上述穴位在针刺平补平泻得气之后，主穴施以温针灸，配穴施以电针断续波治疗，均留针30分钟。以上治疗隔日进行1次。3次治疗为1个疗程。

治疗经过 患儿经1个疗程治疗后，自诉疼痛明显减轻，且双下肢紫癜的范围逐渐缩小。效不更方，按前方继续治疗3个疗程后，腹痛及紫癜症状消失，予内服四君子汤培补中焦脾胃以巩固疗效。

心得体会 过敏性紫癜是以小血管炎症为病理改变的全身性综合疾病，多发于儿童，表现为非血小板减少性紫癜，可伴有腹痛、胃肠道出血、关节疼痛等症状，因症状表现繁多，且多以急性腹痛起病，临床中漏诊率极高，目前治疗以激素治疗为主，控制症状，减少发作为目的，并无根治手段。中医学认为过敏性紫癜属于"血证"中的"紫斑"，又称"血汗""肌衄"。病因大致以外感或内伤区分，该患儿年幼，脏腑发育尚未成熟，脾气不充，脾主统血，控制血行于脉内，而今脾气无法控摄血液，血不循脉，溢瘀于腹部而成紫斑、气虚血瘀、气机不畅，不通则痛。故对此以益气活血止痛。老锦雄教授多年临床得出，脾肾为元气生化之源，分主先天与后天，补益元气首选脾肾，针刺脾俞、肾俞，补益元气，元气得养，疾病自愈也。血会膈俞，血行不畅，可取膈俞起到活血化瘀之效。关元俞、气海俞主要有培元之效；气海为元气聚会之处，此穴是元气汇聚之处，取此穴位，可以起到对元气的调节作用，可以补益元气之不足；关元是元气的关卡，其位于脐下三寸处，有培元固本、补益下焦之功，元气亏损，针刺关元俞、气海俞，补益元气，气不虚，血自行也。

天枢、气海、足三里可调理胃肠道之气机。本案中以天枢穴作为治疗肠道疾病之要穴，局部取穴可直接作用于病痛。患儿病久气虚，故取气海可调气补气。足三里为胃经之要穴，经脉所过，主治所及，该穴并可增强机体免疫功能，以上三穴相配，共奏良效。对于改善儿童体质，减少过敏性紫癜的发作次数及发作程度有着显著的疗效。

（周思远，冯静仪，程洋洋）

第六节　医话小谈

一、老锦雄背俞穴温针灸经验

背俞穴是脏腑元气输注在背腰部的腧穴，能整体调节脏腑气血，培补人体元气，以祛除病痛，老锦雄教授在临床上擅长应用膀胱经第一侧线上脏腑的背俞穴。老锦雄教授指出，背俞穴位于足太阳膀胱经上，"太阳为开"，足太阳膀胱经为人身之藩篱，故外邪入侵，首犯足太阳膀胱经上之背俞穴。正如李东垣所说"六淫客邪有余之病，皆泻在背之腑俞"，故对于六淫外邪致病，可取背俞穴治疗。临床上老锦雄教授治疗外感热病，在背俞穴选穴上，主穴多选取风池、风门、肺俞，配穴的选择上，根据临床表现，伴胸闷、气短者，配心俞、脾俞、肾俞；伴失眠、纳差者，配心俞、肝俞、脾俞、胃俞等。而由于背俞穴是外邪入侵之所，也是五脏六腑气血所输注之处，可在背俞穴处出现特殊的反应，如皮疹、粉刺、硬结等。因此在临床上，老锦雄教授在扎针前除察色按脉外，还会对患者在膀胱经第一侧线上进行触诊，判断患者脏腑气血之盛衰。足太阳膀胱经在循行上，"上额，交巅……从巅入络脑……挟脊抵腰中"，同时旁通督脉，与脑海相通，并借助气街和四海的横向联络作用，通调人体气血营卫，总督全身脏腑之阳。老锦雄教授多采用排刺背俞穴治疗各种脑系疾病、脊柱相关疾病、妇科泌尿系疾病及亚健康状态等，均取得显著疗效。

老锦雄教授以"温阳扶正"为法，将背俞穴与温针灸结合在一起，验古创新，自成一套以背俞穴温针灸为主的针灸临床治疗技术。老锦雄教授通过临床观察发现，在岭南地区，由于人们长时间处于空调环境中，且多喜食寒凉冰冻食物，患者的体质以阳气虚多见。阳虚则温煦作用不足，气能生血、行血，气虚则血化生、循行失常。故阳气虚弱，则可见清气不升，血行不畅、津液代谢障碍、痰饮内生、痹阻经脉，则髓海九窍、肢体百脉失养，不通则痛，不荣则痛，故见各种痛症、心脑血管疾病及机体功能低下等亚健康疾病。如中医学认为亚健康状态便是人体气血精神耗夺、脏腑气血阴阳功能失调所致，与肝、脾、肾失调密切相关。背俞穴交通膀胱经及督脉两经，二脉阳气隆盛，故背俞穴有总调全身脏腑之阳气的作用。而灸法有温通气血、激发阳气的功效，因此，临床上老锦雄教授以温针灸背俞穴以达到温阳通络，推动气血运行，激发人体功能活动的作用来治疗各种疾病，疗效显著。如对于脑梗死患者，老锦雄教授认为患者多为气血不足，脉管无以充盈，或阳气不足，气虚无力推动血行，经脉瘀阻所致，而至后遗症期，多为久病气虚，气血不足，无以温养肢体百骸，从而出现髓海失养，意识、言语障碍，肢体功能活动障碍等临床表现。临床上老锦雄教授在审查患者阴阳气血的基础上，选用足太阳膀胱经第一侧线上整体背俞穴温针灸的疗法，以"温阳扶正"，调整患者气血阴阳，以恢复脑卒中患者的机体功能。

老锦雄教授在熟悉和掌握背部解剖结构的基础上，提出背俞穴直刺法，并加以温针的治疗手段。操作时首先进行探穴，在膀胱经第一侧线相应背俞穴定位上，按压穴位，患者出现酸胀感或疼痛感，则可确定该处为进针位置；选用0.3 mm×40 mm规格的一次性针灸针，根据患者的年龄、体型等具体情况，胖者深刺，瘦者浅刺，一般进针的深度达到8～15 mm时，进行小幅度的提插捻转，得气后，在针柄及体表皮肤间垫以薄纸片，随即在针柄上套已点燃之长约2 cm艾条，待艾条燃尽后起针。老锦雄教授主张通过温针灸背俞穴，将针刺与艾灸相结合的方法，直接刺激病所，通过艾灸的温热效应，温阳扶正、激发经气，温通、疏导气血、刺激交感神经、改善血液循环、缓解肌肉痉挛、消除炎性水肿、促进神经功能恢复，从而调整脏腑功能，达到治疗疾病的目的。对于腰椎间盘突出症患者的治疗，老锦雄教授遵循背俞穴温针灸治疗"温养扶正"的基本思想，根据

"腧穴所在，主治所在"的理论指导，选用腰骶部的背俞穴，如肾俞、大肠俞、关元俞、膀胱俞为主穴，配合秩边、环跳、委中等穴位进行温针灸，临床上取得良好的疗效。背俞穴温针灸不仅仅能治疗局部不适，如腰背痛等，还能通过背俞穴独特的功能与全身脏腑相联系，通过对背俞穴的调理，可以加强各脏腑之间的相互联系，激发和调控全身阳气，使得正气充足，病邪不得入侵，达到治未病的作用。

二、老锦雄"颈腰合治"临床经验

近年来，随着社会的不断发展，电脑和手机的普及应用，生活、工作压力的不断增加，人群中颈椎和腰椎的问题日益凸显，其中以"颈椎病"和"腰椎间盘突出症"占绝大部分，这与长期伏案工作、缺乏运动有较大的关系，且颈椎、腰椎疾病呈现年轻化的趋势，常常单发或者同时发病。主要机制是椎间变性，刺激或压迫周围组织，影响脊柱整体的结构和功能。这些疾病对于人们的生活和工作造成了严重的影响。西医对于颈椎、腰椎疾病，主要采取手术治疗和保守治疗，但远期疗效均不理想。老锦雄教授基于"脊柱整体观"，提出了"颈腰合治"的理论，老锦雄教授指出，对于有颈椎病或者腰椎间盘突出症，甚至二者都有的患者，可以同时治疗颈椎和腰椎，纠正脊柱力学结构的异常，调整脊柱内外稳定系统，加快疾病的恢复进程，降低发病率。

中医注重用系统的、整体的、辩证的观点认识生命、健康和疾病等医学问题，中医学认为人体是一个有机的整体，各组成部分是相互对立统一的，功能上相互协调，病理上相互影响。颈椎病和腰椎间盘突出症均属于中医"痹证"范畴，两者发病原因相似。中医认为二者发病主要与外感风寒湿邪、跌打损伤、劳欲过度等病因相关。不慎受风寒之邪，或长居湿地，日久寒湿浸渍经络，经络之气血不畅，太阳经经气不舒；或长期从事低头、弯腰负重工作，过度体力劳动；或颈腰部受伤闪挫，经络筋皮受损，血溢脉外，瘀血阻滞，以上因素均可致颈腰部经络气血不畅，不通则痛。若素体虚弱，或年迈精血不足，或房欲太过，则督脉空虚，肝肾不足，筋骨失养，则颈腰不荣则痛。《医宗必读》云："有寒，有湿，有风热……皆标也，肾虚其本也。"二者发病病机均以肝肾不足为本，风寒湿邪及损伤瘀血为标，多为本虚标实之证。

老锦雄教授基于中医基础理论，从"整体观念"及"治未病"思想出发，结合"颈腰合治"理论，在临床上运用针灸治疗颈肩腰腿痛等疾病，并取得满意的临床疗效。在临床诊治中，对于腰骶部疼痛的患者，老锦雄教授会一并检查其颈椎是否患病，对于颈椎不适的患者，老锦雄教授则会考虑其腰椎有无问题。在"中医整体观念"的大前提下，老锦雄教授还提出"颈肩合治""腰膝合治"等思想，认为在临床上不能单纯地"头痛医头，脚痛医脚"。"颈腰合治"的意义在于有效调整脊柱节段的失衡，恢复力学稳定，力求恢复脊柱的结构稳定。老锦雄教授善于采用电温针疗法来治疗神经系统疾病及各种痛症，自创了一套以电温针为主的临床针灸治疗技术，对于颈椎病及腰椎间盘突出患者，颈部取穴以风池、天柱、颈百劳和大杼为主，腰部取穴以腰臀部背俞穴为主，结合"背宜常温"理论，配合电温针疗法，以温阳扶正，激发经气，缓解颈肩及腰骶部肌肉紧张，改善痉挛，增强肌力，消除局部炎性水肿，促进神经功能恢复，以减轻疼痛。针灸通过外稳定系统产生作用，从而进一步影响内稳定系统。对于单发的颈椎病或腰椎间盘突出症，通过改善脊柱内外部结构的稳定，可减少二者并发的可能，未病先防；对于二者均有的患者，可以通过保守治疗，降低颈腰综合征发生的概率，既病防变。老锦雄教授认为职业因素和不良习惯是颈椎、腰椎间盘疾病的主要发病原因，因此指导患者进行颈肌、腰背肌功能锻炼，纠正不良姿势是预防和治疗颈椎、腰椎间盘病变的重要环节。临床上可以运用"颈腰合治"法指导针灸、推拿、用药等保守治疗，治疗脊柱相关性疾病，以及四肢关节疾病，重建脊柱的内外稳定，从而达到提高疗效、缩短疗程、预防复发的目的。

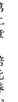

第二章　培元养心法的临床应用

三、夹脊穴电温针治疗脊髓损伤

脊髓损伤多由外伤引起，如车祸、高处坠落、重物砸伤等，脊髓有不同程度的损伤。脊髓损伤常合并脊柱骨折、神经根损伤等情况，造成其损伤平面以下的运动、感觉、反射及括约肌功能的障碍，主要表现为损伤平面以下肢体感觉障碍、瘫痪，或者二便功能障碍。脊髓损伤患者根据病情的严重程度，会出现不同的症状，但无论是哪一种症状，均对其生活和身心健康造成严重的影响。目前脊髓损伤还没有完全治愈的方法，临床上主要以手术、营养神经的药物以及康复技术进行治疗，改善患者的临床症状。对于脊髓损伤的患者，在其生命体征平稳后，应当尽早地介入康复理疗，以期取得较理想的疗效。

脊髓损伤包括四肢瘫、截瘫等，在中医里属于"痿证"的范畴，常指肢体痿弱无力，不能随意运动，晚期常伴有肢体肌肉萎缩。中医认为痿证病因多为温热毒邪、湿热浸淫、饮食、久病、劳倦等因素，外耗伤肺胃津液，内损及脏腑，导致脾胃虚弱、肝肾亏损。本病以虚为本，或虚实错杂。在治疗过程中要调养脏腑，补益气血阴阳，以通利经脉，濡养筋脉。针灸在治疗痿证方面有独特的优势，可以通过针刺经络与腧穴，疏利筋经，通运血脉。《灵枢·本藏》说"经脉者，所以行血气而营阴阳，濡筋骨，利关节者也"，只有经脉气血通畅，筋骨才能坚实有力、关节灵活滑利。

老锦雄教授认为在应用神经营养药物的基础上，可以采用夹脊穴电针治疗脊髓损伤。从解剖学角度看，夹脊穴平行于脊神经后支，每穴下都有相应的脊神经后支伴行和动静脉分布，刺激夹脊穴通过脊神经后支可直接作用于受损脊髓及其包膜，有利于调节受损脊髓的神经功能及血液供应，加快其修复的进程。同时，临床上脊髓损伤的患者，由于外伤因素的影响，多数患者在短期内很难接受自己从健全状态到截瘫状态，因此常存在压抑心理，在临床治疗中，医者在对患者生理功能进行治疗、护理和康复的同时，还应着重关注患者的心理状态，引导患者进行持续、积极的康复。老锦雄教授强调患者若进行自我心理调节、主动积极地参与康复功能训练，这对其生理功能的恢复也是一个极其重要的方面。

四、针刺结合悬灸督脉改善强直性脊柱炎症状

强直性脊柱炎，是一种全身性的炎性疾病，主要影响骶髂关节和全脊柱，随着病情的逐渐发展，会严重制约患者的正常活动功能、影响患者正常的工作和生活。目前临床上主要是使用非甾体抗炎药、免疫抑制剂等控制病情的持续发展，但并无其他特异性的治疗方法。该病主要表现为骨性强直，如脊柱强直、双侧髋关节强直和骶髂关节强直，若得不到及时的控制，则强直会逐渐发展，从而严重制约患者的活动。

强直性脊柱炎的典型表现为腰背痛、晨僵，腰椎各方向活动受限和胸廓活动度减少，以及全身多处的肌腱端疼痛，属于中医"痹证""骨痹""脊强"等范畴。中医治疗强直性脊柱炎有较多的经验，最常见的是选取针与灸的方法进行治疗。

老锦雄教授提出，悬灸督脉可以明显缓解强直性脊柱炎患者的症状。老锦雄教授这一理论基础建立在"督脉的循行及走向与西医说的脊柱是重合的"这一理论上，正如《难经·二十八难》云"督脉者，起于下极之俞，并于脊里，上至风府……"，《灵枢·经脉》云"实则脊强……"。灸法是我国传统的外治法之一，具有温通经络、消瘀散结、祛散阴寒、益气升陷、回阳救逆、保健强身、预防疾病等作用。传统中医对艾灸产生治疗作用的机制的认识源于临床经验的总结，与现代研究的结果基本一致，现代研究结果为传统艾灸理论提供了实验依据。灸法的作用是由艾灸燃烧时的物理因子和药物化学因子与腧穴的特殊作用、经络的特殊途径相结合，而产生的一种"综合效应"。经络腧穴对机体的调节是灸法作用的内因，艾灸艾料的燃烧和所隔药物是灸法作用的外因，两者缺一不可。强直

性脊柱炎早期治疗效果更好，因此不宜错过最佳的治疗时机。老锦雄教授运用针刺结合悬灸督脉疗法，通过针与灸的协同作用来消除或减轻腰背痛等临床症状，控制关节炎症，防止脊柱关节进一步僵直畸形，改善脊柱关节活动功能，且无药物的毒副作用，使患者能够更好地工作和生活。

五、督脉悬灸治疗气虚血瘀型中风后遗症

脑卒中是现代临床中十分常见的疾病，西医亦称脑卒中为"脑血管意外"，其具有较高的发病率和致残率，我国是世界上脑卒中发病率较高的国家，每年有超过200万新发病例，且年轻人脑卒中发病率呈上升趋势。除短暂缺血性脑梗死之外，大多数情况下患者会遗留神经系统症状，如肢体偏瘫、言语功能障碍、口眼歪斜等，这一系列症状统称为中风后遗症。中风后遗症包括脑梗死后遗症、脑出血后遗症，可由脑血管闭塞或破裂诱发，又称脑血管后遗症，对于患者的生活和工作等方面有着较大的影响，给患者心理也造成了极大困扰。西医对中风后遗症的治疗主要以康复为主，虽可取得一定的疗效，但未能达到较为理想的效果。

中医学对中风的认识，可以追溯到《黄帝内经》，在《黄帝内经》中，中风并不是指脑卒中，而是对外来之邪侵袭机体的一种叫法，而《素问·遗篇·本病论》中说"卒中偏瘫，手足不仁"，这里所说的偏瘫才是指中风后遗症。中医认为，中风后遗症的主要特点是气虚血瘀，气虚无力推动血在脉管中运行，使得血瘀滞在局部，导致局部功能障碍。治疗上主要是予补气活血、化瘀通络，从而达到理想的临床效果，以中药和针灸作为最主要的治疗方式。临床上，中风后遗症表现为患侧肢体的肌力、肌张力、感觉异常，医者通过刺激患侧肢体支配不同的运动肌群，达到调节阴阳平衡的效果。但是，总体而言，中风后遗症属于本虚之证，除了对肢体、言语功能的干预外，还应注重对其整体性的把握，在中风后遗症期，脏腑精气亏虚，调理五脏六腑方能使正气复。

脑卒中病位在脑，"脑髓损伤，神机失用"是脑卒中的病机关键，督脉痹阻是其经络学基础，督脉是脑和脏腑联系的桥梁。老锦雄教授认为，疏通督脉能醒脑开窍，促进脑髓的恢复，加快恢复脑髓对人体生命活动的总调控。督脉属于"阳脉之海"，总督一身之阳，老锦雄教授提出，悬灸督脉时，艾灸可以通过艾灸燃烧时的物理因子和化学因子与穴位、经络的特殊途径相结合而产生综合效应，不仅能加快督脉气血运行及脑部血液循环，还能提升全身阳气，加快正气的恢复，改善患者的临床神经功能、临床症状及生活质量。同时结合电温针疗法，能补益肝肾，温经通络。现代研究证明，应用温针灸可使施术局部发热，提高局部组织温度，使毛细血管扩张，促进血液循环，改善局部微循环，以促进神经纤维再生和修复，促进反射弧的重建与恢复，从而使肌肉动作得以协调和改善，进而恢复正常的运动功能。

六、背俞穴温针灸干预卒中后抑郁

卒中后抑郁是指脑卒中后出现不同程度的抑郁症状，是脑卒中患者最常见的情感障碍，脑卒中患者由于抑郁而出现注意力、学习和执行功能损害，不利于患者肢体功能残疾和认知损害的恢复，严重影响患者的预后，增加病死率。主要原因与脑卒中后其生理功能障碍及其社会参与程度降低有关。卒中后抑郁的发病机制目前尚存争议，多数观点认为，卒中后抑郁与其他精神疾病一样并非单一因素导致，而是由多种因素共同作用而导致的特殊类型情感障碍，是生物-心理-社会学多种因素交互作用的结果，而与原发性抑郁、抑郁症有着很大的不同。卒中后抑郁状态可有一定的自限性，可随肢体功能的恢复，对生活环境的逐渐适应而有所好转。卒中后早发性抑郁状态一般多发生在卒中后2周内，此阶段是急性卒中治疗的黄金时间，若能及时控制抑郁症状，将有利于提高神经功能康复进度。

卒中后抑郁属于中医疾病"中风""郁病"等范畴，郁病与五脏六腑关系密切，与心、肝关系尤为密切。脑卒中患者在发病后一般元气大伤，病后脏腑亏虚，呈现一派虚象。结合患者的一般状态，通常予温针灸背俞穴为治疗方法，治疗患者脑卒中后遗留的一系列后遗症，这也是老锦雄教授在临床上多年来总结的经验。《灵枢·卫气》提道："气在腹者，止之背俞。"张介宾谓："五脏居于腹中，其脉气俱出于足太阳经，是为五脏之俞。"可见，背俞穴与脏腑有直接的联系。

老锦雄教授非常重视背俞穴的应用，并强调针刺之能直接调整脏腑功能的盛衰。因此对于卒中后抑郁的患者，温针灸背俞穴有较好的疗效。西医研究表明，颈背部背俞穴的分布规律与脊神经节段性分布特点大致吻合，对体表的各种良性刺激改善了局部组织代谢，同时治疗的良性刺激作用于躯体感觉神经末梢及交感神经末梢，通过神经的轴突反射、节段反射途径作用于脊髓相应节段的自主神经中枢，经脊髓投射到高级中枢，促进肢体功能的重建以及心理状态的康复，改善患者脑卒中后抑郁的状态。患者心理功能得到改善，对其生理上的恢复也有帮助，患者可以更加积极主动地接受功能锻炼，加快融入家庭、融入社会，对于肢体、言语等功能的恢复也有着十分积极的意义。

七、电温针治疗周围性面瘫

周围性面瘫，又称面神经炎，主要与面神经损伤有关。面神经属于脑神经的一支，其运动纤维经颞骨出茎乳突孔后支配面部表情肌。当外界因素如外感六淫之邪引起面神经肿胀时，由于面神经骨管无法扩张，神经肿胀可导致面神经的远端血流供应不足甚至变性，进一步加重神经损伤，严重的可能会导致远端神经坏死及纤维化，从而引起面瘫。目前西医对症治疗虽有一定成效，但西药存在各种副作用。诸多研究证实针灸疗效显著，尤其在抗炎消肿、改善局部微循环、预防面神经脱髓鞘及轴突变性方面，有效避免造成难以逆转的后遗症及增加后续治疗的难度。

电针乃周围性面瘫急性期的常规治疗手段，当前存在面瘫急性期使用电针尤其是对患侧的刺激会加重病情这一争论。一方面，电针治疗周围性面瘫的效果与电刺激的频率和强度有关，过度的电针刺激可造成面神经异常再生和变性，增加后期面肌抽搐、病理性联带运动等风险；另一方面，有学者通过对比针灸和西药治疗周围性面瘫急性期的临床疗效，发现治疗28日后针灸组的远期疗效发挥相当出色。电针给予刺激量小的脉冲可改善神经冲动的传递，有效阻止面神经水肿与炎性病变的进展。因此把握针灸的时机、电针不同频次，以及取穴部位，对治疗急性期面瘫取得好的疗效有重要作用。

老锦雄教授临证发现，针灸治疗周围性面瘫疗效肯定，面瘫患者普遍对治疗效果满意。目前临床上治疗面瘫多采用局部与面部电针治疗。老锦雄教授结合《灵枢》中有关人迎、寸口脉诊用于针灸的理论，在患者人迎脉盛时，取患者小腿内侧阴经行温针灸；在寸口脉盛时，取患者小腿外侧阳经行温针灸。通过面部电针联合双下肢阴、阳经温针灸的方法治疗周围性面瘫，结合了整体调理机体阴阳的方法，体现了中医的整体观念，局部取穴与远部取穴相结合，这与常规的单纯面部电针治疗比较，取得了更佳的临床疗效。针刺对于患者面部肌肉肌力及神经元的恢复具有良好的功效，面瘫急性期患者选择针灸治疗尤为适宜，且越早介入针灸治疗，患者恢复情况越佳，在针刺基础上，辅助电针、艾灸更有助于面瘫的治疗及预后。此外，艾灸的调神作用，也能在一定程度上舒缓面瘫患者的心理压力，清阳升，心神安，从而在身心层面帮助患者更快痊愈，回到正常的社交和日常生活当中。

八、麦粒灸联合电针治疗顽固性面瘫

顽固性面瘫是指周围性面瘫的难治型，又名"口僻""吊线风"，多是由于人体的正气不足，经络失养，风寒之邪乘虚袭络，促使面部经筋麻木，肌肉弛缓失约而出现蹙眉困难、口角歪斜、眼睑闭合不全、耳后疼痛等症状。遗留的面部神经功能障碍，往往影响患者的外观形象、心理状态，对患者的日常生活及工作造成了不小的困扰。大多数顽固性面瘫患者经及时、正确的治疗后能痊愈，但仍有小部分患者治疗后面神经遗留部分功能障碍，主要表现为眼睑下垂、口角歪斜等症状，严重者可出现面部肌群倒错现象。

麦粒灸属于灸法的一种，是将艾炷做成麦粒大小并直接施灸于穴位的一种疗法。研究表明，麦粒灸既可以温补正气，又能扶正祛邪，还能温补经络，散寒祛瘀，促进局部血液循环。麦粒灸具有较强的温通作用，可以调节免疫细胞，增强免疫系统功能，具有消炎、镇痛的功效。顽固性面瘫的临床症状主要在于面部两侧肌肉的不对称，因此在选择麦粒灸进行治疗时，应先选择合适的补泻手法，以达到平衡两侧面部肌肉、平衡阴阳的目的。

老锦雄教授在治疗神经功能损伤上颇有研究，提出对于各种神经损伤，可以在针刺的基础上，对局部神经施行麦粒灸。对于穴位的选取上，也是根据患者的临床表现而定，眼部症状者选取阳白、四白、太阳等穴，口部症状者选取地仓、颊车、牵正等穴。在施灸时，施灸的壮数也根据季节和患者的具体情况而定，多数以3或5为壮数。在对患者实施麦粒灸时，因其选取的主要穴位均在面部，故对于施灸者的操作有一定要求，才能被患者所接受，在临床上要十分注意安全问题，才能更有利于临床技术的推广。

九、透穴为主治疗偏头痛

偏头痛是临床常见病，是一种常见的周期发作性疾病，是针灸临床治疗的适应证，在年轻群体中发病率较高，发作时常伴随恶心、呕吐、畏光、畏声和视觉紊乱等症状，这种头痛常发生在头部的一侧，呈搏动性。偏头痛在全球范围内的年患病率为15%，目前已有超过10亿例患者，女性与男性比例为3∶1，目前认为偏头痛的病因主要与睡眠、压力有关。有研究显示，睡眠障碍和打鼾是慢性偏头痛的危险因素。偏头痛在中青年人群中的患病率极高，严重损害健康及降低生活质量和生产力，给家庭、工作和社会带来巨大影响。

偏头痛在中医学中属于"偏正头风""偏头风痛""脑风"和"头偏风"等范畴。该病病程长，反复发作，缠绵不绝。《素问·脉要精微论》指出："头为精明之府。"五脏六腑之精气皆上升于头，头部与人体内各个脏腑功能密切相关，且头面部是经气汇集的重要部位。历代医家将头痛分为外感和内伤两类，又细分虚实。虚者以肾精不足、髓海空虚为主，《证治准绳·杂病·头痛》记载："下虚者，肾虚也，故肾虚则头痛。"若肾精不足，髓海空虚，则脑络不荣，不荣则痛。实者以风气内动、外风侵袭为主，正如《素问·太阴阳明论》所言："伤于风者，上先受之。"风性轻扬开泄，易袭阳位，而头处于至高之处，为诸阳之会。

老锦雄教授认为偏头痛与普通的头痛有不同之处，其病程久，在特定情况下容易复发，故对其治疗以头部透穴疗法为主，根据虚实辨证，配合辨证选穴。老锦雄教授选取司空竹透率谷、颔厌透悬颅为主穴，针刺这些穴位，加以电流刺激，可以直接刺激头侧部的大脑皮质，疏通脑络，促进血液循环，使络脉通畅，血气和顺，达到止头痛的目的。通过针刺这些穴位，加以电流刺激治疗偏头痛，可以取得良好的临床疗效。

十、温针灸联合蜂针治疗神经性耳鸣

神经性耳鸣为耳鼻喉科常见病，主要表现为主观地感觉到一侧或者双侧耳内不同程度的鸣响，多伴有患侧听力的逐渐衰退。伴随着社会的发展、人口老龄化、工作和生活的压力增大及环境噪声污染加重等，本病的发病率愈发增高，患者常伴随失眠、眩晕、记忆力下降等症状，严重影响其生理和心理健康。若长久失治甚至可引发对语言的判断识别能力减弱、听力完全丧失等临床症状。现代研究表明，耳鸣的出现可能与神经传导通路障碍或听觉中枢系统疾病有关。西医治疗本病，主要通过营养神经和改善循环的药物等治疗方法。一般来说，保守治疗对于改善患者的症状有一定的近期效果，但是远期疗效不理想。

该病属于中医学中"蝉鸣""耳鸣"等范畴，多与感受外邪或脏腑阴阳失衡有关，耳通过经脉与多脏腑相联系，正如《灵枢·邪气脏腑病形》云："十二经脉，三百六十五络，其血气皆上于面而走空窍，其精阳气上走于目而为睛，其别气走于耳而为听。"可见经络都与耳紧密相连，因此中医治疗本病多采用针灸治疗。老锦雄教授结合《黄帝内经》中关于蜂针治疗神经源性耳鸣的记载，指出蜂毒可以提高人体免疫功能，加速清除体内代谢产物。

因此，老锦雄教授应用蜂针治疗神经源性耳鸣，根据局部选穴法，选取听宫、翳风穴，进行蜂毒注射，对听力传导通路进行刺激，以达到改善耳鸣的目的。听宫穴是小肠经入耳的所经之处，可助脉气深入耳内。翳风为三焦经之穴，有相关动静脉的分布并且耳大神经及面神经从其深部穿过。研究发现，针刺这两个穴位的可对脑干听觉核团神经元产生影响，可调节听觉皮层的功能。老锦雄教授特别指出，耳鸣对人的影响不局限于疾病本身，耳鸣带来的其他困扰对日常生活和工作也会产生严重的影响，比如头晕，时间久了会影响整个人的精神状态。因此在对神经源性耳鸣进行治疗时，要特别关注患者整体的调养，如灸百会、灸太溪、灸足三里等，同时达到益肾填精、醒脑开窍的作用，从整体上缓解患者的症状。

十一、督脉温针灸配合头皮针治疗帕金森病运动功能及嗅觉障碍

运动功能障碍是帕金森病的首要和主要症状，该病的特点是起病缓慢，逐渐进展，在临床上对于该病的治疗效果不理想，其主要病理改变多

因中脑黑质多巴胺能神经元发生变性坏死致使锥体外系功能发生异常而引发该病。目前其只能通过药物延缓病情的进展，严重影响患者的生存质量。

中医将帕金森病归类于"颤病"范畴，《素问·脉要精微大论》曰："夫五脏者，身之强也。头者，精明之府，头倾视深，精神将夺矣。背者，胸中之府，背曲肩随，府将坏矣。腰者，肾之府，转摇不能，肾将惫矣。膝者，筋之府，屈伸不能，行则偻附，筋将惫矣。骨者，髓之府，不能久立，行则振掉，骨将惫矣。"书中所描述的头和背肩转摇或屈伸不能、行则振掉等症状，与帕金森病所表现的运动迟缓、震颤、姿势反射障碍相似。

老锦雄教授尝试使用督脉温针灸配合头皮针治疗帕金森病运动功能及嗅觉障碍，取得了一定的临床疗效。老锦雄教授从经络辨证的角度出发，将督脉作为运动功能恢复的着眼点，其原因有二：其一，督脉在头部的诸多穴位，如素髎、百会、风府、前顶、上星等穴位均具有提升正气、通利清窍的作用；其二，老锦雄教授认为帕金森病患者病因与素体亏虚、卫外不固、复感外邪等因素及其早期病机与阳气郁遏有关，中期病机为"阳虚"，晚期病机为元阳亏虚、脑髓失养。治疗用督脉在背部的脊中、悬枢、腰阳关等穴，意在强督补肾、通利关节。

此外，嗅觉障碍在帕金森病患者中，发生率高达50%～90%。目前有研究尝试对下丘脑核团进行脑深部电刺激（deep brain stimulation，DBS），发现DBS对嗅觉察觉阈没有影响，但是在电刺激期间，帕金森病患者的嗅觉辨别能力有改善。中医古代文献将嗅觉障碍归为"鼻不闻香臭""鼻聋"等，一般伴随于鼻部其他疾病中，如"鼻渊""鼻窒"等。在《素问·五脏别论》中记载："五气入鼻，藏于心肺，心肺有病，而鼻为之不利也。"《灵枢·经脉》云："手太阴之别，名曰列缺……别走手阳明也。大肠手阳明之脉，上夹鼻孔。"以上都明确指出鼻之病变与心肺关系密切。

有研究发现，对于合并有嗅觉功能障碍的患者，尝试对其下丘脑核团进行DBS，发现DBS对嗅觉察觉阈没有影响，但是在电刺激期间，帕金森病患者的嗅觉辨别能力有改善。因此老锦雄教授提出在临床上可以将电针灸应用于帕金森病患者的嗅觉功能的恢复。老锦雄教授将温灸督脉作为帕金森病患者嗅觉功能和运动功能恢复的共同着眼点，督脉在头部的诸多穴位，如素髎、百会、风府、前顶、上星等穴位均具有宣肺升发、通利鼻窍的作用，且督脉为"阳脉之海"，总督一身之阳，因此温灸督脉，属于同气相求，可使督脉盈满、气血畅旺，以至阳气盛而诸窍充养，对于帕金森病患者来讲，有利于嗅觉和运动功能的恢复。

十二、耳穴贴压改善慢性疲劳综合征患者整体症状

慢性疲劳综合征是一组以不明原因持续或反复发作的慢性疲劳为主要特征的症候群，主要是突然出现的极端的疲劳状态，并且持续6个月以上。西医中慢性疲劳综合征的病因及发病机制尚未明确，因此缺乏有效的药物进行治疗，目前主要致力于促进疾病造成的身心障碍恢复正常的康复疗法，该法逐渐受到慢性疲劳综合征患者的欢迎。

中医将慢性疲劳综合征归属于"虚劳"，老锦雄教授认为该病主要与先天不足有关，继而导致各个脏腑气化功能失常，劳役过度、情志内伤、病后失养导致多脏腑功能失调而发病。本病的根本病机是肝脾功能失常，与心肾功能失常有关。西医对于慢性疲劳综合征疗效有限，而中医中药对此病症有一定的临床疗效，且能因人制宜选择针对特定患者的治疗方式。中医治疗慢性疲劳综合征主要有中药、针灸、艾灸、推拿等各种方式，对于不同证候的患者，可以选取最适用的治疗方式以达到理想的临床疗效。

老锦雄教授对于慢性疲劳综合征有独特的认识。其曾提出用耳穴贴压的方式治疗该病。耳穴是耳郭与四肢躯体脏腑发生联系的特定区域，十二正经的手足三阴三阳经皆上循于耳或别络于耳，刺激耳穴可以起到调整人

体脏腑经络气血的作用，这也是耳穴能够治疗远隔部位的病症的原因。现代全息理论认为，耳与人体脏腑组织、肢体关节相对应，耳穴心、脾、肝、肾与中医的病位相对应，具有养血安神、益气健脾、疏肝理气与温阳补肾的作用；内分泌、交感、皮质下、肾上腺具有调整脏腑、平衡阴阳的作用，刺激相应的耳穴区域即可调理相应脏腑，达到防治疾病的作用。耳穴操作简单，耗材较少，临床成本低，通过耳穴贴压，能够调理全身脏腑组织，调整全身阴阳平衡，而且易被患者广泛接受。

十三、头皮针结合温针灸治疗心脾两虚型失眠

现今，失眠成了困扰人们身心健康的一大因素。随着时代的发展，人们工作、生活压力增大，导致许多年轻人反复失眠。在过去的几十年里，人们的入睡时间逐渐向后推移，睡眠时间也逐渐减少，有调查显示，现在许多年轻人平均每天睡眠不足8小时，这会严重影响第二天的工作。目前西医认为失眠的原因是中枢脑皮质过度觉醒，但是西医对于失眠没有较好的治疗方式，常使用苯二氮䓬类受体激动剂、非苯二氮䓬类受体激动剂、H1受体拮抗剂及褪黑素受体激动剂等对症治疗，但此治疗方法存在诸多的副作用，且具体效果也因人而异，在临床上接受度不高。

中医对失眠的认识，有一套独立的理论体系，在《黄帝内经》中已有论述，失眠被归为"不得卧""卧不安"等范畴。失眠的病因主要是阴阳失调、气血失和、五脏功能失调，中医将"阳不入于阴"作为失眠的基本病机。中医疗法治疗失眠，有着不错的临床疗效，而且副作用小，基本不会产生依赖。

基于以上理论，老锦雄教授结合当下人们的生活作息习惯、体质等方面因素，提出了一套独立的头皮针联合温针灸治疗心脾两虚型失眠的方法，并取得较好的疗效。经络将人体各个脏腑连接成一个整体，并且在身体中形成网络，从而形成气血运行的通道。头皮针依据的是藏象及经络理

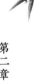

论，独具特色的是通过患者的吐纳吸气及呼气，配合小幅度提插的行针手法，从而达到补泻的作用，以调整阴阳。该疗法的特点是以督脉为中线，头部督脉以左为气，督脉往右为血，而又根据百会的位置，百会的前后分属阴阳。通过针灸头部的穴位，配合呼吸，能够起到调节阴阳的作用。而现代研究表明，对患者施以头针，能够改善相应的大脑皮层血液循环的运行，从而使大脑皮层中的血流得到有效的调节，加快组织代谢，进而使神经症状得到改善。头为精明之腑，为诸阳之会，针刺头穴能提升阳气，调整患者白天的兴奋性，进而降低神经在夜间的兴奋性，改善失眠的症状。

十四、针刺加悬灸百会治疗痰浊上蒙型眩晕

在西医理论体系中，眩晕作为一种临床症状见于多种疾病中，最常见于如高血压、梅尼埃病、椎体-基底动脉血管疾病、颈椎病等疾病中。不同疾病所致眩晕患者的具体症状各不相同，临床医师需要具备一定的鉴别诊断的能力，以免误诊、漏诊。

中医认为眩晕的主要病机是本虚标实、阴阳失调，究其根本是脏腑的阴阳失调、气血失和。其中，肝、脾、肾与眩晕的关系最为密切，且痰、瘀、气、风等是引发眩晕的主要因素，治疗眩晕应从肝、脾、肾入手。古代医家指出，在引起眩晕的众多因素中，痰浊是最主要的因素。《丹溪心法·头眩》说"无痰则不作眩"，将"痰"作为引起眩晕的一大病理因素。"百病皆为痰作祟"，指出许多病症都与"痰"有着密切的联系，这里的"痰"是一个宽泛的概念，即包括有形之痰与无形之痰。眩晕与"痰"也有着密切的联系。"痰浊上蒙"多指由于痰浊中阻、清阳不升、浊阴不降、上蒙清窍，导致眩晕。

老锦雄教授在"痰"引起眩晕这一理论基础上，提出针刺与悬灸百会升清降浊治疗痰浊上蒙型眩晕。针刺能够促进维持脑血流量恒定的控制系统作用，使脑血流量维持在正常水平；针刺还可以刺激交感神经，使血管

收缩-舒张功能恢复正常，增加局部的脑血流量，消除迷路水肿，从而缓解眩晕的症状。《针灸大成》云："百会主……目眩。"敦煌遗书《新集备急灸经》曰："患头眩……灸百会穴二七壮。"百会在巅之正中，别名三阳五会，隶属督脉，灸之可振复阳气，补脑益髓，升清降浊，为治疗眩晕之要穴。灸百会补气以运血，使髓海得以充养而眩晕自止。老锦雄教授在上述理论基础上，提出悬灸百会治疗眩晕。选取清艾条一根，将一段点燃后，置于百会穴上方2~3 cm处，进行悬灸，在注意安全性问题的前提下，每次悬灸15~20分钟，以头部局部感觉较明显的热感为度，可以提升阳气，升清降浊而止眩晕。

十五、重灸八髎穴治疗原发性痛经

痛经是最常见的妇科疾病之一，指经期或行经前后出现周期性下腹部疼痛，伴腰腹或其他部位不适，根据病因可分为原发性痛经和继发性痛经。其中不伴有盆腔器质性疾病者，称为原发性痛经。原发性痛经常见于临床，有关流行病学调查显示：原发性痛经的发病率呈上升趋势。常与贪食生冷、缺少运动等有关，引起中重度原发性痛经。痛经发作时，严重者可伴有恶心呕吐、手足厥冷、面色苍白、冷汗淋漓，甚至剧痛晕厥，严重影响患者的生活质量。

痛经的发病有虚有实，虚者多由气血及肝、脾、肾三脏之虚导致，实者则由寒热湿瘀或气郁导致。本病病位在冲任、胞宫，变化在气血，表现为痛症。既往调查研究显示寒湿凝滞型是中重度原发性痛经的主要体质和危险体质。现代研究表明，艾灸产生温热刺激通过改善血液循环、改变血液组分、调节血管舒缩功等相关效应，产生温通作用，从而调节"神经-内分泌-免疫网络"系统，改善细胞代谢，调节神经内分泌，恢复脏腑功能，提高机体免疫力；同时可通过光谱辐射、生物热效应及生物非热效应等生物物理特性综合作用刺激穴位，引起生理、生化、免疫等变化，调节身体功能；艾灸燃烧的过程中产生的灰烬和艾烟，都有较强的抗自由基活性。

目前，西医对原发性痛经并没有较好的治疗办法，仅拘泥于止痛方面。老锦雄教授指出，对于原发性痛经而言，其病位在胞宫，《傅青主女科》记载"妇人有冲任之脉居于下焦……而寒湿满二经而内乱，两相争而作疼痛"。痛经最主要的病邪在于寒，寒邪客于下焦胞宫容易引发。在此基础上，老锦雄教授提出重灸八髎穴治疗寒湿凝滞型原发性痛经。艾灸疗法常应用于临床，艾叶性味苦、辛、温，功在温经散寒、逐寒除湿、温暖胞宫，故针对寒湿凝滞型具有较显著功效。从解剖学来说，八髎穴正对骶后孔，深层有第1～4骶神经后支走行，刺激骶神经，调节盆腔脏器功能，同时能够提高体内脑啡肽含量，提高机体痛阈，从而缓解痛经的症状。

十六、百会穴长时间留针配合速刺背俞穴治疗骨质疏松性骨痛

骨质疏松症是一种常见的全身性骨代谢障碍性疾病，骨质疏松的病理过程为骨量的减少和骨组织的微观结构受到破坏，逐步导致骨强度降低、骨质的脆性增加。骨质疏松根据发病原因可分为原发性骨质疏松和继发性骨质疏松，且60岁以上人群骨质疏松症发病率显著升高。一般情况下没有临床症状，有症状的患者主要表现为骨痛，以腰背痛最为常见，而且很容易引起胸腰椎压缩性骨折。从西医的角度分析，其疼痛多由脊椎宏观或微观骨折而引起，导致局部血液循环不畅，以及骨折后脊柱变形可引致腰背肌、脊柱韧带、椎间关节的紧张程度增强而使疼痛加重。

中医古籍中并未明确提出"骨质疏松"这个概念，现代人根据骨质疏松的临床表现将其归到"骨痿""骨痹""骨枯"等范畴。在中医理论体系中，"肾主骨，藏精"，肾者先天之本，在体合骨生髓，认为骨质疏松症的发病原因主要是肾精亏虚，骨髓生化乏源，骨髓失养，骨矿物质丢

失，故其治疗宜从补脾肾、壮骨生髓着手。

老锦雄教授对骨质疏松的治疗有着丰富的临床经验，其提出百会穴长时间留针配合速刺背俞穴治疗该病。百会穴隶属于督脉"侠脊抵腰中，入循膂络肾"，所以针刺百会穴既可通调经脉，又可补肾、壮腰脊诸骨，治腰脊诸病；更因此穴在巅顶为诸阳经之会，调一身之气血，精血调而使老年人腰背乏力、四肢酸麻等衰老症状得以改善。另外，在百会穴上长时间留针不影响患者的起居活动，间歇多次行针得气，加强了治疗效果。按经络学的观点，骨质疏松的骨痛主要是精血不能荣润经脉所致，督脉及腰背部经络失荣或受损则出现腰背痛，进而可引致腰背肌、脊柱韧带、椎间关节的紧张度增强而使疼痛加重。局部速刺膈俞、肝俞、脾俞、肾俞诸穴而不留针，取其"气至而有效"之意，达到改善局部血液循环，加速骨折愈合的作用，并可缓解肌肉、韧带、椎间关节的紧张，减轻疼痛。

十七、扶正强督温针灸有效改善女性绝经后骨质疏松

进入绝经期的女性，体内激素会发生明显的改变，雌激素是女性的主要内分泌激素之一，对骨质代谢，尤其是绝经后的骨质代谢发挥着重要的调节作用。雌性激素减少，可导致骨形成少于骨吸收，形成以骨量减少、骨微小结构破坏为主要特征的高转化型代谢性骨疾病，频发于女性绝经后5～10年，临床上绝经后骨质疏松已占据了原发性骨质疏松的很大比例。

绝经后骨质疏松与传统中医中的"骨痿"相似，总体上肾虚是绝经后骨质疏松的根本病因。在治疗方面，女性疾病必须重肝，且肝主筋，在绝经后骨质疏松患者中，重视肝肾同调是其治疗的一个重要思路。

在此基础上，老锦雄教授指出，绝经后女性绝大多数存在脏腑功能减退、肝肾亏虚、天癸衰竭、经血衰少等病理状态，肾中阴阳失调，骨髓失养，加之督脉为阳脉之海，肾气衰败，则督脉失充，诸阳失摄，而气血生化乏源。故绝经后骨质疏松多以五脏虚乏、肝肾亏虚骨痿为本，督脉失养

为次。因此，绝经后骨质疏松的治疗应以扶养五脏、补肝益肾壮骨、强督通阳为准则，以收标本兼治之功。老锦雄教授重视督脉的灸法治疗，现代研究表明，督灸治疗绝经后骨质疏松腰背痛安全、有效。同时，其强调背俞穴在治疗绝经后骨质疏松中的灵活应用。背俞穴与脏腑有直接的联系，针刺能直接调整脏腑功能的盛衰。西医认为，绝经后骨质疏松的发生与性激素的急剧下降及钙、磷等各种骨质代谢因子的吸收障碍密不可分。研究亦证实，针刺诸背俞穴不仅能改善局部的血液循环，增强人体的免疫力，而且具有提高性激素水平、显著改善胃肠对各种营养物质的吸收功能等作用。

十八、温针灸背俞穴治疗女性黄褐斑

黄褐斑又名蝴蝶斑，是一种常见的发生于面部的后天色素沉着过度性皮肤病，多见于面颊、鼻两侧及前额下部，呈不规则的片状、黄褐色的色素沉着斑，分布对称、形似蝴蝶。本病以中青年女性多见，尤其是青春期后、妊娠期女性。西医认为该病与内分泌的变化导致黑色素形成色素沉着有关，但是具体的发病机制尚未明确。有研究表示，黄褐斑与血液黏稠度增加而致血液瘀滞、微循环障碍有关。

中医认为黄褐斑的病机主要包括肝郁气滞、肝肾不足、脾胃虚弱、气滞血瘀，治疗上以疏肝健脾理气、补肾、活血化瘀为主，并贯穿治疗始终。如《医林改错》认为本病是"血瘀皮里"而成，其病虽在外，实因内而发，治宜外病内治而求其本。

老锦雄教授对黄褐斑的治疗有丰富的临床经验和独到的见解，其提出运用温针灸以疏肝解郁、行气活血、健脾消滞、滋肾养阴为治则治疗该病。脾胃为后天之本，气血生化之源，故取脾经之血海以调血补血；"气为血之帅"，肺俞与血海共奏补气理血之功；曲池、足三里分别为手足阳明经之合穴，阳明为多气多血之经，故两穴合用共奏行气活血之效；三阴交乃足三阴经之会，具有调理肝脾肾三经气机之功，面斑阿是穴为气血瘀滞于表之所，针之可疏通气血。有相关研究表明，艾灸的近红外辐射作用，可直接渗透到深层组织，并通过毛细血管网传到更广泛的部位，为人体吸收；背俞穴是人体内脏气血状况与背部经络的反应点，所以温针灸背俞穴可以调节脏腑功能，行气活血、祛瘀消斑、美容驻颜，可有效淡化黄褐斑。

十九、面部针刺加刺络拔罐治疗痤疮

俗话说，现如今是一个"看脸"的时代，不管是青春期的女性，还是育龄期的女性，甚至是各个年龄阶段的男性，越来越关注自己的外貌形象，因此对于自己面部情况格外注意。

中医认为"痤疮"病机主要为肺胃积热上蒸或嗜酒辛辣等食物导致湿热内蕴、气血凝滞、毒邪外发肌肤而成。西医认为本病的发病机制尚未完全清楚，多与雄激素、皮脂腺和毛囊内微生物密切相关。青春发育期雄激素分泌增加，皮脂腺合成和排泄皮脂增多，毛囊漏斗部角化增殖，造成毛孔堵塞，致使皮脂淤积形成脂栓，即粉刺。毛囊内存在的痤疮丙酸菌等分解皮脂，产生的游离脂肪酸刺激局部产生炎症，使毛囊壁损伤、破裂，粉刺内容物逸入真皮，引起炎症性丘疹或脓疱、结节、囊肿等。

中医外治痤疮有着悠久的历史，面部主要分布手足阳明经，手足阳明经为多气多血之经，老锦雄教授提倡的针刺面部并结合刺络拔罐，能使皮肤毛细血管内的血流加快，表皮细胞的新陈代谢加强，并能抑制面部皮脂腺分泌，疏通皮脂腺排泄孔道，防止脂栓形成，消除粉刺。针刺还能调节雄激素的分泌，从而抑制过旺的皮脂腺分泌。拔罐是中医外治法的另一种重要的疗法，主要对于热证、瘀血等有明显的治疗效果。刺络拔罐具有调动人体免疫力及调整内分泌的功能，使体内性激素保持在相对平衡水平，从而达到治疗和预防痤疮的目的。面部针刺与刺络拔罐属外治和局部治疗的方法，配合内治调节，能够达到内外兼治、表里贯通、气血畅达、容光焕发的治疗效果，是一种安全方便、疗效显著的治疗方法。

二十、健脾温肾灸法配合实脾散治疗复发性生殖器疱疹

生殖器疱疹是由单纯疱疹病毒引起的性传播疾病，复发性生殖器疱疹是指生殖器疱疹初次消减之后，残留的疱疹病毒经由所感染的周围神经轴转移至骶神经节而长期潜伏下来，一旦人体抵抗力降低或个别诱发因素如感染等，则潜伏的病毒再度被激活，病毒下行至生殖器及其周围皮肤黏膜表面引起病损，导致疱疹复发。目前西医对该病没有较好的治疗方法。

生殖器疱疹属中医中"阴疮""热疮""疳疮"等范畴，在早期属热证、实证，后期主要以脾肾两虚为主。基于此，老锦雄教授以健脾温肾法为主，采用传统灸法与实脾散并用治疗复发性生殖器疱疹，在灸法治疗中所选取任督二脉上的穴位，如上脘、中脘、建里有健脾之功，而关元、气海、至阳、大椎、腰阳关则有温肾之用，配合附子饼灸及悬灸，共奏温肾壮阳之效。实脾散主治脾肾阳虚，对于复发性生殖器疱疹，则起到温阳健脾、行气利水之作用。运用健脾温肾灸法为主治疗复发性生殖器疱疹，不仅可以减少受损皮肤的修复时间，还可以有效降低不良反应率与复发率，提高临床疗效。

二十一、背俞穴温针灸配合神阙穴隔附子饼灸治疗糖尿病性胃轻瘫

随着生活水平的不断提高，"三高"成为人们时常关注的话题。近些年，糖尿病的发病率逐渐上升，成了威胁人们（特别是老年人）身体健康的重要危险因素。血糖控制不好时会对全身各大小血管造成影响，引起诸多并发症。在临床上，糖尿病性胃轻瘫则较少被关注。糖尿病性胃轻瘫是

指胃排空显著减慢，导致胃内液体和固体食物潴留而出现的一系列临床症候群。但迄今为止，糖尿病性胃轻瘫发病机制不十分清楚，可能与神经病变、高血糖、胃肠激素变化、微血管及胃肠平滑肌变化以及幽门螺杆菌感染等因素有关。

该病在中医体系中被称为"痞满""呕吐"等，其病位在肺、脾、胃、肾，尤以脾胃为要。根据"久病必虚"的理论，老锦雄教授认为糖尿病性胃轻瘫的基本病机以中气虚弱、脾胃升降失常为主，脾气虚弱、运化无力为本，气滞食积、胃失和降为标，为虚实夹杂之证。

老锦雄教授认为背俞穴温针灸治疗糖尿病性胃轻瘫具有明显的疗效。从人体的解剖结构来看，背俞穴部位接近内脏，对心脏、胃肠道等脏器具有相对特异性，最能反映五脏六腑的虚实盛衰。研究发现，背俞穴的部位与交感神经和副交感神经细胞发出节前纤维的部位接近，内脏的感觉神经元，其胞体亦位于脊神经节或脑神经节内，脾俞、胃俞两穴有双向调节作用，针灸能双向调节胃肠道动力。另外，隔附子饼灸神阙穴具有回阳救逆、温中散寒、益气升提之功用。老锦雄教授发现，背俞穴温针配合神阙穴隔附子饼灸治疗糖尿病性胃轻瘫能明显改善临床症状。

二十二、背俞穴温针灸改善无症状性心肌缺血

无症状性心肌缺血，又称隐匿性冠心病，在冠心病中十分常见，因其发作隐匿，缺乏心肌缺血的临床症状，而极易被忽视，尤其是青壮年患者，对胸前区疼痛不在意，往往以劳累或消化道疾病作解释，导致心肌缺血在不知不觉中发生发展或加重，可能因为情绪或环境的突然改变而导致急性心肌梗死或心脏性猝死，且临床易漏诊误诊。该病可以直接增加心肌梗死和猝死的可能性，近年来，无症状心肌缺血的诊断和治疗越来越受到重视，该病的预后很大程度上取决于能否得到早期的诊治，因此在临床上，需要医者有足够的经验对无症状性心肌缺血进行诊断和治疗，这一点

对于减少急性心肌梗死和猝死有着重要的意义。

冠心病在中医上属于"心痛"等范畴，因为隐匿性冠心病一般情况下没有临床症状，只有少部分人发病时伴有胸痛等症状，故老锦雄教授提倡对于有高危因素的患者，临床上需要全面地温针灸以改善冠心病无症状性心肌缺血。张介宾谓"五脏居于腹中，其脉气俱出于足太阳经，是为五脏之俞""十二腧皆通于脏气"。可见，背俞穴与脏腑有直接的联系，针刺背俞穴能直接调整脏腑功能的盛衰。有研究认为，背俞穴的分布规律与脊神经节段性分布特点大致吻合，内脏疾病的体表反应区常是相应穴位所在，对体表的各种良性刺激改善了局部组织代谢，同时治疗的良性刺激作用于躯体感觉神经末梢及交感神经末梢，通过神经的轴突反射、节段反射途径作用于脊髓相应节段的自主神经中枢，从而调整了内脏功能。老锦雄教授认为温针灸有直接热疗作用，可使局部组织血管扩张，血流加速，同时能激发神经的体液调节，使交感神经释放缓激肽、5-羟色胺、乙酰胆碱等化学介质，调整心脏血管的血液流速和血容量，从而达到防治无症状性心肌缺血的作用。

二十三、温通针法温通调气治疗急性冠脉综合征

急性冠脉综合征是指冠状动脉内不稳定的粥样斑块破裂或糜烂，引起血栓形成所导致的心脏急性缺血综合征，主要表现为发作性胸骨后闷痛、压榨感，是常见的心血管疾病。随着人们工作和生活压力逐渐增加，生活作息不规律，该病呈现发病率上升及发病年轻化趋势。该病发病急，进展快，死亡率高，是威胁人生命健康的重要因素。非ST段抬高急性冠脉综合征是急性冠脉综合征的一个类型，约占冠脉综合征的75%。目前，西医对于该病的治疗主要为抗凝、抗血小板、稳斑、改善冠脉血供，以及必要情况下行介入手术治疗。药物治疗存在各种不良反应，如对胃肠道的损害。介入治疗存在慢复流、无复流、再狭窄等弊端，在临床上其取得的疗效还

有待巩固。

急性冠脉综合征在中医中属于"胸痹""真心痛"等范畴，其基本病机是痰瘀痹阻心脉，不通则痛，除了应用中药对其进行治疗外，针刺对于心系疾病具有明显的优势。通过针刺调节自主神经，抑制炎症反应，预防血栓形成，从而保护心肌。

老锦雄教授指出，对于胸痹心痛的患者，使心脉通是最关键、最重要的环节，在此基础上，提出了温通调气法治疗急性冠脉综合征，温通调气法重点在于"温化瘀浊""通经调气"。"温"可振奋阳气，温化痰浊，祛除阴邪，"通"可激发经气，推弩守气，气至病所，行气活血，通经活络。正如《灵枢·九针十二原》载："通其经脉，调其血气，营其逆顺，出入之会。"心俞为心经背俞穴，主宽胸理气；巨阙为心经之募穴，理血调气，温助心阳。心俞、巨阙俞募配合，发挥协同作用，针刺二穴，能够改善心肌缺血，避免再灌注损伤，起到保护心肌细胞的作用。内关为心包经络穴，理气镇痛，发挥保护血管内膜作用，改善心血管功能，同时能降低血清基质金属蛋白酶-9、组织金属蛋白酶抑制物-1含量，发挥稳定斑块的作用。郄门主理气活血、宁心之痛；通里是心经络穴，以通为用，有调心气、通络利窍之效。膈俞理气宽胸、活血通脉。针刺以上诸穴可奏化痰除湿、行气活血、通络止痛之功，具有振奋阳气、温化痰浊、行气活血、通经活络作用。

二十四、温针灸改善心脏疾病痰瘀证患者血脂状态

"三高"，即高脂血症、高血糖、高血压，在近些年已成为耳熟能详的词，其中高脂血症是心脑血管疾病的重大危险因素，威胁患者的生活质量和生命健康。尤其是冠心病，发病趋于年轻化，发病率呈现逐年上升的趋势，症状缠绵难愈。冠心病是冠状动脉血管内壁存在粥样硬化性斑块，血管管腔被阻塞、变窄，供血不足或中断，从而出现心肌缺血、缺氧甚

至坏死，而引发的心脏病。血管斑块的主要成分为胆固醇、蛋白质、矿物质、甘油三酯和纤维类物质，血中高浓度的胆固醇不仅损害动脉内皮，使内皮细胞肿胀、剥落，还会促进脂质通过受损部位侵入动脉内膜及中层使其沉积，加速动脉粥样硬化斑块的形成。因此血脂代谢异常对冠心病的发病有决定性作用。

中医则认为高脂血症的发生及高脂血症导致心脑血管疾病是由"痰""瘀"所致。血脂高的患者，大部分为嗜食肥甘厚腻、久坐不动的人群，该类患者极易聚湿成痰，痰浊内生，阻碍气机，血行不畅，久则生瘀，淤滞在局部，则进一步影响气血的运行，即影响了血流动力学，提高了血液黏稠度，从而造成"不通则痛"，发为胸痹、心痛。因此中医对于冠心病患者的高血脂状态，应以"化痰浊，祛瘀血"为治则。临床研究发现采用中药、针灸治疗冠心病，可以有效降低患者的血脂水平，减轻血管炎症，降低血液黏稠度。

老锦雄教授认为，血脂及血流动力学异常，是由"不通"导致的，"痰""瘀"阻滞于脏腑及经络而成，针刺取穴包括膈俞、脾俞、心俞、神门、丰隆、血海等，其中背俞穴为重点。背俞穴是直接调整脏腑的腧穴，针灸是对体表的良性刺激，不仅可改善局部组织代谢，同时可以作用于躯体感觉神经末梢及交感神经末梢，通过神经的轴突反节段反射途径作用于脊髓相应节段的自主神经中枢，从而调整了内脏功能。良性的刺激可激发高级神经中枢的整合、调整功能，产生一系列神经体液的调节，调动自身潜在的抗病能力，协同达到恢复生理平衡、消除病理过程、抵御疾病的目的，从而调节患者血液的高凝状态，改变血流动力学。再配合灸法，通过温热及艾叶疏通的作用，可以进一步加强扩张血管，调节微循环，加快新陈代谢。

二十五、背俞穴温针灸改善慢性心力衰竭患者心功能

随着人们对心血管疾病的研究和人口寿命的延长，心力衰竭（简称"心衰"）的发生率逐年增加，已成为我国心血管疾病领域中重要的公共卫生问题。心衰是一种很复杂的临床症候群，是各种心脏病的严重阶段，其死亡率较高。相关研究表明，慢性心衰的临床治疗费用高昂，给社会和家庭都带来了较大的负担，因此在心功能不全的早期进行干预与治疗，抑制心肌重构，具有非常重要的意义。慢性心衰包括左心衰竭、右心衰竭及全心衰竭，表现为肺淤血或/和体循环淤血的症状及体征，主要为劳力性呼吸困难，活动耐力进行性下降，逐渐出现静息状态下呼吸困难、端坐呼吸，还可见腹胀、食欲缺乏、恶心、水肿、体重增加等症状。

慢性心衰归属于中医的"胸痹""痰饮""心悸""虚劳""喘症"等范畴。病位在心，后期累及肝、脾、肺、肾，是本虚标实之证，心之气血阴阳不足为本，痰饮、水湿、瘀血为标，治当标本兼治，辨证施治。采用中医疗法治疗该病，可以减少西药对肝肾的损害，降低毒副作用及不良反应发生率。

老锦雄教授认为，慢性心衰患者身体功能较差，脾胃功能衰弱，此时运用药物治疗，可能事倍功半。而通过针灸疗法治疗该病，不仅不会对患者的胃肠道产生负担，而且会对机体产生良性的刺激作用，从而提高患者的自身调节作用。同时，温针灸又是治疗慢性心衰的有效方法，以温针灸背俞穴为主，可以较好地发挥温通经脉、疏通脏腑、通调水道的作用，温针灸心俞、厥阴俞、膈俞、肝俞、胆俞、脾俞、胃俞等穴位可使心肌收缩力增强，心排血量增加，使得心功能的潜在能力得到进一步调动，从而延长患者步行的距离和时间。对于部分心衰症状不严重的患者来讲，往往可能因忽视而耽误就医。其中，很大一部分患者是靠心脏的代偿功能在维持，一旦病情发展，进入失代偿期，就须结合西医疗法来治疗，并且患者的生命体征可能会快速发生变化，对于患者后续的治疗和预后都是不利

的。老锦雄教授提倡的温针灸背俞穴可以提高慢性心衰患者在代偿期的心功能，因此值得在临床中应用和推广。

二十六、深刺内外膝眼治疗退行性膝关节炎

膝关节作为人体最大的关节，承受了人体大部分的重量，其结构相对特殊，其组成包括胫骨、股骨、髌骨等骨性结构，多条韧带及半月板。老年人的膝盖使用年限长，膝关节的骨及软组织逐渐退化，出现退行性膝关节炎，又称老年膝。其主要是由膝关节软骨损坏，软骨下骨质变密，边缘性骨赘形成和关节畸形所致的慢性骨关节病。症状表现为膝关节局部疼痛、僵硬、出现响声、局部肿胀、肌萎缩、活动受限，甚至出现关节畸形。目前的西医治疗方式主要有口服止痛药物、物理治疗、液压扩张、关节腔注射，当效果不佳时可采取关节镜或开放手术。由于膝关节的解剖结构中缺乏血管，因此口服药物不能通过血液传达到局部，缺乏具有特异性、疗效好且安全性高的保守治疗方法。

《黄帝内经》言："男子七八，肝气衰，筋不能动。"中医认为，人到老年后，肝肾不足，则筋骨失于濡养，关节骨骼开始退化，不荣则痛，逐渐痿弱不用而形成本病。中医治疗退行性膝关节炎主要是以补益肝肾为主要治则，选用针灸结合的方式，针法以活血通络及止痛为主，灸法以补益温通为重。针灸治疗退行性膝关节炎有较好的优势，其通过于局部进针，可以使疗效直达病所，且具有更高的安全性。

老锦雄教授认为，对于退行性膝关节炎，在内、外膝眼处进行长针深刺具有较好的疗效。内外膝眼位于膝关节附近，深部是膝关节腔，选取长1.5寸的毫针，垂直于关节腔面进行直刺，进针深度1~1.3寸，进针后患者感到局部酸胀，留针约20分钟。老锦雄教授认为，这是一种直进针、直出针、深刺至骨骼的一种刺法，《灵枢·官针篇》云"五曰输刺，输刺者，直入直出，深内之至骨，以取骨痹，此肾之应也"，可以达到内外疏通之

效。透刺不但可以起到沟通相近经络，疏通气血，互补互滋的作用，还可以减少针刺部位，功擅通经止痛，深部针刺能直达病变部位，具有宣通经脉、祛瘀散结、祛风除湿的作用。因深刺时针尖穿过了膝关节后腔，使膝关节内压降低，改善了髌骨腔内微循环，使代谢产物得以排出，减少了伴随的毛细血管神经纤维刺激，促进了关节软骨的再生能力，改善了膝部的生物力学平衡，从而缓解疼痛。

二十七、扶正通阳温针灸治疗老年性膝关节滑膜炎

膝关节滑膜炎是一种无菌性炎症，主要是由于膝关节内滑膜的炎性水肿、增生、肥厚刺激关节内滑膜滑液分泌增多，引起关节积液，继而引起滑膜炎。膝关节滑膜炎多见于老年人群，常由于暴力外伤、关节感染或长期滑膜摩擦损伤等因素引起，导致膝关节液代谢异常。其主要表现为膝关节肿胀、疼痛、活动受限。若治疗不当或不及时，则可能引起膝关节变形，甚至致残，严重影响患者的生活质量。目前对于膝关节疾患，人工膝关节置换在临床上应用广泛，但是该疗法存在一定的不良反应，且术后膝关节康复需要更多的重视。

老锦雄教授早期研究表明，扶正通阳温针灸对于骨关节的骨质代谢具有一定的良性调节作用。膝关节滑膜炎在老年人群中多发，因正气虚损，局部气血运行不畅，导致痰、瘀、饮聚于局部而成此病，因此，该病的治疗要从扶正气、助阳气之根本入手。近些年来，关于针灸治疗膝关节滑膜炎的研究，采用单纯针刺或手法治疗的方案居多。老锦雄教授特别提出，对于老年性膝关节滑膜炎来说，结合灸法治疗，可以达到更好的扶正通阳、通络止痛之效，相较于单纯针刺效果更佳。

老锦雄教授还从整体观出发，认为腰膝为整体，膝关节病变与腰椎关系密切，腰椎的病变容易加重膝关节的负担，引起退变损伤；而膝关节的劳损病变，特别是单侧病变，极易诱发老年性脊柱侧弯及其他脊柱问题。

膝关节滑膜炎的病变经脉主要涉及足太阳膀胱经及督脉。老锦雄教授认为治膝需从治腰开始，而治腰则需以足太阳膀胱经之背俞穴为先。根据经络循行的原则，督脉的其中一个分支"并膀胱之脉行于背而络肾"，足太阳膀胱经背俞穴与督脉腧穴皆在背，两经之气相互联系而贯通，足太阳经行督脉之脉气，背俞穴亦为督脉脉气所外达之腧穴。而且从五行生克的培土生金、金水相生的关系来看，补肾水的同时也有补脾土。故老锦雄教授在背俞穴的选择上，不仅有补肾气相关的肾俞、气海俞、关元俞，也有脾胃相关的脾俞、胃俞、大肠俞、三焦俞，以达到脾肾共补的作用，从而扶助正气、温通经脉。大量的临床实践表明，扶正通阳温针灸相较于单纯的局部取穴治疗，更注重整体施治，对老年性膝关节滑膜炎的肿胀、疼痛具有积极的改善作用。

二十八、关刺合用理筋手法治疗髂胫束摩擦综合征

髂胫束摩擦综合征是指髋外展肌群较为薄弱等造成髂胫束及其周围组织水肿、无菌性炎症引发的临床综合征，又称"长短腿""膝内翻""扁平足"等。髋外展肌群主要包括臀中肌、臀小肌、梨状肌及臀大肌上部纤维。髂胫束摩擦综合征主要表现为髋关节外侧弹响、疼痛、不能跷二郎腿、双膝并拢时不能下蹲。本病好发于跑步、骑单车等长期反复快速屈伸膝关节的人群，本病在所有跑步相关损伤疾病中占比为1.6%～12.0%，发病率在常见运动损伤疾病中高居第二。

本病属于中医学"筋痹""筋伤"等经筋病范围，跌扑损伤、诸伤劳作是引发本病的主要原因，导致经筋受损、气血瘀阻、不通则痛。对于筋痹，中医多倾向于用理筋推拿手法治疗，理筋手法是传统的外治方法之一，通过按、推、揉、摩、擦等手法，可以疏通局部筋脉，松解髂胫束周围肌肉组织粘连，推动气血运行，促进局部炎症吸收，使"筋归其槽"，以减轻疼痛，缓解症状。

老锦雄教授应用《黄帝内经》中关刺结合手法治疗髂胫束综合征，获得了较好的临床疗效。《黄帝内经》曰："关刺者，直刺左右，尽筋上，以取筋痹，慎无出血，此肝之应也，或曰渊刺，一曰岂刺。""一经上实下虚而不通者……此所谓解结也。"四肢肌肉的尽端均附着在关节附近，关刺法作用于关节肌肉附着点附近，关节连接人体组织的结构，相当于气血运行的枢纽，因此关节处气血丰富，在关刺时，要注意防止出血，以"直刺左右，尽筋上"的操作手法重点进行"解结"，恢复经筋"宗筋主束骨而利机关也"的正常生理功能。大量的研究表明，在肌肉的表面，有一层纤维结缔组织，称为"肌筋膜"，肌筋膜中含有丰富的痛觉感受器，当针刺刺激这些感受器时，针刺信号若与痛觉传入信号相同，则这两种信号可通过相互竞争降低神经的兴奋性，使得神经传导减慢或阻滞，从而发挥关刺镇痛的作用。

二十九、火针结合隔附子饼灸巧治致密性骨炎

致密性骨炎是一种原因不明的以骨质硬化为主要特征的非特异性炎性病变，常发生于骶髂关节，影像学特征为骶髂关节的骨硬化，主要表现为腰骶部或下腰部疼痛，臀下部及大腿后侧可有向臀部的放射痛。致密性骨炎女性发病率远大于男性，多数学者认为与女性骨盆的负重和局部解剖结构有关。一般认为妊娠后期，由于内分泌的作用，骶髂部韧带松弛，骶髂关节松动，失去稳定性，若受到异常刺激或损伤就易诱发该病。该病是慢性腰骶部疼痛的重要原因之一，需与腰椎间盘突出症、强直性脊柱炎、腰肌劳损等疾病相鉴别。西医多以口服非甾体抗炎药，或者局部注射糖皮质激素等对症处理，短期疗效尚可，但远期疗效不佳，且容易复发。

本病属于中医学的"腰痛""骨痹"等范畴。本病多发于产后，女性产后多有劳伤，气血亏虚，因此本病病机多为精血亏虚，损伐肾气，肝血不足，筋骨失养，加之不慎感风寒湿邪，阻塞气血通行，经络不通则发为

腰骶痛。本病的治疗多从温补肝肾、祛寒逐瘀、补益气血入手。中药、针灸对本病均有较好疗效。但针灸疗法尤其适合脾胃功能较差的患者，可减轻胃肠负担。

老锦雄教授认为，本病在治疗上要注重温通与温补之法，因此可采用火针结合隔附子饼灸背俞穴的方法治疗。《针灸聚英》云："盖火针大开其孔，不塞其内，风邪从此而出。"火针可使痈脓、瘀血、痰浊、水湿等有形之邪，从针孔直接排出体外，且具有针与灸的双重作用，其火性纯阳，温补之力强，有快速止痛、消炎之效。而隔附子饼灸中附子大辛大热，借灸火的热力以升药力，直达病所，加强了温经散寒、疏通经络、理气止痛的作用。老锦雄教授采用极具温阳、化瘀、止痛之效的火针结合隔附子饼灸治疗致密性骨炎，具有较显著的临床效果。

（周思远，叶运鸿，郭丹丹，老洁慧，刑艳秋，罗佳敏）